药性琐谈

本草习性精研笔记

江海涛◎编著

中国科学技术出版社
·北京·

图书在版编目（CIP）数据

药性琐谈:本草习性精研笔记 / 江海涛编著. —北京:中国科学技术出版社,2017.1（2024.6 重印）
ISBN 978-7-5046-7313-8

Ⅰ.①药… Ⅱ.①江… Ⅲ.①中药性味 Ⅳ.① R285.1

中国版本图书馆 CIP 数据核字（2016）第 303604 号

策划编辑	焦健姿	
责任编辑	焦健姿	王久红
装帧设计	华图文轩	
责任校对	龚利霞	
责任印制	徐　飞	

出　　版	中国科学技术出版社
发　　行	中国科学技术出版社有限公司销售中心
地　　址	北京市海淀区中关村南大街 16 号
邮　　编	100081
发行电话	010-62173865
传　　真	010-62179148
网　　址	http：//www.cspbooks.com.cn

开　　本	710mm×1000mm　1/16
字　　数	239 千字
印　　张	16.5
版　　次	2017 年 1 月第 1 版
印　　次	2024 年 6 月第 4 次印刷
印　　刷	河北环京美印刷有限公司
书　　号	ISBN 978-7-5046-7313-8/ R · 1951
定　　价	52.00 元

内容提要

　　目前国内中药类书籍均以介绍性味、功用、案例等形式为主。本书独辟蹊径，以独特的陈述手法，夹叙夹议，通过对每味药物的性味分析及药性思考，深入探讨药物的性味和使用。全书叙述手法生动，让读者阅读全无乏味之感，对百余味药物都做比较详细的药性分析，每味药物都理出一条主线。本书内容广博、生动、学术性强，将引领本草类图书新风尚，适合广大中医药界人士及中医药爱好者阅读参考。

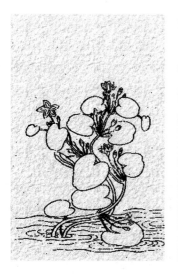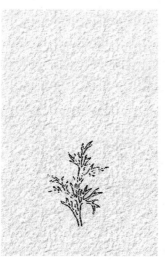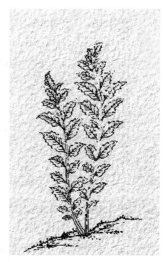

即難結為精。遂有劉若金鄒潤安由博返約。專研藥性。今

觀吾兄之作。遠承古賢心法。又不落前人窠臼。議論多有

發揮。而唯理是從。如禮記有五月半夏生之言醫家遂

有半夏夏枯草交接陰陽之論。習者不察。以訛相傳獨

本書不以為然。敢翻前論。誠發古人之所未發。對醫學

真用心者。書將付梓紙貴可期。顧兄于中醫國粹探幽尋

微。深究精斳。百尺竿頭希更大進。

歲次壬辰四月九信誌於崇文精舍

序

吾友海濤。古魯國人也。研習岐黃有年。感悟良多。一

日以書稿示余。囑為之序。予素不習方藥。安敢弄布鼓

於雷門。請辭者再不果。遂翻閱數遍。知其用意甚密。

非媚俗者流。因作數言以識之。

蓋神農本草經者。藥學之枚典也。梁之陶弘景增其注唐

之蘓敬補其闕至明之李氏東壁而為綱目載藥一千五

百二十八種。觀止矣。無以加焉。然物莫能兩大。得之於廣。

编者的话
——从鹅湖之会说起

鹅湖之会并不是现代召开的学术会议，而是南宋淳熙二年在信州（今江西上饶）鹅湖寺举行的一次哲学辩论大会。邀集人是吕祖谦，争论的双方是朱熹和陆九渊。争论的焦点是"尊德性"与"道学问"的问题。在治学方法上，朱熹主张先"道学问"和"即物而穷其理"，即从博览群书和对外物的观察来启发内心的知识，更注重读书注经；陆九渊主张先"尊德性"和"发明内心"，认为"心即理也"，不必多做读书穷理的功夫，说"六经皆我注脚"。朱讥陆为"禅学"，陆讽朱为"支离"，并说朱子"学不见道，枉费精神"。争论的焦点也可以简化为做学问应该是六经注我还是我注六经的问题。我们这里不敢评论两位思想大师谁对谁错，两者也没有对与错的区别。正像余英时先生所说："世界上似乎有两类人……一类人有很强的信仰，而不需要大量知识来支持信仰……另一类人并不是没有信仰，不过他们总想把信仰建筑在坚实的知识基础上。"这两类人正是陆九渊和朱熹的写照。鹅湖之会以后，两派的思想有了一定的融合，渐趋和解。

借鉴哲学家的思想，我们认为"尊德性"和"道学问"应该是学习的两个阶段，并且缺一不可。第一个阶段是道学问，即我注六经——追求知识的积累，包括熟悉原文及各种注解，这些东西都是从外部灌输的，没有从自己心中生出东西，应用起来就或灵

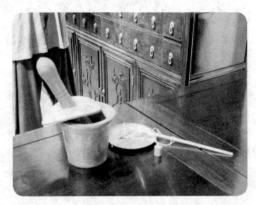

或不灵，因为缺少变化。比如学武功，老师要先"喂"劲，也就是老师教完我们某种劲后，他要当"靶子"，让我们体验到这种劲。有时我们在老师身上用熟后就以为掌握了，其实完全不是这么回事，换个生人试试，可能根本就用不上，因为对方没有给你使用这种劲的条件。因此说，即使老师教会我们一百种劲，如果我们自己心中不能生出东西，也是不能实战的。老师的喂劲只是作为一种诱导，把我们天性的东西诱导出来，才是质的飞跃。记得有一个很普及的笑话：某人跟老师学偷东西，把全部套路学会后，师父让他下山实习，结果偷盗时不幸被人锁在柜里——碰到了老师没有教到的问题。最后想到学老鼠的声音而得以逃脱，这时他才是真正出师了。也就是说他已经从"道学问"的阶段飞跃到了"尊德性"的阶段，以后再遇到新问题，他也能用自己的"德性"予以解决。所以说第一阶段的"道学问"结束以后，必须转向第二个阶段"尊德性"。

我们学习中医也要从"道学问"逐渐向"尊德性"转变，实现这种转变的唯一方法当然是靠临证，闭门造车肯定是不行的。过去出家人修行，在山中学到一定程度后，老师会赶学生下山去游历大千世界，只有在世间遇到各种尘事，才能真正得到修炼，找到自己的"德性"。喻嘉言曾有一段论述很能揭示"尊德性"的境界："……观其阴证、阳证，两下混在一区，治阳则碍阴，治阴则碍阳，与两感之病情符合。仲景原谓死证，不立治法。然曰发表攻里，本自不同。又谓活法在人，神而明之，未尝教人执定勿药也。吾有一法，即以仲景表里二方为治。虽未经试验，吾天机勃然自动，忽生变化，若有鬼神相助，必可效也……。"刘力红先生曾提到《黄帝内经》的名言"谨守阴阳，无与众谋"也是这个意思。真正能够自己生出东西的时候也就是可以脱离老师的时候，老师不可能把学生带到80岁，如果学生不能够"尊德性"，那么这种传授永远是徒弟不如师父，慢慢地这门学问也就消亡了。所以，学中医也不要过于看重老先生的"经验方"，大家可能都有这样的体会，把老师用得很好的方子拿来自己用就不灵了，就是因为那不是你自己的东西，而且方子越大，它带有的老师的个性就越强，就越不好照搬。不是经验方不好，只是它不一定属于你。但方剂学中的方子例外，我们学的古方就像树干，现代的经验方就像树叶，如果树干掌握不好，怎么能发出自己的树叶。

虽然说道学问与尊德性是两个学习阶段，但这两个阶段不是截然分开的。基础知识永远学不完，在学习的同时应该寻找自己的灵性在什么地方，或擅长脉诊，或擅长于望诊，或善于整体思维。人无完人，一个人不可能样样都好，总会天生缺某一块，再怎么努力也学不会，但也可能有某一块天生就好，把这种东西找出来，好好培养，就能弥补不足，就能吃这碗饭了。前番曾经强调基础学问，现在又强调发现自我。我认为两者并不矛盾，都是学习中必需的。两位老艺术家的对话对我们很有启示，京剧四大须生之一的奚啸伯先生，年轻时曾问过前辈余叔岩先生："余派的特点是什么？"余先生回答说："我唱什么都是余派。"

本书是我学习过程中的一些感想，也可以说是我从学校学习的"道学问"阶段往"尊德性"阶段的转变。这里不说"水平有限，错误之处在所难免"之类的客套话，现在的理解是这样，若干年后再回过头来看时，可能大部分内容都错了。记得初学拳术时曾经问老师，自己的动作对不对，老师说："对于你来说就是对了，对于我来说就是不对。"可见对与不对都是相对于理解水平高低来说的。《淮南子》中说："蘧伯玉年五十而知四十九年非。"如果一定要等到理解"正确"了再发表出来，恐怕这本书永远也不会出版了。中医是一门很深奥的学问，没人敢说哪个理论或观点绝对正确。学习中医的好处就在于它能使我们变成"思考者"，可以说一旦踏上中医这条船，一生中会有无穷无尽的问题在等着你，经常要沉浸在思考中，让你时而沮丧，时而又兴奋不已。中医不仅要靠"学"，"学"完以后还要"思"，这样才能完成从"道学问"向"尊德性"的转变。研习中医的乐趣可能就在于此。因此，本书的目的并不是给朋友们提供什么新的知识，而是分享学习的过程。我这里只是开了一个头，之后我们大家还要继续努力，各自寻找自己的"德性"，以发现"自我"。朋友们有了心得，也可以和我分享一下，在论坛中留言或发帖都可以。通过在论坛中学习，我发现，有很多水平很高的人，往往都是中医爱好者，他们对中医的热爱和执着令人感动，也使得我们这些所谓的专业中医大夫感到惭愧。为什么很多专业院校培养出的学生都变得对中医不感兴趣，而没有受过科班教育的爱好者却对中医这么痴迷，是值得我们大家反思的问题。本文无法讨论，这里只是呼吁大家要对中医爱好者给予充分的尊重与感激，他们是中医的根蒂。没有这个群众基础，中医会逐渐变成空中楼阁。只要有广大中医爱好者的存在，中医就不会衰亡。

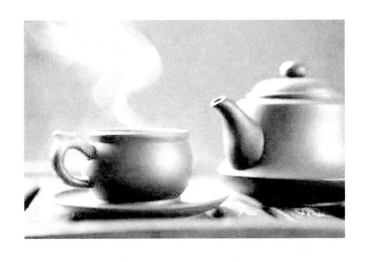

001 上篇 **药性感悟**

药物的各种作用不是偶然发现的，是古人通过观察它的习性推论出来的。中医的每一条结论背后都有一个理存在，绝对不是一些人说的经验医学，那就太小瞧我们的祖先了。所以学习中药仅仅知道它能治什么还不行，更要深究它为什么有这种作用。本篇虽说是谈药物，也并不是想给朋友们提供一本药物使用手册，而是以药物为载体来进一步探讨医理。因此，书中的药物并没有全面记载其主治范围，而是通过琢磨药物的生长习性，试图对每一味药物都捋出一条主线。朋友们可以顺着这条线自己推论出一些东西。

199　下篇　医话札记

　　在学习过程中常常有些想法，就随笔记下来，时间长了也积累了不少，现集结在一起供朋友们参考。本篇内容稍显杂乱，既有对教育方法的讨论，也有对经方时方的定位，这些文章虽然没有直接讨论药物，但和上篇论药的文章风格一致，即力图用通俗的语言或比喻来表达比较深奥的医理。这样在形式上是科普的，在内容上是专业的，适合更广泛的读者。

上篇　药性感悟

　　中医开出一张处方来，需要考虑四个环节，即理、法、方、药，表面看来这是四个步骤，其实也不尽然，它们之间是相互包涵的。比如说我们想用某味药物，不能局限于知道它的主治功效，还要考察它的作用机制，适合于什么样的病机，这就要牵扯到理法了。所以说中医有全息的特点，从任何一个环节深究下去，都可以涉及中医的全体。本篇虽说是谈药物，也并不是想给朋友们提供一本中药使用手册，而是以中药为载体来进一步探讨医理。因此，书中的中药并没有全面记载其主治范围，而是通过琢磨药物的生长习性，试图对每一味药物都捋出一条主线。朋友们可以顺着这条线自己推论出一些东西。

　　中药发挥作用和化学药物不同，不着眼于具体的化学变化，而是通过它们有史以来的遗传习性对机体的气机起作用。比如夏枯草夏季枯萎，它就有一种强制收藏的习性，这种习性影响到人体，就可以对治失眠；地黄的封闭能力强，与肾同功，它就可以固肾，这些都是古人用药的依据。药物的各种作用不是偶然发现的，是古人通过观察它的习性而推论出来的。中医的每一条结论背后都有一个理存在，绝对不是一些人说的经验医学，那就太小瞧我们的祖先了。所以学习中药仅仅知道它能治什么还不行，更要深究它为什么有这种作用。这和学西药需要懂得药理一样，不过西药的药理和中药的药性还不是一回事，药理是把药物看成一种死的工具，药性则认为药物是"活"的，有性情、有灵性。因此不能张冠李戴，用研究化学药物的方法来研究中药，那样得出的结论没有医理的基础，将成为无本之木。

教材是基础，但学中医必须学得活泼才能保持兴趣，如果仅满足于对教材的记忆背诵上，总有一天会觉得乏味而厌倦。讨论这些药物的价值不在于告诉朋友们什么具体的学问，而是分享一种学习方法，希望大家展开自己独立的思考，并对书中的错误给予指正。

从张锡纯用黄芪得到的启示

张锡纯喜用黄芪配知母治疗虚热。曾论："凡遇阴虚有热之证，其稍有根柢可挽回者，于方中重用黄芪、知母，莫不随手奏效。黄芪温升补气，乃将雨时上升之阳气也；知母寒润滋阴，乃将雨时四合之阴气也，二药并用，大具阳升阴应，云行雨施之妙，膏泽优渥烦热自退，此不治之治也。"

从这段论述我们可以看出，黄芪配伍知母似乎是简化的大青龙汤法。黄芪类似于麻、桂、杏、甘、姜、枣，能够协助阳升；知母类似于石膏，能协助阴降。因无发表作用，可以说适合治疗"内伤的大青龙汤证"。对于大小青龙汤方名有很多不同的理解，由张锡纯的启示我们又可以得出一个新的解释：大青龙汤证因内有郁热，使患者感到烦躁不安。

在古人心中解决天气闷热最直接的方法就是下一场雨。可是要想下雨首先应该有云。大青龙汤中以麻黄汤加姜、枣起到一个升腾云气的作用，麻黄汤无疑有升的作用，加姜、枣补益中焦是为了有水源。这样天空中有了云以后就可以"人工降雨"了。现代人是在云里洒碘化银，使水蒸气凝结成水。古人治病就在药方里加寒性的石膏，我们常说云翻雨覆，云首先要翻，雨才能覆，"翻"是指有一个转折，石膏这里让上升的药势转折向下，起到了翻云的作用。这样云升雨降的过程就算完成了。

因此大青龙汤重视的是一起一落，但不是简单的一起一落，更确切的说法是一起一翻。仅说"起落"是注重了两个独立的过程，用"翻"字可以突出起落的转折过程。所以说只知道起落还不够细化，能够降下的药物很多，为什么单选石膏呢？牛膝行吗？有人说牛膝虽然下行，清热力量不够，所以不用它。那栀子呢？栀子既能下行，又能清热，引热从小便而出，而且治疗烦躁也很对症，既然这么合适，我们师仲景意，创一个新大青龙汤，把石膏换成栀子行吗？效果当然不会太好。为什么呢？因为栀子是往下拉，而不是往下翻。降雨是一个自然天成的过程，硬往下拉能降雨吗。石膏色白、质重、性寒、味辛，种种都是金象。像锅盖一样，凝结在上面的水滴，靠自身的重力自然落下来。栀子显然不具备这种性质，因为栀子的降是"水性"的降，不是"金性"的降。所以古人组的方不是我们容易仿造的。

或有人问：栀子豉汤也是一升一降，为什么用栀子来降呢？首先说，栀子豉汤已经和"龙""雨"没什么联系了，不再强调"降雨"的过程了。另一方面，大家不难发现，栀子豉汤是水火的升降，大青龙汤是金木的升降。水火升降类似于北京、上海各发一辆车对开，金木升降类似于从上海发一辆车，到北京拐个弯再回上海。再比如说我们打出右拳时，左拳一般回收，这是水火升降的例子，这种升降注重维持平衡；而打出一个拳头，不停顿地再把这个拳头收回来，这是金木升降的例子，它注重的是一个顺利的转折。所以中医里一般水与火配对，金与木配对。如果交叉一下，把石膏放在栀子豉汤里，或把栀子放在大青龙汤里，肯定疗效不会太好。

有人说，体内的气机是木→火→金→水，完成一个循环，以对应春、夏、秋、冬，这里为什么要分为金、木与水、火两对呢。首先说，机体的气机运行是复杂的，不可能用一个圆圈就完全概括；其次，木火金水这个完整的循环或许是反映了机体正常的生理状态，而治病时如果再这么按部就班地进行，就会有些呆板，所以说治疗时需要更直接一些，这样就把一个大循环分为两个，在外围的大圈是金木循环，在里面有一个近似于直上直下的圈是水火循环。在古方中，如栀子豉汤、交泰丸等是调整水火的，周慎斋常用补中益气汤加麦、味，无疑是调整金木的。可见古人治病也经常把这两个循环分开来应用，基本上没有哪个方子能把木、火、金、水全照顾到。

我们需要注意这样一个事实，傻瓜相机照相的效果永远比不上手动专业相机，因为傻瓜相机的适用范围太广了，方剂可能也是这样，想创出一首面面俱到的方子肯定是不明智的。

我们继续讨论大青龙汤，在三大内家拳之一的形意拳中，有一个术语最能体现大青龙汤的作用趋势："起落钻翻"。"起落"是说总的走向；"钻翻"是具体说明怎样起落。凑巧的是，形意拳中恰好有一个龙形，龙形就是先往上蹿，是一个升劲，然后把劲一翻，用劈劲劈下来，正好是一起一落，一钻一翻，可见这种起落之势反映了古人对龙的认识，看民间的舞龙表演，总是在起落翻腾。我们暂且这么认为：大青龙汤证，体内本没有水饮，通过大青龙汤的一升一降，竟然形成了"降雨"，是龙的一个完整"作业"过程，因此叫"大"；小青龙汤本有水饮，通过小青龙汤的散，将水饮除掉，只是半个"作业"过程，因此叫"小"。这种解释不太严密，聊备一说吧，主要是为了说明大青龙汤的这种"机势"。

古方，特别是经方，不像现代医家的方子，它不斤斤计较于每味药对机体的具体作用，而是更注重药物组成的"阵法"，组成这种阵法之后会在体内产生什么样的作用趋势，因此个人认为，分析大青龙汤不能只重视麻黄、石膏这个药对。张锡纯黄芪与知母的配伍可以说非常类似于大青龙汤法，因为他自己就解释说：大具阳升阴应、云行雨施之妙。只是因为没有外邪，他巧妙地用了一味黄芪。凑巧的是，现代医家治疗消渴经常用到黄芪、知母两味药，张锡纯的这段论述可以说为这样用药提供了理论根据。

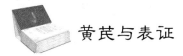

黄芪与表证

有医家认为表实无汗时不能用黄芪，因为担心黄芪能助表邪，使表邪更难驱出；又有医家持相反意见，认为黄芪无汗能发，有汗能止，如《本草汇言》就说："伤寒之证，行发表而邪汗不出，乃里虚而正气内乏也，黄芪可以济津以助汗。"两种说法不能统一，有必要进行一下分析。

首先，黄芪主补阳气，作用主要在体表，这一点基本没有异议。因为芪有长和老的意思，太阳也为老阳，黄芪应该和太阳有一定的联系，而太阳又主体表，所以黄芪的作用部位也主要定位在体表。那么太阳受邪出现太阳病时，用黄芪直接达到太阳所主的部位不是正合适吗？可有医家认为它到体表恰恰是帮助邪气。看来分析黄芪到底是"投敌"还是"抗战"成为解决这个

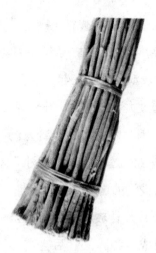

● 黄芪药材

问题的关键。外邪侵袭人体，正气马上进行抵抗，如果正气本身不能驱邪外出，就要有药物帮助，药物要想起到协助正气的作用，必须具备两个条件：一是作用方向向外；二是与邪气性质相反，即以热治寒，以寒治热。而所谓助邪也无非两种情况，一是引邪入里，太阳病下之过早，可以看做是助邪；二是药物与病邪性质相同，如用辛温法治风温也是助邪。

我们来看黄芪作用向外，这一点上肯定不会助邪；性温对于风寒侵袭来说也不会助邪（对于风温来说，当然助邪，但一般医家所说的黄芪助邪，是指风寒实证，风温证没有人会糊涂地用黄芪）。所以说黄芪助邪的说法似乎是没有根据的。但又有人说了，黄芪的使用都在《金匮要略》里，《伤寒论》中不用黄芪，岂不是外感病不用黄芪的证据吗？张仲景确实于表证不用黄芪。我们认为这是因为黄芪的特长是其建设能力，不是其战斗能力。黄芪被誉为外科圣药，因为它能温分肉，肥腠理，使阳气和利，充满流行，自然生津生血，体表有疮痈时，可以凭借黄芪的"托"力而痊愈；体表过虚汗出多时，可以用玉屏风散建成一堵围墙。因此黄芪与麻、桂等解表药虽然作用都在体表，却可以说是一文一武，外邪入侵时，要靠"武将"厮杀，而不是在边关建造围墙。另一方面，战争时期在边关设一文职，作为"监军"，往往对武将有"掣肘"的负面作用。所以说张仲景于表证时不用黄芪，并不是因为黄芪要"叛国投敌"帮助邪气，所以在此要为黄芪鸣冤。在表证时用上黄芪，估计病程要拉长一些，并不至于使邪气更加旺盛，或邪气留连不出。

但不止一位医家认为黄芪能助邪，也不能视作空穴来风，肯定是这些医家实有所见，而不是一拍脑袋凭空想出来的。应怎样理解"助邪"说呢。我们说解表祛邪一定要根据邪气的力量来选择方药。邪气本来不太强，选择了强力的解表剂，就会药过病所，对正气有损伤；邪气很强，选择的解表力量不强，就会把药力和正气郁住而不能透发，产生一些不良的变化。药力能透出去，才算真正作用于邪气了，透不出去就会作用于机体自身而产生伤害。就像手榴弹能扔出去才炸敌人，扔不出去就炸自己的人。《伤寒论》中说："桂枝本为解肌，若其人脉浮紧，发热汗不出者，不可与服之，常须识此，勿令误也"。后人总结为表实不可用桂枝，就是因为桂枝汤的解表力量不够强，可能被邪气闷住，导致郁而化热，使发热更加剧烈。张仲景惜墨如金，在这里却近乎唠叨地叮咛嘱咐"常须识此"，可见如果药力不足，被外邪郁住的危害是非常大的。那么试想，在表实的情况下，桂枝汤尚且力量不足，黄芪就更不用说了，可能有一些医家看到用黄芪后发热更剧，就认为黄芪能够助邪。

表实证真的应该对黄芪畏如蛇蝎吗？请注意，前面说的黄芪能使表实证发热加剧，是在解表力量不足的情况下发生的，如果配以足量的麻黄汤，黄芪大不了会使解表过程变得缓慢一些，并不至于使病情加重。我们可以这样来说，对于表实证，黄芪不适合使用，但也不是绝对禁忌的药物，有没有害处，关键看配伍的解表剂力量如何。不过如果因为方中有黄芪再加大解表力量，明显是画蛇添足的行为，所以说表实证没有用黄芪的。那么表虚证呢？应该说没有单纯的表虚证，表虚都是里虚造成的，是实力不足的表现。如果正气很足的话，一般都是表实证，或者邪气被拒于体外根本不发病。正气不足时就会形成脉缓、汗出的表虚证。进一步细化，正气不足又可以分为两种情况：一是虽然弱，还可以一战，就像桂枝汤证，可以直接解表外出。既然要作战，那就没有必要用黄芪。桂枝汤补虚的力量有生姜、大枣、炙甘草、热粥等，这些都是从中焦而发，从中央往前线增兵；正气不足的第二种情况是，虚弱已经不足以一战，一战就有崩溃的危险，这时候确实是"攘外必先安内"。

《普济本事方》有一则著名的医案："……发热头痛，烦渴，脉虽浮数而无力，尺以下迟而弱。许曰：虽麻黄证而尺迟弱，仲景云尺中迟者，荣气不足，血气微少未可发汗。用建中汤加黄芪、当归冷饮，翌日脉尚尔，其家煎迫，日夜督发汗药，言几不逊矣，许忍之但只用建中调荣，至五日，尺部方应，遂投麻黄汤啜二服，发狂，须臾稍定，略睡，已得汗矣……"这里用建中汤的同时用了黄芪，是因为要先培补正气，暂不交战，建中汤在中焦搞建设，黄芪在体表建设，阻止外邪入里。试想，如果黄芪真的助邪的话，就会引领邪气趁机体里虚一起入里了，但这里恰恰因为它有固表能力，阻止了邪气的深入，为正气的积累赢得了时间。

总结全文，表实证不用黄芪，表虚证要根据正气虚弱的程度决定是否作战，可以交战的就不用黄芪，暂不交战的可以用黄芪。

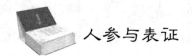
人参与表证

论述了黄芪与表证的关系后，就不能不探讨人参用于表证的忌宜。人参能不能实表固邪呢。我们知道黄芪与人参比较而言，人参补气于里，黄芪补气于表。在解表时用黄芪容易掣肘，用人参应该没有这种缺憾。但麻黄汤、桂枝汤都不用人参，

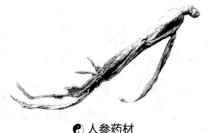
☯ 人参药材

麻黄汤是正气不太虚时用的，人参不是必需的药物，经方中从来不放可有可无的药物，而且人参补里气，类似辎重部队，与麻黄汤的轻捷不是一种节拍。桂枝汤证较麻黄汤证稍虚，但所用的补虚药同时也有解外作用，如大枣是配合生姜调和营卫的，热粥除了补充营卫之源外，还要借助其热力，都不是单纯为补虚而补虚，所以桂枝汤也不用人参这种纯补的药物。

如果邪气攻破体表的防线，进入半表半里，表现出正气已经有所不支，这时候的小柴胡汤就用到人参了（虽然小柴胡汤加减法中有去人参加桂枝，那是因为邪气主要还在表），所以说不会助邪气，只要在合适的战场，人参完全能够协助驱邪。伤寒论中"协热利"一条，有"表里不解者，桂枝人参汤主之"的用法，也说明人参不影响解表。

喻嘉言是力主人参能够驱邪的："若元气素弱之人，药虽外行，气从中馁，

轻者半出不出，留连为因。重者随元气缩入，发热无休，去生远矣，所以虚弱之体，必用人参三五七分入表药中，少助元气，以为驱邪之主，使邪气得药一涌而去，全非补养虚弱之意。"所以喻嘉言非常喜欢人参败毒散，《医门法律》论此方说:"方中所用皆辛平，更以人参大力者，负荷其正，驱逐其邪，所以活人千百万计。"

因此，保守点说，表证时用人参没有太大害处。当然，这种表证应该不是严格意义上的表证，可能叫做外症比较合适，败毒散症虽然也属于表证，但相对于麻黄汤症来说肯定要偏里一些，因为正气有些不足。小柴胡汤证半表半里也属于外症。

桔梗与载药上行

张元素认为桔梗有载药上行的功能，与甘草同行，为舟楫之剂，诸药有此一味，即不能下沉。这种说法是得到大多数医家承认的，现在临床中也常用它的这种作用。但因《神农本草经》记载桔梗有主"腹满肠鸣幽幽"的作用，《名医别录》有"主利五脏肠胃"，《日华子本草》更是明确提出"下一切气"。所以像张志聪、张山雷等医家都非常反对桔梗上行说。周岩则综合诸家之说，认为"苦先辛后，降而复升，辗转于咽喉胸腹肠胃之间"。但仅凭"苦先辛后"就推论出"降而复升"，总让人觉得不太严密。黄宫绣认为"俾清气既得上升，则浊气自克下降，降气之说，理根于是"。个人觉得这种说法比较合理，下面对其进行具体的分析。

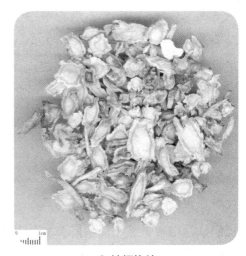

桔梗饮片

首先在经方系统我们看一下桔梗的应用，好像有两大主要方面：一是治疗咽喉疼痛，一是排脓。治咽喉疾病当然药力要上行，排脓说明桔梗有两个作用，即开破和药力向上向外。所以在经方中可以看到桔梗的上行趋势。在时方中又为桔梗加上了解表的作用，其药性上达更是不言而喻。黄芪也有上升的能力，却没有人认为它能"俾清气既得上升，则浊气自克下降"，两者有什么区别呢，黄芪是升而补，桔梗是升而破，所以解表不用黄芪而用桔梗；同是胸闷气短，宗气不足的用黄芪，胸中有水痰淤等实邪的用桔梗。胸中有一些污浊阻塞，妨碍了气机的正常运行，就好像下水道被堵住一样，我们疏通下水道一般是从上面往下捅，也能疏通开，但有些费劲，如果有条件从下面往上捅开，就会疏通比较容易，有事半功倍的效果。

桔梗上行，正好是从下往上疏通，捅开以后用枳壳从上往下冲刷，污浊还不被祛除了吗？我们常笼统地讲桔梗配枳壳，一上一下调理气机，更应该注意到它们善于通有形的实邪。和无形之邪相比，有形之邪可以在重力作用下自行向下排，只要用桔梗从下面给它松动开，污浊就可以流下去，加枳壳能够起到一个协助作用，不是绝对离不开，本草文献说桔梗能够下气，就说明了这一点。黄芪是升而补，升的是无形之气，气不可能自行往下走，所有的文献也没有黄芪能够下气的记载，以前曾经论述过张锡纯用黄芪配伍知母，它必须有知母的作用，才能云升雨降，让气机转而向下。因此，黄芪与桔梗虽然都能升，具体作用却是完全不同的。

张山雷曾经因为桔梗主"腹满肠鸣幽幽"就否定了桔梗上行，是把作用部位与作用趋势混淆了，桔梗完全可以作用于腹部，但其趋势也是上行，胃肠有东西淤滞不通，照样可以用桔梗疏通，甚至古方里面有些治脚气的方子也用桔梗。

前面提到，解表剂中常用桔梗，甚至有些书直接提出桔梗能"表散寒邪"，可是在我们现在中药学的分类里，好像不把它归到解表剂里，应怎样理解呢，我们认为桔梗虽然不能像麻黄、荆芥等药物直接解表，却可以为正规的解表药提供一个"阶梯"，使解表药在它的基础上发挥作用，或许更有力度。

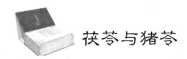

茯苓与猪苓

古人论茯苓，多认为它能够先上后下，李时珍就持这种观点。但类似于先上后下或先下后上的说法都不太令人信服，李时珍是这么论述的："至东垣、王海藏乃言小便多者能止，涩者能通，同朱砂能秘真元。而朱丹溪又言阴虚者不宜用，义似相反，何哉？茯苓气味淡而渗，其性上行，生津液，开腠理，滋水源而下降，利小便，故张洁古谓其属阳，浮而升，言其性也；东垣谓其为阳中之阴，降而下，言其功也。《素问》云：饮食入胃，游溢精气，上输于肺，通调水道，下输膀胱。观此，则知淡渗之药，俱皆上行而后下降，非直下行也。"我们来看，从"气味淡而渗"就推出其性上行，是不是有些别扭呢？因为很难找出淡渗和上行有什么必然联系。又引用《素问》"游溢精气，上输于肺"一段，也只能说明是胃气上行，而不是茯苓本身上行，因为所有的药物都要被胃气运载着上行。在此我们认为茯苓能上能下是对的，但不一定有先后之分。

有些植物四季常青而不凋零，这或是因为它禀受的阳气充足，如松树；或禀受的阴气足，如天冬、麦冬。因为松树阳气足，可以抵御冬寒，所以不会凋零；那么天冬、麦冬怎么来解释呢？我们说冬季阴气盛，但天冬、麦冬禀受的阴气更盛，这么相对一比较，冬季反而成了阳了，也就是对于天冬、麦冬来说四季如春，春夏秋冬四季相对于天冬、麦冬来说都是偏阳的，所以它们四季都不凋零。这也许是它们叫"冬"的含义。因为它们本身就是"冬季"。松树阳气旺盛，茯苓又生长在砍伐后的松树根上，这能给我们提供什么信息呢？没有砍伐的松树其阳气上行，砍伐以后就断了这个去路，阳气只能留在根部。试想松树的阳气本来就很旺盛，现在又都郁阻在了根部，那么局部的阳气更盛了。这一团阳气在这里肯定是不稳定的，我们说孤阴不生、独阳不长，这团过剩的阳气要吸收周围的阴气来维持平衡。药农寻找茯苓有个经验，即下过雨后，有茯苓的树桩周围干燥的快，或不长草，这就说明这团阳气在大量吸收阴津。所以说茯苓长成后就是一个以阳吸阴的复合体。

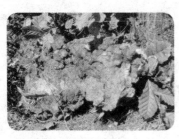
☯ 茯苓原态

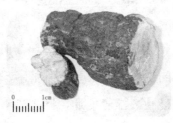
☯ 茯苓药材

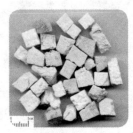
☯ 茯苓饮片

那么茯苓进入体内以后呢，它已经没有松根提供给它的阳气来源了，这种阴阳相吸的状态恐怕就不能维持，就要分裂。像盘古开天地一样，阴阳要分判。我们知道轻清者上浮而为天，重浊者下凝而为地。这样清阳上行而补心脾，生津液，开腠理；浊阴下降而利水湿。因此说茯苓的作用是分理阴阳，它的升降是同时的，而不是先升后降。如果用化学反应来比喻的话，茯苓的生成是一个化合反应——阴阳相吸；茯苓在体内是一个分解反应——阴阳分离。当然这两个反应不是截然分开的，它维持一种平衡，化学中好像叫可逆反应，随着外部条件的不同，平衡点可以向左或向右移动。在茯苓生长时阴阳也不是不分解，不过是阴阳化合的趋势大于分解的趋势；在体内时正好相反。

王好古认为茯苓"小便多能止之，小便涩能利之"，为什么有这种双向调节作用呢？因为茯苓在体内虽然以"分阴阳"为主，但并不是不合，而是可逆反应，如果小便本来就很多了，说明机体的阴阳已经有分离过度的趋势，分合是相对的，茯苓相对于机体来说就是偏于"合"了；相反，小便不利是气郁水中，阴阳不能分离，机体阴阳表现为过度的合，茯苓相对于机体来说就是"分"了。可见，茯苓在体内到底是表现为"分"还是"合"，要视机体的状态而定，而不能死板地规定成先升后降。我看了好多文献都提到茯苓先升后降，但一直也不能理解"先后"到底是怎么来的。

伤寒发汗后，心气虚，肾水上逆可能会发作奔豚，这时茯苓是一味很重要的药物，不仅是利用它淡渗利水的作用，还要用它上升的阳气以补心。《神农本草经》记载了它能主"惊邪，恐悸""久服安魂，养神"。仅仅是淡渗显然是不能养神的，仅仅从升阳补心的角度来解释也不太合适，我们还是要从阴阳分合的角度来理解，"惊邪，恐悸"除了心阳气不足以外，还有心气涣散的因素在里面，是"分"的太过，和小便过多是一个道理，用茯苓阴阳相吸的作用，可以收摄心神。它不仅在心合阴阳，还能治疗男子梦遗，女子白带，这是在脾肾合阴阳。

　　茯苓还是化痰的要药，痰和饮不一样，饮质地稀薄，可以用淡渗之性把它渗掉，像在一汪水上面撒一些干土；痰质地黏稠，仅用淡渗的方法只能使它更加黏稠，对痰的祛除不利。所以茯苓化痰还是用它分理阴阳的作用。因为痰的形成也是因为升降之令不行，导致阴阳相混，用茯苓后清阳上升、浊阴下降，痰才算真正被"化"掉了。关于治痰我们多说两句，中医与西医治痰的思路不一样，西医眼中的痰只有排出来才行，其治疗就是用些沐舒坦、必嗽平之类的药物稀释痰液，用药以后病人反映吐痰爽快算是有效；中医虽然也主张往外排痰，比如用些鲜竹沥之类的药物，但又不局限于排痰，除了往体外排，还可以在体内化掉。"化"是把有形的东西变成无形的气。用完二陈汤后，病人不一定吐出多少痰，但可能反映痰少了，因为痰化为无形了。就单说排痰，似乎中医、西医应该一样了，其实也不一样，西医的痰只能往上走，往下坠就麻烦了。而中医眼中的肺是一个钟罩，没有底，不仅是肺没有底，连横膈肌都没有，所以中医的痰往往能从大肠排出，确实不可思议。

　　与茯苓最接近的药物当然就是猪苓了，都是树根下的菌类。所以对猪苓的药性解释也应该和茯苓对照参考，而不用另起一套理论。对于茯苓和猪苓的区别，邹澍是从松树与枫树的不同来考察的。《本经疏证》曰："夫松之概，挺拔劲正；枫之概，柔弱易摇。松之理粗疏；枫之理坚细。松之针至冬益苍翠不调；枫之叶至冬遂鲜赤而即落。是其一柔一刚，显然殊致。茯苓属阳，治停蓄之水不从阳化者；猪苓属阴，治鼓荡之水不从阴化者。"邹澍后面还举了实例：仲景以猪苓名方的治证，大多具有热象，都有渴；茯苓组方的治证，不渴居多（五苓散除外，因五苓散中二苓俱用）。因为松树阳气足，导致茯苓一是蕴含的阳气多，二是生长的体积大；枫树的阳气不如松树旺盛，所以猪苓蕴含的阳气也就不如茯苓充足，阳气不足，吸引阴气的力量就不强，导致猪苓的块头也不如茯苓。茯苓要在松树砍伐后才生长，猪苓为什么能在不砍伐的枫树下生长呢，因为松树冬天不落叶，枫树会落叶。松树阳气足，不砍伐时阳气一直往上升，砍伐后上无出路才归到树根；枫树就不同了，到了冬天随着枫叶的落下，阳气也归根了，所以不砍伐也能生出苓。因茯苓属阳，猪苓属阴，黄元御认为猪苓"渗利泄水，较之茯苓更捷。"既然渗泄能力强，相对茯苓来说，升阳作用就显得不足，《雷公炮炙论》提出："以升麻叶对蒸一日"，或许就是为了弥补它的升清能力不足。刘若金论述猪苓最有深度："夫阴阳不得相离，离则病，此味分隔阴阳，能使阳离于阴……《神农本草经》首主痎疟，惟肯堂治疟用猪苓，以分隔阴阳，使阳不下陷于阴，与洁古升而微降之说相合。"

总之，茯苓、猪苓都是以阳吸阴的复合体，它们能使体内的阴阳或合或分，调节着体内阴阳分合的可逆反应。当体内阴阳纠结，升降不行的时候，可以形成痰湿，用它们分理阴阳能将痰湿化掉，当体内阴阳过散而不合时，可以出现神志不守，遗精、带下等疾患，用茯苓可以使阴阳相吸，达到补益心肾的目的。茯苓与猪苓的不同是茯苓偏阳，猪苓偏阴，猪苓的降性强于茯苓。

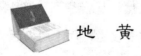

地 黄

地黄是一味滋阴的药物，一般认为它能滋肾阴，但肾水为黑色，它为什么不叫地黑而叫地黄呢，这说明它除了能滋肾水以外，还应该和脾土有一定的关系。种植地黄有一个常识，即不能在同一块地连续种植。因为种完地黄后，土中的精气便被它吸收，必须要等若干年后才能恢复。有资料说山西一药农，1983 年种过地黄，隔了将近 20 年，2002 年再次种植，结果还是没能收获，损失惨重。有人戏称这就是它叫"生地"的原因，即必须在陌生的地上种植。可见它吸收土气力量之强。

那么地黄滋肾阴怎么解释呢？我们要注意这么一种现象，即刚挖出的地黄是黄色的，等干透以后就变成了黑色。这就说明一个问题：它在土中生长时是吸收土气，

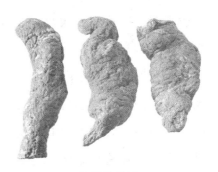

🔘 地黄药材

所以鲜地黄的颜色恰好是土的颜色。当它离开土地以后，就没有土气供它吸收了，但它本身又天生有较强的收藏能力，因为它的收藏之性太强了，而收藏恰恰又是肾的功能，从这个角度讲它是补肾的，也就是说它增强了肾的收藏能力，同时它又含有大量的阴精，为肾的收藏提供物质保障（古人保存鲜地黄的办法是把它埋在沙土里，可见它只要不离开土，就能保证它不变黑，这也许是它叫地黄的一个原因，即只有在地里才能保持黄色）。鲜地黄因有足够的土气供它吸收，土气对它来说基本是饱和的，所以鲜地黄不会表现太强的补肾作用。干地黄因长期吸收不到土气，处于一种"饥饿"状态，才会有一种"收藏"之性，所以肾气丸标明用干地黄，而百合地黄汤、防己地黄汤标明用生地黄，都不是补肾的。我们说植物药都是先湿后干，但是把鲜品和干品分开来用的情况是非常少的，这说明干地黄和鲜地黄的药性确实不一样。在经方中从来没有熟地黄的字眼，所以有人认为经方中干地黄指的是生地，而生地黄指的是鲜地黄。

除了我们用地黄以外，欧洲人也会用地黄，即强心药物洋地黄。洋地黄也是玄参科的植物，长的和地黄有点像，如果把两者的照片做一下对比，我们会发现一个很有意思的现象：二者的区别简直类似于中国文化和西方文化的差别。地黄长得比较浑厚含蓄，洋地黄长得比较艳丽外放。既然二者有一定的相似性，我们试着"洋为中用"，用中医理论解释一下这味洋药。洋地黄又叫毛地黄，即它的花和叶都长有很多毛（地黄也有毛），我们说肺主皮毛，长毛就和肺有一定的联系。地黄是用根，洋地黄是用叶，一根一

叶也表明了地黄偏于入肾，洋地黄偏于入肺。由地黄的补肾阴，我们暂且推论洋地黄补肺阴，中医认为"肺贯心脉而行呼吸"，这里用了一个"贯"字，怎么理解呢？中医的内脏图应该有两套，一套是结构图，一套是原理图。从结构上来说，肺覆于心上；从原理上来说，肺贯心脉。心为火，属离卦，外阳内阴，中间的一阴爻是"贯"于两阳爻之中的，那一阴爻恰恰是肺阴，或者说是肺肾之阴（因为金水相生）。可见"肺贯心脉"是结合卦象来说的，侧重的是讲原理，洋地黄强心就是通过"肺贯心脉"来调节心的。心力衰竭时心脏节律要增快，这是因为外周供血不足而代偿性增快。类似于有些时候市场货物供应不足，导致物价的上涨，这时政府要调用大量的物质供应市场以降低物价，而不是强制降价，靠供应物质引起的物价下调类似于用洋地黄减慢心率，靠行政指令强制降价类似于用β受体阻滞药来减慢心率。洋地黄可滋肺阴，肺贯心脉，平息心阳的虚性亢奋，肺又含有丰富的阴津，能够保证物质的供应，增加外周组织的供血，我们说肺为相傅之官，主治节，凡是有节律的东西它都能调节，当然包括心率，它帮助心君增加了外周的物质供应，外周供血充足了，心率自然从容不迫，治节的作用就体现出来了。这和西医认识的正性肌力作用是一致的，外周供血改善，心率自然可以下降，但这种平息不同于苦寒直折，苦寒直折的药物如黄连、苦参也能治疗快速型心律失常，但它们没有补性，只是强行的抑制兴奋，类似于β受体阻滞药的作用，药理研究即证实苦参有负性肌力及负性节律作用。当然，洋地黄降低心率并不是完全靠增加泵血以后通过自主神经调节来实现的，本身就可以直接降低心率，它可以滋肺阴以潜心阳，心阳不至于虚性亢奋，心率自然下降。这样洋地黄的正性肌力作用及负性节律作用都得到了解释。还有一个利尿作用，心阳过亢则降下不利，这时如得肺阴贯于阳中，则能阴阳协调，阳随阴降，"天气降为雨"，最后起到利小便的作用。古人认为地黄"功力到时，二便通利，以为外征"。可见地黄也有利尿作用。

我们中医治心力衰竭有个名方，即真武汤，真武汤和洋地黄正好形成对比，真武汤是壮水中元阳，洋地黄是滋火中之阴，可能是一个适用于心率较慢的心力衰竭，一个适用于心率较快的心力衰竭。中药中没有洋地黄，有资料表明地黄也有一定强心作用，虽然没有得到公认，但通过上面我们对肺贯心脉的机制分析，地黄既然能补充肺阴（不如洋地黄专业，因为一个用根，一个用叶），应该是能够帮助心脏向外周供血的。地黄对心率也有调节作用，我们都知道复脉汤可以治疗心律失常，复脉汤中生地黄用量是一斤，远大于其他药物的量，也说明生地黄和心率之间关系是比较密切的。复脉汤又用来治疗肺痿，肺痿是肺重亡津液形成的。复脉汤中用大量生地黄补充肺津，既治疗了肺痿，又能起到"肺贯心脉"的作用，从而可以调整脉律。

那么怎么理解地黄与洋地黄之间的区别呢？最明显的就是地黄用大量也无毒，洋地黄稍微过量就会中毒。我们认为这就是补肾与补肺的区别。肺为相傅之官，心君过于弱时，相傅可以辅佐它一下。这是好事，也是一件非常危险的事，曹操与汉献帝就是最典型的例子。肺金属西方，为白色，在我们的传统文化中，"西方""肺金""白色""相傅"等概念往往和险恶有一定的联系。宰相的权利一大，就有可能干出弑君的事来，洋地黄也是这样，它补的是肺阴，掌握不好就会表现出心脏中毒。地黄就不同了，它通过补肾阴来间接达到补肺阴的目的，这就比较安全，因为心和肾一火一水，是夫妻关系，肾一般不会篡位夺权的。这并不是说相傅一定不好，他也是辅佐心君所必需的，只是要控制好剂量，不能由辅君变成欺君。

我们以前认为心力衰竭一定是心阳不足，一定要用温性药物的观点或许有些片面了。虽然说阳主动，阳气不足导致心脏动力不足似乎是顺理成章的事情，但应进一步看到，阴阳之间只有平衡才能保证心脏有足够的动力，阴和阳过亢或过衰都能导致心功能下降。西医了不起的地方是把植物药洋地黄制成了现代剂型，使用方便而且剂量准确，但遗憾的是他们不懂阴阳互根，不会用温阳法治疗心力衰竭，常碰到一些老年心力衰竭患者心率还偏慢，西医就没有办法了，因为他们的强心药都是减慢心率的，这时中医就可以用附子、桂枝等热性药。同样，心力衰竭患者如果心率偏快，我们中医也不能只看到心力衰竭，妄用辛温，对偏快的心率视而不见，应该借鉴西医用洋地黄的方法，用复脉汤系列来治疗。其实我们的方剂没有纯阳纯阴的，复脉汤中也有桂枝、生姜来补阳，就是说，补足心阴以后还是需要一些热性药来鼓动心阳，这些病人往往都有四末不温的表现，它治疗的心律失常也不是单纯的快速型或缓慢型，既可以治疗脉按之来缓而时一止，又可以治疗脉来动而中止。具体效果要视阴性药与阳性药的比例来定；真武汤中也有芍药来滋阴。总之阴阳协调以后，心肌收缩力就会增强，心率就会趋于适中。提到结代脉，探讨一个小问题，《伤寒论》第 178 条提出"得此脉者，必难治"。初看起来，好像脉有结代，患者就快不行了，可是我们经常碰到一些年轻人有房颤，照样能活好几十年。所以这里说的必难治，并不是说病情危重，是说这种结代的脉难以恢复正常脉律。

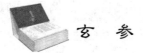

玄　参

　　玄参和地黄都是玄参科的植物，形态和作用都有些类似，常在一起使用，如增液汤等。如果需要仔细区分的话，地黄是甘寒，玄参是味甘还微有苦，我们知道苦为火味，有发破的作用，说明玄参比地黄偏于阳，再看二者的植株，玄参也比地黄挺拔鲜艳些。这样玄参的性质就应该比地黄活泼，地黄有静态补肾阴的作用，玄参的滋阴则是动态的。

　　张元素把玄参称为枢机之剂，为什么叫枢机呢？纯阴、纯阳都不能叫做枢，枢肯定是介于阴阳之间，枢机也就是半阴半阳的意思，卢之颐说："已向乎阳，未离于阴，俨似少阴之枢象，殆具备少阴之体用也，已向于阳，为其味苦也，未离于阴，为其气寒也，曰补肾气，是补肾气方萌之机兆，非补肾脏欲藏之形质也。"缪仲淳说："禀北方水气而兼得春阳之和。"

　　所以玄参补阴并不是把阴液储存在肾，它能把阴液输送到有火热的地方，

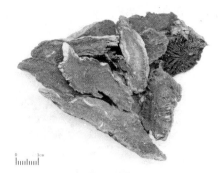

就像救火车的高压水龙头，遇到高层建筑失火时，可以把水喷上去，地黄就不行了，地黄只能在地面上给救火车的水箱里补充水，是壮水而制火。玄参是制"空中氤氲之气，浮游之火"，所以古人治疗咽痛多用玄参而少用地黄，玄参还能消瘰疬结核，这种瘰疬结核是属于火结，火结遇至阴之

🔵 玄参饮片

气就能化，而且玄参的苦味又有发破作用。所以只要在上部有火，无论是聚还是上炎，玄参都能够治疗（聚者可以散之，上炎者可以清之）。

在阴虚内热同时又有表证的时候，可以在解表的基础上适当加些玄参，但一般没有加地黄的。地黄和玄参相比更适合填精补髓，所以往往在补肾方子中作为君药。玄参较少作为久服的滋补药品。

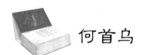 何首乌

我们已经讨论过地黄与玄参的区别，知道玄参与地黄虽然都滋阴，玄参比地黄要活泼一些。还有一味常用的滋补药物，需要在这里比较分析一下。何首乌也具有滋补肝肾的作用，和地黄比较起来仍然是地黄偏静，何首乌偏动。冯兆张认为："地黄专入肾而滋天一之真水，其兼补肝者，因滋肾而旁及也；首乌入通于肝，为阴中之阳药，故专入肝经以为益血祛风之用，其兼补肾者，亦因补肝而兼及也。"这里提到了首乌为"阴中之阳药"，前面讨论玄参时也曾提到玄参"已向乎阳，未离于阴，"这样玄参和首乌就好像没有什么区别了。但古人认为一味药有一味药的性情，不会重复的。

我们先来看一下何首乌的生长习性，在本草书中，何首乌是有雌雄之分的，雌雄盘绕在一起生长，不过在现代的植物学中，这雌雄何首乌是两种不同的植物。从植物学的角度来讲，赤首乌，也就是所谓的"雄何首乌"，

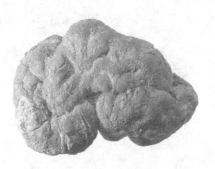

☯ 何首乌药材

是蓼科的植物；而白首乌，就是所谓的"雌株"，是萝藦科的植物。这两种植物不但亲缘关系比较远，而且不管是叶子、花、果实都有很大的不同，包括我们用作饮片的块根也不同。赤首乌的块根和红薯的形状很相似，是一块一块的，外皮是紫红色的，里边的肉色有点偏红；而白首乌的块根则要细长一些，更接近山药的块根，外皮是黄褐色的，里边的肉是白色的。虽然这两种植物亲缘关系相差比较远，但它们有比较相近的生态习性，都比较喜欢温暖、湿润的环境，所以它们经常是相伴生长，至于苗蔓相交，则是和它们缠绕茎的旋转方向有关。白首乌的茎具有左旋，也就是顺时针旋转的特点；而赤首乌的茎旋转方向则是不规律的，既可以左旋，又可以右旋。所以，当这两种植物生活在一起的时候，就很容易缠绕在一起了。虽然赤首乌和白首乌这两种植物有那么大区别，可是它们的药效却很相似，很多医书上都是赤首乌、白首乌合用的。既然功效相近，那我们完全可以抛开植物学中的分类，按照传统的观点，把它们看做雌雄共生。

何首乌的这种生长特性能说明什么问题呢？可以反映首乌的特性是既开又合，既合又开。你说它是雌雄两株吧，它们却盘绕在一起生长；你说它们是雌雄合体吧，它们又确实是两株植物。就像一扇门既可以开又可以闭一样。所以首乌也是枢机之剂。刘潜江说："盖他药得阴阳之分，而此独得阴阳之合；他药得其分者而不出于合中，此味得其合者而又出于分中也"，道出了何首乌的特点是重开合。首乌的味是苦、甘、涩，甘当然是滋补之性，苦味发破，可以开，涩味可以合。因此说此药的枢机体现在开合上。玄参的枢机是"己向乎阳，未离于阴，"体现在升降上，是阳带领阴上升，就像拉杆天线，上面的一节有一半已经露在了外面，还有一半在下面含着。如果用电路做个比喻的话，玄参好像串联电路，何首乌好像并联电路。而且据古书记载，何首乌的叶子也是夜合昼疏的，这也比较直观地表现了何首乌的开合性与节律性。

我们再来看古人眼中的脏腑结构图，是心上肾下，左肝右肺。心肾为中轴是串联形式的，肝与肺并列是并联形式的。心肾侧重的是水火既济，是直线的升降，肝肺侧重的是开与敛。在六气中少阴为枢，少阳也为枢。

这两个枢是不是完全一样呢？在这里有个不成熟的想法：少阴枢对应于心肾的升降枢；少阳枢对应于肝肺的开合枢。这两个枢虽然都是介于阴阳之间的意思，但少阳枢更有时间节律性，典型的例子就是小柴胡汤证的往来寒热，发作有时。我们一般理解认为这是少阳处于半表半里的缘故，半表半里是一种不稳定的状态，气外出则寒，入里则热，这样来解释往来寒热比较合理，却仍不能很好地解释发作有时，即为什么有这么准的节律性。我们或许可以这样理解：节律的准确说明了里面肯定有循环，像钟表一样，靠一圈一圈的运行来保证时间的准确。因为少阴枢是单线联系的，不会形成折返；少阳枢是肝肺并列形成的（肝气升于左，肺气降于右），更容易组成圆形，像一些折返型的心律失常一样，容易形成循环，这样就表现出了节律性而发作有时。所以通过发作有时这个现象，我们推论出开合枢里面肯定是有东西循环的。和小柴胡汤治疗往来寒热的外感病道理相近，何首乌能够治疗发作有时的疟疾，名方"何人饮"就是例子。都是调整少阳的开合枢。这也证明了何首乌确实是一味枢机药物。

提到发作有时，就会出现这样一个问题：肝升肺降，肝开肺合是正常的生理过程，本来就是正常的循环，为什么有时会出现发作有时的疾病呢？这肯定是它在循环中和静止的东西发生了"摩擦"。我们说动静都是相对的，肝肺的循环也应有个参照物才能体现出循环，要找一个相对静止的东西，那当然就是脾了，中医认为脾主信，解释是脾主中轴，可以运转，也就可以形成节律，所以往往也把一些有节律的现象归为脾所主。这样有时就无法区分一些周期性症状到底是肝所主还是脾所主。其实是二者共同所主，这个信有守信义的意思，不会轻易改变约定才能叫信。脾相对于其他四脏位于中间，不能轻易活动，所以让它主信。那么一些节律性的症状是怎么造成的呢？我们骑自行车，有时车轱辘不圆了，和车架子会周期性地接触，骑起来会发出有节律的声音，这就是发作有时。相对静止的车架子好比是脾，转动的辐辘好比是肝，二者缺一也不能形成发作有时。试想如果车辐辘在转，车架子也以另一种速度在转，那么它们的接触肯定不会保持固定的节律。所以说脾主信与脾主中轴、主运转说的不是一回事。因此治疗发作有时的疾病主要还是治肝，把不圆的辐辘拿圆，一般不是去调整静止的车架子。换句话说就是：肝肺如果是很"圆"的循环，这是我们正常的生理状态，如果这个圆的某个环节出现了问题，它会和相对固定的脾发生定时的摩擦，而表现出发作有时的症状。同样的道理，我们还可以推论出：如果机体正常应该有的生理周期不规律了，那么可以考虑是不是脾主信的功能失常了。比如有些人昼精夜寐的规律打破了，变得好几天睡不醒，过几天又连续失眠；还有的月经周期不正常了，但也不是固定的提前或推后，是时前时后，没有规律。这都可能是脾不主信的反映——脾"活动"了。因此说：不适症状规律出现应该责之于肝，正常生理规律的打破应该责之于脾。

最后应该指出，升降与开合是不能完全分开的。升总是和开有联系，降总是与合有联系。玄参和首乌都能治疗瘰疬，是因为它们能疏散郁结，说明了它们作用的相似性。这里强行分开，只是为了表达的方便，以便对首乌与玄参的作用进行区别。

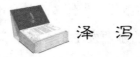

泽　泻

在《医学启源》中认为泽泻："其用有四：入肾经，一也；去旧水，养新水，二也；利小便，三也；消肿疮，四也。"我们认为重点在于"去旧水，生新水"。泽泻能够利水去湿是医家所公认，没有什么值得分析的；但它同时又能够"起阴气""止消渴"就反映出它的作用并不单一。许多医家因此把水分为两类，如刘潜江分为真水和凡水，邹澍分为生水和熟水，都从不同角度丰富了我们对水的认识。我们觉得如果提纲挈领的话，还是《医学启源》的"去旧水，生新水"比较简洁。

机体内的水可以分为两类，一类是比较"听话"的，供生理活动需要，这类可以叫做新水，其实就是人体正常的津液；另一类是桀骜不驯的，在体内或上或下，能引起机体眩、悸、渴、呕、利等症状，这类水可以叫做旧水，其实就是水饮。这两类水并不能协调存在，总是一胜一负。泽泻的作用无非是打击叛逆，扶持顺从。旧水一般都是机体用过的水，比较污浊了。泽泻排出旧水相当于把机体中的污垢冲刷干净，《神农本草经》中说它能主风寒湿痹，治疗风寒湿痹的一般都是风药，泽泻为什么也行呢？风药治痹相当于干洗，用泽泻是水洗。邹澍说："至风寒湿痹之得解，水得之而消，又莫非渣质之流行。"《名医别录》记载其能"逐膀胱"，后世医家认为它能去湿热，恐怕也是冲刷污垢的意思。泽泻、茯苓、猪苓都能利水，但泽泻还有降脂的作用，其他两味没有。血脂过高在我们中医看起来也是污浊不清的东西混在了血液里，沉积在血管上，泽泻能清刷污垢，所以能够降脂。其他两味虽然也利水，但是缺乏去污能力，就像只用清水，不打肥皂一样。泽泻连风寒湿痹的沉积都能冲刷，何况是血脂呢。

泽泻的"泻"是一个去旧的过程；"泽"是迎新的过程。所以泽泻的作用就是把一个脏的容器冲刷干净，再装入清水。汪绮石在《理虚元鉴》中论泽泻："每称泽泻有神禹治水之功。夫亦未尝究其命名之义矣。盖泽者，泽其不足之水；泻者，泻其有余之火也。"这种解释比较合理。但我们认为其泻不仅是泻有余之火，还能泻有余之水。《神农本草经》说它"消水，养五脏，益气力"，意思也是先去掉旧水以后，机体能生出精微，然后五脏得养，气力得充，面能生光。不过泽泻毕竟是以泻为主的，不能看成补药。《本草蒙筌》说："泽泻多服虽则昏目，暴服亦能明目"。这说明什么呢？短期内服用泽泻可以把机体内的污水换成清水，所以能明目，但长久服用的话，因它泻性比较强，对真气有损耗，所以又能昏目。正如李时珍说的："若久服，则降令太过，清气不升，真阴潜耗，安得不目昏耶？"可见泽泻还是以降为主，它并不能像黄芪、升麻那样单向地升。《读医随笔》中称："泽泻，辛麻苦寒，入三焦、膀胱，迅逐水邪。其辛麻能使三焦、膀胱之细络为之开疏，而水得畅下。"如果泽泻辛麻的话，可以推论出其性上升，可是不知道这个辛麻的说法是怎么来的，在文献中找不到，如果说是亲自尝出来的话，我们不妨也尝一下泽泻，确实体会不到有辛麻的味道。所以这条理由也不充足。

总之，因为文献记载泽泻的功效有双向性，既能消水，利小便，去湿热，又能起阴气，养五脏，聪耳明目。后人解释时只能有两种途径，或者在方向上分个先后，用先上后下、先下后上的方式来解释；或者把水分为两种来解释。我们归纳一下文献，基本上都是这两种思路。把水分为两种是比较符合人体实际的，机体内确实有正常的津液和不正常的水饮。《伤寒论》中常说有水饮的患者口渴，就是说水饮不能解渴，起不到津液的作用。而且这种口渴在喝水时还容易吐，也可以看出水饮和津液势不两立。既然不能两立，泽泻帮助一个、打击一个也就是很自然的了。如果用先上后下来解释，虽然也很巧妙，但很难找到确凿的证据。如陈修园说："泽泻气寒，水之气也；味甘无毒，土之味也。生于水中而上升，能启水阴之气上滋中土也。"这条理由就不充分，生于水中而上升的植物还有很多，比如水稻、莲藕，并不具有启水上行的作用。后面又说"此物形圆，一茎直上，无下行之性，其功效如此。"就更不知所云了，形圆和上行有什么联系呢？一茎直上也算不上什么特点。所以先上后下的解释有点站不住脚，还是张元素的"去旧水，养新水"更朴实一些。

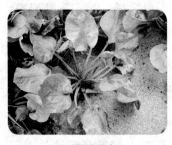
❀ 泽泻原态

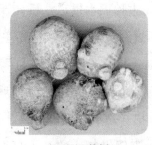
❀ 泽泻药材

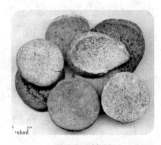
❀ 泽泻饮片

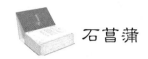

石菖蒲

石菖蒲为水生常绿草本，是天南星科中最原始的属，起源于晚白垩纪（约1亿年前）的旧热带，最早在水环境中产生。虽然它现在也可以在陆地生长了，但它均来自水生祖先，可能有些类似动物界的两栖类，就像莲藕也是水陆都可以生的，旱地里也可以栽培莲藕。所以说石菖蒲和莲藕、泽泻等虽然种属上没什么亲近关系，但生长习性上有些类似，都归于挺水植物。这些植物在本能上都有一定利水湿的作用，完全沉没在水中的沉水植物（像藻类）往往又不利水了。只有这些挺水的、浮叶的（萍类）植物，又喜水，又怕水，才能有利水湿作用，同时又能通阳气。我们来分析一下原因，挺水植物这个名字起得很好，它能突出一个"挺"字，即植物需要努力往上挺，才能不被淹死，就像人在水中需要游泳，尽量往上浮才能呼吸，所以这类植物都有一种本能的"升"劲，升降又都是相对的，往上升的同时就相当于往下利水，古人说泽泻能先升后降，其实不应该理解为有先后，升降是同时的。先升后降，把药物理解得太狡狯了。这类药物之所以具有这种升降特性，就是因为它们求生存的本能特性。

石菖蒲和泽泻既然生长习性相近，其功用也有些近似的地方，比如都能治疗眩晕、治疗湿痹，药理研究二者还都能降脂，那么二者不同的地方是什么呢，应该说是侧重点不同，石菖蒲偏重于升，所以常用来开窍醒神；泽泻侧重于降，所以常用来利水。这也是由它们生长习性的不同造成的。二者虽然都扎根在水中，但泽泻不能离开泥土，石菖蒲却可以不借土气，生活在石块上，只抽吸水液，清水相对于泥土来说更偏于阴，这就需要石菖蒲有更充足的阳气升腾，古人说："非至阴之贞，不发至阳之光……是则如兹物感至阴以达至阳，其阳气之最先奋出者，焉能不于心受之"。所以石菖蒲与泽泻比较而言，石菖蒲更偏于阳，性味辛温，擅长开九窍，明耳目；泽泻偏阴，性味甘寒，擅长逐湿行水。

　　我们再来看一下石菖蒲与莲藕的区别，莲藕是"出淤泥而不染"，石菖蒲却喜欢在清水中生长，"生于水石之间，略无少土，稍有泥滞，即便凋萎"，这首先向我们提示这样一个信息：莲藕的包容性比较强，可以容受一些污垢，但不是永久的容受，它会把污垢慢慢的运化掉，这种特性正和人体的脾胃性质相近，所以它能健脾。石菖蒲就不同了，它是容不了一点污垢，有一点污浊就马上把它祛除掉，可以说是有些"洁癖"，再看二者的叶片，荷叶是圆浑的，表现出了包容性；而石菖蒲的叶片尖锐如剑，一看就是很刻薄。这种有"洁癖"的东西，我们偶尔利用一下，打扫一下房间可能效果不错，可是如果家里长期有一个洁癖的人，谁也受不了，所以石菖蒲不能长期服用，它永远只是个急先锋之类的角色，打头几阵还可以，不能像元帅一样有勇有谋，运筹帷幄。

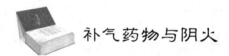

补气药物与阴火

　　火的种类在中医中非常多，大的分类有实火与虚火，虚火又可非为阴虚和阳虚，阴虚生火比较好理解，阴虚不足以涵阳，导致阳气相对亢盛，形成了火的表现。阳气虚的火就比较费解，李东垣叫做阴火，他认为是阳气下陷，陷入阴分形成的火。用甘温药物把阳气升提上来，阴火也就消失了。其实这种解释也让人感到不太明快，总有种隔靴搔痒的感觉。在这里想通过一些拟人的比喻来表达一下粗浅的认识。

　　如果机体阳气很足的话，这团阳气会表现得像一个朝气蓬勃的小伙子，给人的感觉是很阳光，整天生活得很快乐。如果阳气不充足，衰弱下来，这个小伙子的生活态度恐怕就没有那么积极了，他的生活状态会逐渐往下溜，开始是萎靡不振或郁闷，进一步发展他会破罐子破摔，俗话说不能名存千古，也要遗臭万年。他一看自己已经溜入了下流社会，不被社会所尊重了，会越来越郁闷，干脆干些坏事吧。会在阴分搅乱一番，阴分一被搅乱，机体就出现了火的表现。社会中一些犯罪分子往往都是物质生活得不到保障、精神生活受不到尊重的人。像衣食不愁又受人尊重的人一般是不会四处骚扰的。可见阴火的根本原因是阳气"生活状态"的下滑，用苦寒或滋阴的方法来治疗无疑都是不合适的，合适的方法是补气，回复阳气那种朝气蓬勃的状态，使它有更高的追求，就不会在阴分搅乱了。

补气和升提是不同的，补中益气汤注重的是补而不是升。李东垣不是明确提出阴火是阳气下溜引起的吗，这里为什么说治疗阴火重补不重升呢？我们说阳气的上下有两种不同层次的含义，首先当然是空间的意义，就像气垫床，气充足了它才能鼓起来，气弱了它就会往下塌，从这种意义来说，我们补气的同时也就升提了；上下除了有空间的含义以外，还有精神层次的含义，就是饱满的精神状态，我们相对可以称为上，萎靡的精神状态我们可以称为下，再比如上层社会的人并不是生活在天上，下层社会的人也不是生活在地下，他们还都是生活在地平面上。只是根据他们生活状态来区分为上层和下层。

所以治疗阴火证，重要的并不是要把阳气从机体的下部提上来，而是恢复阳气的朝气，把阳气从"下层社会"提升到"上层社会"。如果把上下理解的过于实了，一定要在空间上理解的话，那么阴火证就是阳气陷入了下面肝、脾、肾的部位，机体会在相应的腰腹部出现灼热感觉，但这种症状在补中益气汤的方证中是没有的，相反用补中益气汤更注重的是精神不振、少气懒言等。服药后能使精神恢复振作，就是使萎靡的阳气恢复到饱满的状态。阳气振作以后自然不会再到阴分骚扰，火的表现自然消失了。我们看补中益气汤的用药比例，黄芪明显大于升、柴，也表明了方子的主要目的不是升提。有些人把中西医对号入座，对脏器下垂的患者一律用补中益气汤，执着于有形，是只理解了上下的空间含义，没有理解其精神层面的含义。

方中有许多补气药物，我们试着分析一下它们的区别，黄芪量最大，或许可以看做君药，芪、参都是补气的要药，但黄芪比较起来要偏燥一些，偏燥就更有鼓舞性。所以恢复阳气的朝气主要靠的是黄芪。人参也是一味很奇怪的药物，《伤寒论》中用它补充津液，后世有个独参汤，又用它来回阳气，它的奥妙或许就在它的名字中，人居于天、地、人三才之中，取名叫人参，可能就是因为它有中性，不过分偏向于阴阳的任何一边，既可以用来回阳，也可以用来生津液。在补中益气汤中既然有了黄芪来鼓舞阳气，人参的作用就应该是用来安定受搅乱的阴气，因为它能安精神，定魂魄，主补五脏。但现在人参已经多是人工栽培了，让人感觉药性更偏于燥，在补中益气汤中的补阴作用会有所减弱，所以个人认为在补中益气汤中加入适当的麦冬、地黄之类的浊药也是可取的。

除了人参有中性，白术也和中关系密切，二者有什么区别呢，人参的中偏重于无形，是从天、地、人三才的角度来讲中；白术的中一般指五行中的中枢脾土，偏重于有形。

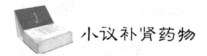 ## 小议补肾药物

肾主藏精，补肾需要补充一些有形的东西，而不是无形的阳气，如果没有充足的肾精的话，单纯用附子之类的药物补阳是非常有害的，许多虚性疾病初期用上附子经常能很快收到效果，那只是因为附子透支了肾精，造成疾病好转的假象，过了这一阶段，病人会很快虚衰下来，甚至有暴亡的危险。因为肾以收藏为主，附子不能收藏，和肾的生理特性不符，所以补肾必须以阴精为主，肾阳虚弱的，稍用点桂、附点火，而且不能使火烧得太旺，这样才能使生命长久。

对一个阳虚的病人，我们不能仅仅看到阳气不足，还要看看阴精剩余多少，寒冷的冬天，都想把屋里烧得暖和些，把炉子点着是很简单的，困难的是能够保证有足够的煤供我们燃烧，不能仅顾今天暖和，把剩余不多的煤一次烧完。所以单纯用附子绝不能真正补阳，反而是在不断地消耗阳根（阴精），加速了阳气的消亡。往往一个阴盛阳虚的病人，其真阴也是不足的，因为阴阳需要匹配，真阴和寒邪都要争着匹配真阳，同性相斥，寒邪当然就要排挤

真阴，造成阴虚，这种阴虚只是因为阴寒较盛而没有表现出来。

仅仅富含阴津的药物也不一定就有很好的补肾效果，如麦冬、山药等，含有阴津只是具有了能够补肾的"体"，还需要具有收藏能力比较强的"用"，才能有效地补肾，中药里有许多寄生植物，如桑寄生、肉苁蓉、菟丝子等，这些植物往往都有补肾的作用。这是因为它们善于抽取宿主植物的营养，收藏能力较强，同时它们又储存了大量的阴精，可供填补肾精之用。

天麻虽然不是寄生植物，但和肉苁蓉、菟丝子一样，都不含叶绿素，靠吸收其他生物的养分来生存，为什么天麻不能补肾呢，因为天麻是吸收入侵者的养分，突出的是对来者的"化"，所以善于息风；一般寄生植物是主动盗取宿主的养分，突出的是"吸"，所以善于补肾。地黄虽然不是寄生植物，但地黄的吸收能力是非常强的，同一块地不能连续两年种植地黄就说明了问题。同时地黄又富含汁液，决定了地黄也是一味补肾良药。总之，补肾是既要补其体（阴精），又要补其用（收藏能力），二者缺一不可。

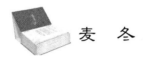

麦　冬

麦冬常被看做是一味降肺金的药物，如麦味地黄丸可以协助肺金的收藏以生肾水，补中益气汤加上麦、味可以转升为降。我们认为它虽然有一定润肺下气的作用，但并不专业，不是它的特长。它的特长应该是滋胃阴以上润心肺及通络。

麦冬汤可以止逆下气，而且以麦冬作为方名，给我们的感觉好像是麦冬起到下气的作用，但在方子里还有一味重要的药物半夏。半夏是一味可以引阳入阴的药物，虽然辛温而燥，《神农本草经》却明确记载它有"下气"的作用；麦冬虽

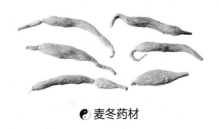

● 麦冬药材

然甘凉而润，一般的文献却没有找到它能"下气"的字眼。我们知道，麦冬有个特点，即凌冬不凋，这就和半夏的五月而枯正好形成了对比。麦冬是在其他植物都收藏休息的时候，它却在外面挺立着；半夏是在其他植物都茂盛地生长时，它却提前收藏归根。它们正好是一发一收，而且二者一味性润，一味性燥，可以互相协调，在经方里，这两味药常配伍使用，是很巧妙的。

一般四季常青的植物，或是禀受的阳气较足，如松树；或是禀受的阴气比较足，如天冬、麦冬。但天冬、麦冬二者又有所不同，天冬茎叶细小，根茎比较肥大，上小下大，有一定的收藏之象，其果实红色也是成熟之象，所以天冬可补肾阴；麦冬的叶子郁郁葱葱，青翠亮泽，根茎较天冬小，果实也是青色，这种种都是木象，古人说它能转春为夏，所以它基本不入肾，也就是敛藏的能力不强，而是先补足胃阴，再启胃阴上升以滋心肺，刘潜江论麦冬说："其所禀至阴，然采根用之者必在夏至之前，不类诸味之取诸秋成也，是必至阴而效用于至阳……先哲精察物理，有如斯矣。"

《神农本草经》对麦冬没有下气的记载。我们在感觉中认为它能降下，是因为它补充了肺胃的津液，水液本身属阴，是要下行的。可以说麦冬的下是一种被动的下（类似于顺着重力作用），半夏的下是一种主动的下。我们考察一下，麦冬能表现敛下作用时，一般是和半夏或五味子配伍的，如麦门冬汤、生脉散、麦味地黄丸等。没有这种配伍的方子如沙参麦冬汤主要用于滋阴，炙甘草汤用于益血通脉，都没有明显的降下作用。

但也不是说半夏的主动降下一定比麦冬的被动降下效果好。毕竟半夏是燥性，麦冬是润性。如肺阴虚时，肺的肃降功能失常，用半夏来降，会加重肺阴虚，反而达不到目的；用麦冬滋阴，肺金恢复了其凉性，下焦蒸腾上来的水气就会在华盖上冷凝成水，然后自然地顺流而下。所以要止逆下气，必须要半夏、麦冬配合，效果才会好。这二者一个具有木性，一个具有金性，我们说木性一般都有升的趋势，麦冬的木性也有一定的升提作用，这可从它的枝叶茂盛看出，但它是滋胃阴以生肺阴，有培土生金的意思，徐大椿说："麦门冬甘平滋润，为纯补胃阴之药。后人以为肺药者，盖土能生金，肺气全持胃阴以生。胃气润，肺自资其益也。"可见麦冬虽能输阴上行，但和一般的木气生发是明显不同的，因为柴胡等属木的药物升的都是阳气。我们可以把柴胡称为阳木，麦冬称为阴木。半夏当然是属金的，在方剂中半夏有时配伍阳木，如小柴胡汤；有时配伍阴木，如麦门冬汤。这种配伍能组成一种金木的升降循环。半夏是这两个方子中共有的药物，所以不在方名中显示，方子以两味木性的药物来命名。以阳木柴胡命名的方子有升性，以阴木麦冬命名的方子不但不升，还可以止逆下气。就是因为阴木升的不是阳气，是津液，津液自身就有下降的趋势。

麦冬和金木的关系最密切，而天冬基本上和木没有什么联系，《本草便读》："天门冬甘苦而寒，色白润降，壮肾水，是其本功……天冬较麦冬苦多寒盛，沉降之性过之，故能兼入肾经。"因此它是一味和金水相关的药物，李时珍说："天门冬清金降火，益水之上源，故能下通肾气。"所以古人认为天门冬能润肾燥而化痰，有"半夏能治痰之标，不能治痰之本；天冬能治痰之本，不能治痰之标"的说法。

《神农本草经》中麦冬首主"心腹结气"，显然不是用它滋阴的作用，后面的"羸瘦短气"才可以用它的滋补性来解释。可见麦冬不仅仅能滋阴，通结气也是一项很重要的功能。张志聪说："人但知去热，而不知用阳，得其阳而后能通阴中之气。"张锡纯也认为："而升降濡润之中，兼具开通之力。"它为什么能通呢，前面说了，它有种种"木"象，能够"转春为夏"，这些都能说明它"动"而不"静"。它还有一个与众不同的地方，即有"芯"，麦冬外面柔软，里面有一根比较坚韧的芯，可以说是外柔内刚，外阴内阳，明显是两阴夹一阳的坎象，周易说坎为通，这个芯穿透而过就是一种"通"象。古人对麦冬的修治方法是"通脉，不去芯"。所以在炙甘草汤中，生地黄是纯补的，桂枝是纯通的，麦冬是既补又通。

我们现在用麦冬主要是用它滋阴的作用，用它通脉的机会比较少，但文献的这种记载反映了一个问题，即古人发现药物的作用并不是漫无目的地筛选，他要先有推理，然后再验诸实践。比如我们常用的具有"通"性的药物，它们的特点或中空，或有芯，或是藤类，或是善钻的动物。中空的药物能够通气，有芯的药物在中间穿有一根像针的芯，藤类植物柔软，生长迅速，善于钻入缝隙，善钻的动物更不用说了。所以古人发现药物作用既不是大范围地筛查，也不是日常生活中的偶然发现。他们要先用中国人特有的"察象"的思维进行初选，然后带有目的地在临床进行验证。

总之，麦冬枝叶茂密，四季常青，具有木象，能够疏通上行，但它上行是输送津液，而不是生发阳气，所以它往往表现出润降的作用，不是以升为主。和柴胡的疏散升阳相比，它属于阴木。阳偏于无形，阴偏于有形。因此柴胡主要疏通无形之气，麦冬善于疏通有形的血脉。

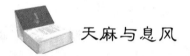

天麻与息风

天麻是治疗眩晕的要药，自然和风就有了密切的联系。风有虚风和实风。虚风是气的升散不足，实风是升散太过。二者的治疗原则截然相反，一个需要疏散，一个需要平木。天麻是治疗哪种风呢，古人有争议，如《本草逢源》认为："肝虚不足，风从内生者，天麻，芎藭以补之，诸风掉眩，眼黑头眩，风虚内作，非天麻不治"。这里提出用天麻、芎藭以补之，无疑是把天麻当做疏散药物，《本草纲目》也认为："久服天麻药，遍身发出红丹者，是祛风之验也。"天麻能够治疗诸风麻痹不仁，也是疏通的表现。但《本草正义》有相反意见："使其果属辛温宣散，则用治虚风之眩晕头痛，宁不助其升腾而益张其炎……盖天麻之质厚重坚实，而明净光润，富于脂液，故能平静镇定，养液以息内风，故有定风草之名。"这里又是把天麻作为润降的药物使用，认为它性降可以平木而治疗实风。我们认为天麻治疗虚风、实风都可以解释，不过治疗实风的机制并不是佐金平木，而是另有缘由。下面试着从天麻的生物特性进行分析。

天麻是众多植物中非常奇特的一种，它无根、无绿色叶片，不能进行光合作用制造营养，这么一种无根无叶的植物是怎么生存的呢？原来它是与蜜环菌共生，依靠蜜环菌为天麻生长提供营养。当蜜环菌侵入到天麻块茎的皮层后，它的菌丝只能

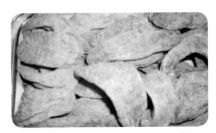

☯ 天麻饮片

在其块茎的皮层细胞内生存，当菌丝进一步向块茎侵入时，天麻块茎细胞特有的溶菌酶将其菌丝体溶解，使菌丝中的大量营养成分释放出来，供天麻生长需要。从这些生长特性，我们可以得到两方面的提示。一是天麻善于把入侵者转化为自己的能量，二是天麻不像有叶片的植物一样由上部合成能量，它是由下部合成能量。这两种特点可以解释天麻为何既能治疗实风，又能治疗虚风。

蜜环菌属于菌类，菌类一般都具有风象，比如真菌能使皮肤发痒，细菌引起外感能出现恶风寒等表证，蜜环菌侵入天麻块茎也就类似于有风侵入，但天麻不仅不对这个风畏惧，反而能把它改变成自己需要的东西，这有些类似于风力发电机，善于把难以利用的能量收集利用。机体的实风也是由于气机的紊乱，不能规律地运行，在体内引起上逆或旋转，造成风象，这时用重镇药物把气机压下去固然是一种有效的办法，但天麻可以不用重镇而息风，就妙在它能把这些紊乱的能量消化利用。相当于在体内安装大批的风力发电机，或者说种植了防止沙尘暴的树林。这或许是天麻治疗实风的机制。

那么它治疗虚风是怎么实现的呢？我们知道巽和震都属木，一般的植物靠光合作用生活，其能量来源在上部，下部只是吸收水分和一些矿物质，所以上部应该属阳，下部属阴，可以配巽卦；天麻就不同了，能量来源在下部，上部只是被动地接受能量，所以它上部属阴，下部属阳，可以配震卦。《神农本草经》中称天麻为赤箭，形象地体现了它阳气直冲向上的特点。虚风是阳气升发无力的表现，用天麻当然就很合适了。所以无论是实风还是虚风，

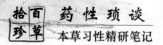
都是可以用天麻的。然而，天麻虽然兼治实风和虚风，并不是因为它既能升发又能镇降，它根本不是金降的药物，而是木升的药物，《神农本草经》记载它辛温，也和镇降不匹配。

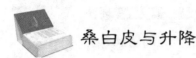 ## 桑白皮与升降

药物的降可以分为两种情况，一是主动收敛形成的降，像五味子、牡蛎之类的药物，可以归结为敛降，还有一种情况是被动下沉引起的降，可以归结为沉降，像地黄、玄参等药物都是这一类。

桑白皮的气味甘寒决定了它可以补阴，沉降，那么桑白皮与其他甘寒的药物有什么区别呢，李东垣、王海藏认为它兼有辛味，辛味是地黄等药物所不具有的。我们说阴阳协和才能形成云雨升降，仅仅甘寒是只有阴，没有阳。就像天空中只有乌云，没有雷电，这时还不能下雨。必须要有阳性的雷电搅动一下阴气，打破阴气凝滞的僵局，才能形成降雨。在这里桑白皮的甘寒相当于乌云，辛味相当于雷电，二者配合才能降气。桑白皮本身就是辛甘相合，是阴阳配合的，所以可以利水。有时如果嫌辛味不够，还可以加其他药物，如《本草汇言》治水饮停，肺胀满喘急，用桑根白皮二钱，麻黄、桂枝各一钱五分，杏仁十四粒（去皮），细辛、干姜各一钱五分。《圣济总录》桑白皮汤治水肿通身皆肿，用桑根白皮（炙黄色锉）五两，吴茱萸（水浸一宿炒干）二两，甘草（炙）一两。都是以桑白皮之甘与其他辛味药物配合。

以前我们讨论过黄芪与知母的关系，黄芪升腾阳气，必须遇到知母的阴气才能冷凝，然后形成降雨。在桑白皮这里正好相反，阴气需要阳气的畅达才能下降，要相互对比着看。桑白皮的这种特性非常适合引肺热下行，所以泻白散用它作为主要药物是非常有道理的。麻黄也能泻肺，但麻黄是用于外有表邪时的情况，严格来说并不是泻肺，它的机制是：外邪入侵机体，引发肺气上逆以抗邪，表现出咳喘的症状，麻黄用辛散的特性把外邪散出，肺气

不用再奋力抗邪，咳喘也就平息；桑白皮因其作用向下，是真正的泻肺，它适合于没有外邪的肺热咳喘。很多医家都认为风寒引起的咳喘用桑白皮会固邪，导致疾病留下宿根。这种观点确实值得重视，而且桑白皮、桑叶都有止血的作用，桑叶还能止汗，说明它们确实有收敛的趋势。但同时我们还应该看到，桑枝可以用于上肢关节疼痛，提示其有疏散的作用，并不是完全收敛。古书说：箕星之精，散而为桑。箕星是二十八宿中东方青龙七宿的最后一宿，可见古人是把桑归入木，应该有一定的升散之性。

　　桑白皮既可以使天气下降，又可以使地气上升，天地形成升降，受益的自然是"中"，在《神农本草经》中首先记载了它主"伤中"，刘潜江对这个"中"解释得最有深度："盖本于阴而且透于阳，透于阳而又未能离于阴者，是之为中气，即东垣所谓元气也。"桑白皮气味甘寒，是水土立地，即"本于阴"的意思；同时又有辛味以至天是"透于阳"。透出的同时又不像麻黄柴胡等完全透出，这就是"透于阳而又未能离于阴"。

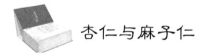 杏仁与麻子仁

　　杏仁在《神农本草经》中记载能"主咳逆上气……下气"，说明了杏仁有降下的作用，能够降的药物很多，杏仁的特点是富含油脂，因此表现为润降，可以对肺起到润滑的作用。如果把肺比作一台机器的话，这台机器生锈以后就会运转不灵活，甚至发出咯噔咯噔的声音，在人体就表现为或咳或喘。机器生锈后，工人师傅会上一些机油，机油能把这些锈迹洗掉，然后连油带锈都流下去，机器就可以运转灵活并且不出声音。用杏仁就相当于给肺上机油，一是可以减少摩擦力，让肺的气机得以"利"；二是可以把肺中的痰（锈迹）冲刷向下，《神农本草经》中记载杏仁有"雷鸣"一词，雷鸣就是气机骤通的表现，我们拔开浴缸的塞子会听到哗哗过水的声音，用杏仁冲刷痰浊下行，所以会有雷鸣的表现。

麻黄和杏仁是肺系疾病常用的药对，我们一般归结为一宣一降，如果再进一步分析的话，麻黄的宣是给肺提供动力的，让肺的气机工作起来，如果肺"锈迹斑斑"的话，单纯靠麻黄来宣会很费劲；用杏仁把锈迹洗掉，并加上润滑油，麻黄工作起来就轻松多了。所以二者虽然分工不同，共同的目的都是让肺正常工作，麻黄和杏仁有时还可以互相替代。《金匮要略》中说："水去呕止，其人形肿者，加杏仁主之。其证应内麻黄……以其人血虚，麻黄发其阳故也。"一个是发散药，一个是润降药，作用的方向不同，好像不能互相替代，却都可以用来治疗形肿，就是因为二者都能使肺的气机得以正常运行。这里的肿不是水肿，而是气肿（第一句就已经标明了"水去"）。是因为气不归位而泛滥于全身，葶苈大枣泻肺汤也治一身面目浮肿，葶苈子是不能泻一身之水的，它只是泻肺脏之水，使肺气得利，周身就不肿了，说明了肺气不行与身体肿之间的关系。因此这里治疗"其人形肿"关键的是使肺气通利，宣通肺气当然以麻黄最合适，但因机体的条件不允许，就用杏仁代替，杏仁对气机起到润滑作用，气机滑利以后也能使肺主气的功能得以恢复，从而治愈形肿。

表面上看杏仁可以代替麻黄宣肺，有宣散作用，其实这个宣散作用是通过润降间接达到的，如果真有寒热表证，单纯用杏仁恐怕不能胜任。《本草求真》认为："杏仁既有发散风寒之能，又有下气除喘之力"，我们认为这里的"发散风寒之能"可能有些狐假虎威的意思，应该是配伍了其他的辛散之药。杏仁只是减轻了辛散药作用时的阻力。

一般本草书常把杏仁和桃仁一起讨论比较，《本草纲目》认为二者"俱治大便秘，当分气、血。昼则便难，行阳气也；夜则便难，行阴气也。"我们认为就治疗便秘而言，杏仁和麻子仁也可以进行比较，在麻子仁丸中就同用这两味药物，杏仁可以对肺的气机起到润滑作用，从而间接地调节大肠。同理，麻子仁是对脾的气机给予润滑，也是类似于机油的作用，和玄参、麦冬、生地黄组成的增液汤不同。增液汤侧重补充匮乏的物质，麻子仁侧重于恢复脏器的功能。

　　脾约证的大便硬是由小便数引起的，治疗脾约不能仅着眼于通大便，如果把麻子仁丸当成一个简单的润肠通便的方子，那可是小瞧它了，那样的话不如用大量的"仁"堆积组合，再配合肉苁蓉、增液汤之类更为直接。它用麻子仁为君，对脾这台机器上些润滑油，让脾能正常工作，为胃行其津液，胃土得到滋润后，就能保证津液不会大量流失，使小便数得以纠正，大便也就不硬了。方子里面包含小承气汤只是起到治标的作用。

　　为什么为胃行其津液就能治疗小便数呢？我们先简单地梳理一下小便数的各种情况，小便数有许多原因，下焦的肾阳不足是肾气丸的适应证，肾阴不足的下消病也会小便过多，一般用六味地黄丸之类的方子。上焦的肺痿病也可引起小便数，它是因为肺中冷，上虚不能制下，用甘草干姜汤温之。在中焦阳明病时，因为常常有大便硬的情况，所以也自然会有小便数。下面重点分析一下阳明病中大便硬和小便数的关系。

　　我们知道阳明病分为太阳阳明、正阳阳明、少阳阳明。如果归纳一下的话，其中正阳阳明和少阳阳明可合为一类，太阳阳明独自一类。因为在正阳阳明与少阳阳明中，大便硬和小便数是互为因果的，如少阳阳明是发汗利小便已，丢失了津液，导致胃中燥烦实；正阳阳明是胃家实，迫津外出，导致小便数（正阳阳明不一定都小便数，到了津液匮乏，只有手足汗出的时候，小便也应当少了）。既然小便数与大便硬互为因果，用承气汤通去大便，破坏掉这种因果格局，疾病就会向愈。

　　太阳阳明与它们不同，它是脾约，平时脾津就不充足，所以脾不能正常工作，不能为胃行其津液，脾胃都缺乏津液，导致中焦之土干裂，土干裂以后就不能涵水，造成小便数，就像我们浇花一样，花盆长时间不浇的话，里面的土会干裂，这时拿水一浇，水就顺着土的裂缝直接流下去，既浪费了水，花还得不到浇灌。这就是因土干燥而导致的小便数，大便硬。这时即使用承气汤通掉大便，中土还是干裂，不能解决小便数，小便数又会重新造成大便硬。要想解决根本问题当然是弥补这些裂缝，而不是用增液汤拼命灌水，因为本身并不缺水，只是水不能被利用。所以增液汤能治疗便秘却不能治疗小便数。

麻子仁具有油脂的滋润性，可以渗入土中以弥补缝隙，由此通过脾功能的恢复来为胃行其津液。

邹澍认为"麻子仁与地黄皆最能拔地力"，他引用《齐民要术》："种苴欲得良田，不用故墟"。所以鲜地黄和麻子仁应该都是补脾胃的良药，区别之处可能在于鲜地黄是"水溶性"的，侧重于补水；麻子仁是"脂溶性"的，侧重于润滑，以恢复脾的运化。白术、陈皮也能运脾，它们和麻子仁的区别可能类似于麻黄和杏仁的区别。即前者是提供动力，后者是减轻摩擦。

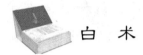

白　术

白术是一味非常常用的药物。既能健脾化湿，又能生津液、止渴、除脾胃热（张元素）。因此首先需要探讨一下它的性质到底是干燥还是湿润。

大量的白术能治疗便秘已被公认，这是因为生白术含有较多汁液，可以帮助大便排出，而且据说生白术如果炒透一斤会损耗好几两，药商一般仅仅把皮炒黄，这也说明白术比较"湿润"，俨然一味"滋阴"药。可是如果真遇到脾胃阴虚的患者，恐怕没有人会用白术滋阴，一般都用沙参、麦冬、山药等药物。因为白术虽然汁液较多，却还不离燥性，祛湿仍然是其基本作用。那么张元素说的生津止渴、除脾胃热应怎样理解呢？他只说出了结果，而省略了中间的分析过程。我们看到这些结果就应该思考其所以然，古人对这一矛盾已经进行过分析，《本草备要》曰："既燥湿又生津何也？汪机曰：脾恶湿，湿胜则气不得施化，津何由生？用白术以除其湿，则气得周流，而津液生矣"。这是讲白术能除湿以恢复脾的功能，再由脾生津。

在此我们还想补充另一种解释：大家都有这样的生活常识，家庭中的下水道

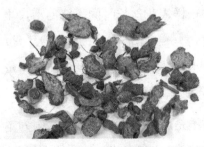
☯ 白术饮片

不通畅的时候，这家人肯定开水龙头用水的次数就少了，因为知道大量废水排不出去会给生活增添不少麻烦。人体也是这样，之所以生湿就是因为机体的"下水"系统运行不好了，这时人体为了避免污水带来的麻烦，本能地就会节约用水，尽量少开水龙头，供人体利用的清水自然也就少了，用白术除湿，把机体的排废水系统修复后，机体就可以放心用水了，自然不会感到缺水。可见生津其实可以分为三种情况：第一种情况是用生地黄、麦冬、山药、天花粉等药物，这是补充的水源，是水库等供水系统中没有水时用的方法。第二种情况也就是《本草备要》中论述的，白术健脾，脾健而津生，这其实是提供运水的动力，好比水库中不缺水，而各个家庭中却得不到水，需要增加运水的动力。第三种情况就是水库中有充足的水源，供水动力也正常，但由于下水道不通畅，人们还是不敢放开用水。我们可以把第一种情况叫做"干渴"，后两种情况叫做"湿渴"。"湿渴"是白术的适应证。

由上面的论述我们可以知道，白术是体阴而用阳。《本草述钩元》有两句话概括得最好："白术于坤顺之体，具乾健之用"。白术可以治疗便秘，其实也不仅仅是因为它含汁液较多，在补充液体的同时还要用其健运之性，以便为肠道提供动力，而不只是向肠道注入一杯静态的水，如果那样的话，就不如用增液汤了，还用白术干什么？所以说这味药的妙处就在于它具备了乾坤二性。当然，物莫能两大。既然占了两性，就不可能太专，论坤贞之性，它比不了地黄、山药；论乾健之性，它比不了苍术、厚朴。正是因为它"比不了"，才造成了它比较"中和"的特性。既能合于脾，又能合于胃。山药、地黄可以滋脾阴，不能健胃阳；苍术厚朴可以健胃阳，不能滋脾阴。白术可以两者兼顾。所以《本草通玄》认为："得中宫冲和之气，故补脾胃之药，无出其右者。"白术真可谓得一"中"字。这个"中"有两个含义，一是指位置上，它补中焦脾胃；二是指阴阳属性适中，无过分的偏性。

调理中焦有两个常用的方子，一是理中丸，一是小建中汤，我们来体会这两个方的名字。建应该有建立、建设的意思，所以用饴糖这样纯补的药物为君（因大小建中汤仅饴糖为共同药物），所以小建中汤应该是比较静的；理字本义是玉的纹理，但在理中丸这里显然不是这种意思，而应该是治理的意思，所以理中丸相对小建中汤来说是偏动的，应该看重它调理中焦气机升降的作用，而不能简单地看中它温补中焦的功能，如果那样就叫温中丸了。彭子益先生把理中丸作为运中轴的方子是很有见地的。既然要运转，为什么却偏偏选了一些看似不太灵动的药物呢？车轮的转动有个特点：中轴转动慢，需要的力度大；外周转动快，需要的力度小（当然这里的快慢是指线速度）。理中丸要运转的是中轴，所以要选用这些力大而迟缓的药物，有些类似于牛。如果是运转外周，就会选力小而迅速的药物，类似于马。有的医家说腹胀的患者慎用白术，有可能加重腹胀，既然白术能运转，为什么又加重腹胀呢？可能就因为它速度慢，救不了急。所以六君子汤有加香、砂的用法。香、砂可以快速清除容易清除的障碍，让人在短时间内觉得食欲增强，胀满减轻，但解决不了深层次的矛盾，中焦一些陈年的沉积，它们运转不动。除掉这些陈积还是要靠白术、干姜、人参这些王道的药物。姜术与香砂的区别就像儒家与法家的区别，秦国重用卫鞅、韩非、李斯等法家人物，强盛很快，最终统一天下，但衰亡也快；儒家看似没有近功，却昌盛千年。

《名医别录》中有白术"利腰脐间血"的记载。从字面上看，似乎有活血的作用，可是活血的方子里面又不用它，不好理解。我们认为这个"血"字应该活看，中医中的"气血"有时是层次深浅的代名词，把比较表浅的叫气分，比较深层次的叫血分。叶天士认为疾病的发展趋势是卫气营血，其实也是为了说明疾病由浅入深的一个过程。中药中一般也把作用层次浅的叫气分药，作用层次深的叫血分药，有时还嫌分两层不够细化，又有了"血中气药""气中血药"的说法。前面说了白术能够运化"深层次的矛盾"，因为它作用的层次比较深，所以记载它"利腰脐间血"，但它毕竟不是正统的活血药，似乎把它作为"气中血药"比较合适，即具有气与血的双重性，它既不像木香、砂仁等气分药只做"表面文章"，又不像桃仁、红花等药专理血分。王海藏称它"在气主气，在血主血"，可见是一味比较折中的药物。

白术似乎和"中"有种不解之缘。我们看，它利的是"腰脐"间血，白术不是入脾胃吗？怎么这里又入了"腰脐"？这正是因为它和"中"有亲和力。从五脏的角度来看，脾胃是中。可是从整个躯体来看，腰脐是连接上下体的枢纽，是身体的中。所以武术家没有不重视腰的，有"静在气海，动在玉环"的说法（玉环即是指后腰）。既然白术能入"中"，利腰脐间血也就不难理解了。提到这一作用，我们很自然地会想到肾着汤，甘、姜、苓、术看起来都是中焦的药，却能治腰痛，可能就是因为白术既能入中焦之"中"，又能入身体之"中"。或问：麻黄加术汤、白术附子汤治疗周身的疾病，不能叫"中"了吧，其实这里白术是入肌肉祛湿，肌肉不还是"中"吗。

与"白术于坤顺之体，具乾健之用"相比，苍术可以说是纯阳而健，而坤土之性较少，所以它可以发汗，可以解郁。因为它更偏阳性，所以和胃更能亲和，配伍厚朴，能平胃中有余之气。古人总结白术为健脾胃之主，苍术能行脾胃之化。如果继续用前面车轮模型来比喻的话，白术为车轴，香砂为车圈，苍术处于车轴与车圈之间的位置。

白术既然这么中和，似乎可以作为保健药常服无弊，其实不然，这里引用《国药诠证》中的一段精彩论述作为本文的结束："白术性味中和，燥而不烈，为用极广，效力显著，故为治湿所必用，但中病即止，不可多服。以湿混杂气血之中，与生俱来，至死乃已。苟不过甚，尚无大害，迨其势既张，病象已显，然后治之，并不为迟，病去而止，即可相安。如欲断绝根枝，用为常服，则气血俱燥，必生他变，欲求却病而反促寿者，殊不乏人，皆由不明药效之故也。"白术尚且如此，想想有些人拿附子当养生药，是多么可怕。

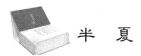

半　夏

半夏配伍夏枯草可以治疗失眠，一般认为是因半夏五月而生，夏枯草五月而枯，二者配伍正好能实现阴阳的交替，睡眠又是由阳转阴的过程，由此二者起到帮助入睡的作用，这种解释虽然巧妙，但查阅一下关于二者生长的资料才发现，夏枯草在夏天枯萎是真的，半夏却不是五月而生。两者都是多年生草本植物，夏枯草果熟期在 6 月中下旬，7 月中旬全株枯萎，留根越夏和越冬，半夏虽不是夏天完全枯萎，但到了阳历 6 月以后，叶柄上的珠芽逐渐成熟落地，种子也陆续成熟并随植株的枯萎而倒地，所以半夏也是夏季就开始收藏了，可见二者配伍治疗失眠并不是因为实现了阴阳的交替，而是因为二者都能引阳入阴。

我们知道，生长收藏对应于四季。夏季阳气最旺，正对应于长的状态，在其他植物都兴高采烈地长的时候，这二味药物硬是能行收藏之令，提前归根，不正是把浮在外面的阳气引藏入阴吗？能够治疗失眠或许就因此。所以半夏和夏枯草应该是并列关系，而不是对待关系。真正和半夏对待的是柴胡。柴胡子月开始萌动，半夏午月而收。柴胡由下而上，阴中达阳，半夏由上而下，引阳入阴。小柴胡汤是首很玄妙的方子，其方义我们不敢随便来解释，但柴胡、半夏的这种对待结构应该起了一定的作用。

半夏的应用非常广泛，仅用引阳入阴是远远概括不了的。它还能开痰散结，说明有辛散之性，辛散和引阳入阴看起来是矛盾的。我们理解，半夏的辛散不同于麻黄、细辛的散而向上，它应该是一种"横散"，这是从它止呕的作用推论出的。呕吐是胃气上逆，治疗最简单、最直接的方法是给它一个向下的力量把它压下去，如枇杷叶、代赭石都是这种方法，这是以力取胜，不是以巧取胜，如果上逆的力量是一斤的话，下压的力量必须大于等于一斤才能止呕。那么以巧取胜是怎么回事呢？我们知道力道的生克永远是横破竖、竖破横。对方以五十斤的力量打过来，我用十斤的力量横着拨动他，他这五十斤的力量也就被破了。再比如举重运动员，上下的力量有好几百斤，当他举起杠铃时，力量都用在了上下方向，我们轻轻一推恐怕他就站不住了。所以治疗呕吐张仲景都是用半夏、生姜。如果这两味药都是辛散向上的话，很难解释其止呕作用，如果说它们是靠下压来止呕的话，这二味明显又不是重镇降逆的药物，只有一种可能，即它们用横劲破了竖劲，是两味横散的药物。

试想胃气上逆的劲即使很大，用这两味横散的药一拨，上下的劲也就被破了。

半夏、生姜虽然都有横劲，但横中还有区别，生姜是横而略偏上（有发汗作用），半夏横而略偏下，这是因它能引阳入阴，有敛降的作用（《神农本草经》记载它能下气，止汗）。而且麻黄辛温上散，令人兴奋失眠；半夏能够治疗失眠，也说明它应该是向下的。

由上面的论述我们知道，半夏的化痰散结是靠其横散，是横而偏下，有本草书表示为下气开结。我们体会"下气开结"体现的是一种"劈"劲。有医家认为半夏色白、味辛、性降，是一种金性药。但金还应该进一步分类，既有石膏、知母这样的凉降之金，还有半夏、射干这样的刀斧之金。所以文献说它能开结，是劈开的意思，对于水饮呢，我们常说"哪有利剑能斩水"，对水不能用"开"字，而且它又明显不同于生姜的散水，所以《本草衍义》说它能"分水"，像孙悟空，使个分水诀，水向两边分开，中间出现一条路。我们再把它这种开破的劈劲换一种说法，半夏治痰湿表现出的是一种像犁耕地的"分利"作用。羌活之类的风药治湿可以理解为是用"吹风机"吹干的；茯苓、猪苓治湿是向下渗泄的；半夏治湿靠的是"分"，相当于把一片湿地用犁耕一下，把它疏松开，这片地的湿气就容易祛除了。我们看二陈汤的组合为什么好，一堆痰湿黏黏糊糊的，单纯用陈皮这种风药"吹"它，用茯苓这种淡渗药"耗"它，效率都不高。用半夏这种分利药先把它耕开，其他两味药就容易起作用了。

半夏治疗结胸、咽中炙脔、痈疽、声不能出、瘿瘤痰核等，都可以用它为"刀斧之金"来解释。生半夏能够导致口咽肿胀，可能也是因为它"砍断"了络脉，导致气血的漏出而形成肿痛。

半夏的辛散虽然不是向上，毕竟也是开破，和引阳入阴的作用还是有矛盾。怎么来理解这种矛盾呢？在前几年流行过一种种菜的游戏，我没试过，但知道大致的意思，先要努力开垦荒地，然后大量地种菜，长成以后还要积极地收获，否则会被别人偷走。这个过程简直就像对半夏的描述。半夏的繁殖能力很强，具有多种繁殖方式，可以用种子繁殖、珠芽繁殖或块茎繁殖，所以在自然群落里，半夏既有种子发育而来的实生苗，又有由珠芽或小块茎发育而成的新个体。只要生长环境条件适宜就能萌发生长，当环境条件如温度、湿度、光照强度等发生较大变化时，半夏的地上部分会逐渐枯黄、倒伏，让地下块茎度过不良环境。因它繁殖力强，它首先应是一味很积极开拓的药，用它的开破之性来开垦荒地，大量种菜；同时它又很"财迷"，生怕它的成果被别人偷走，所以它又积极收菜，不到秋天或环境有点风吹草动就赶紧把菜收回家。

有的药是善战不善守，有的药是善守不善战，半夏是攻守兼备的一员战将。至于到底想让半夏战还是守要看配伍，配伍黄连、瓜蒌就是想让它战，配伍夏枯草是想让它守。其实半夏并不是只在6月枯黄1次，一般1年内有2～3次出苗期和倒苗期。可见它够忙乎的，真是"挣钱"和"守财"的统一。

当然，半夏除了开破和引阳入阴这两个特性，还有一个燥性，也正因为燥性限制了半夏的应用范围，在古方中常配伍麦冬来制约其燥性，防止半夏"干劈"劈出火来。而且麦冬的性润也能帮助降下，二者的作用方向一致。

半夏与射干的区别

半夏、射干虽然一性温一性凉，但都有开破劲，能治喉痹咽痛，开痰结，消胸膈胀满，二者的功效有许多相似的地方，所以古人说射干为半夏使。但如果仔细分析的话，二者作用机制还有所区别。半夏是繁殖快，枯萎也快，突出的是能战能守，其实它的能战能守基本还没离金性，能战是金的开破之性，能守是金的敛降之性。射干除了金性外还具有木火之性，它在阴历三四月开花结实，七月枯萎。古人说它大畅于木火，而告成于金，朱丹溪总结为属金而有木与火也。刘若金对此做了精彩的解释："夫木火之气，类以风升之味达之，兹乃以降令之金达之，盖风升者达其木火之元，兹味乃达其木火之壅也。"我们可以这样来理解，草木不长有两种原因，一是其本身的生长力不足，这时可用柴胡、黄芪等药物进行补充，这叫"达其木火之元"；二是它本身的生长力很足，但上面有石块压住了它，也长不起来，这时用刀斧把石块砸碎，草木就可以舒展地生长了，这叫"达其木火之壅"，射干的作用即第二种，有痰湿阻碍了木火的升达，用射干这种刀斧之金先进行开破，然后木火就可得以畅通。

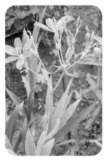
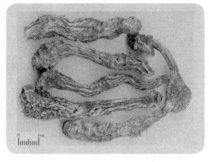
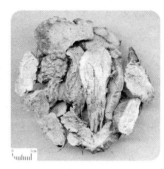

☯ 射干原态　　　　　　☯ 射干药材　　　　　　☯ 射干饮片

　　怎么知道射干既能破降又能升达呢？古人记载，治喉痹，咽射干汁，大腑动即解，这证明了它能开破下降。同时朱丹溪又认为，足厥阴湿气下流，因疲劳而发为便毒，取射干三寸与生姜同煎。湿气已经下流了，显然不是开破下达的作用能治疗的，这说明射干能升达木火之气，气机畅通而病得痊愈。所以它是以开破实现了木火的升达，黄元御曾经这样论述："射干降逆开结，善利肺气，降其冲逆，使咽喉清虚，则表气不壅，表邪外解而里阴下达，停痰宿水，积湿凝寒，皆从水道注泄而下。"这里也突出了射干除了能下破以外，还能协助开达表邪。

　　内部通畅有利于外邪的解除这是一个普遍的规律。如《伤寒论》第28条："服桂枝汤，或下之，仍头项强痛，翕翕发热，无汗，心下满，微痛，小便不利者，桂枝去桂加茯苓白术汤主之"，用茯苓、白术把阻滞于中焦的水去掉后，翕翕发热无汗的表证也能解除，再比如五苓散可以调三焦，利小便，但方后注却是："多饮暖水，汗出愈。"银翘散本是解表剂，里面却有竹叶这味利尿药，这都是里通有利于表和的表现。和刘若金说的以降令之金达木火之壅的机制比较相似。

还有一个问题，半夏与射干都能开破，把痰浊祛除掉以后，应该都对木火的升达有利，为什么没有文献记载半夏有利于表邪外解呢？这是因为半夏缺乏战后重建的能力。好比有一些人想创业发展，但被一些坏人压迫着，出不了头，射干和半夏都能把这些坏人除掉，射干做完这件事后还能扶持一下这些人，给他们点本钱或其他帮助，让他们尽快发展起来，半夏把坏人除掉以后也就算完了，不再进行扶持，这些人只能靠自己的努力来发展，当然速度会慢一些。所以说从理论上讲，射干、半夏都能破除痰结，就都有利于机体木火之气的升达舒展，但射干比半夏多了木火之性，和机体上达的气机相合，更有利于外邪的祛除。如果用能战能守形容半夏的话，射干可以用能战能建来形容。半夏与射干的区别，除了温凉以外，或许还在于此。

四味百合科药物的比较

贝母、百合、知母、萱草都是百合科植物。仅仅属于同一个科也说明不了什么问题，因为百合科植物种类繁多，如葱、蒜都是，仅在中药中属于百合科的恐怕也不少于 10 种。这里选出这 4 种药物在外形或功能上有一定的可比性，试图在比较中分析其药性。

贝母在《诗经》中称"蝱"（méng），在《诗经·风·鄘风·载驰》中有："陟彼阿丘，言采其蝱。女子善怀，亦各有行。"有专业人士是这样翻译的："登上那边高山岗，采些贝母治忧伤。女子虽然多想家，自有道理和主张。"这说明了贝母能散心胸郁结之气，可用治心中不快、愁闷不舒的病症。我们知道愁闷及愤怒都属于气机不够舒展的表现，但二者又有明显的不同，忧愁属肺，怒属于肝。阳气从肾开始生长壮大，到了肝木时正是青壮年的状态，力量很强盛，如果这时受到了郁阻，它会很强烈地爆发，表现为情志就是怒，循着生长壮老的规律，到达肺金的时候，阳气已经衰老了，这时再受到什么限制，它想反抗却又无能为力，只好忧愁郁闷了，若长此以往，恐怕不仅是忧，还要发展到悲了。中医认为肝为将军之官，肺为相傅之官。将军一般都是壮年的形象，相爷一般都是老年人担任，正是机体阳气所处状态的写照。当然偶有例外，如《将相和》就是一例，或许其矛盾就在于将相年龄的倒置，如果二人的年龄倒过来，可能就不会发生这个故事了。言归正传，不论是治肝怒还是肺忧，总的原则都是疏通郁结，使气机通畅。选药当然要选具有向上透发作用的药物。

疏肝的代表药物一般认为是柴胡，柴胡有升散之性，正符合肝的特性，那么也用柴胡解肺郁好吗？这不太合适，因为肺的作用是宣降，它既不是纯升也不是纯降，是升极而降，即气机升降转折的一个关键点，用柴胡这种一往直前的药物是不合适的，所以柴胡解决不了忧愁。贝母为什么行呢？我们看一下贝母的植株，就会发现贝母的形象好像是肝肺气机交接的自然体现。简单地说，贝母长得有点像拐棍形，下面是一根笔直的茎，长到顶端开一朵花像钟形一样垂下，不正是升极而降的写照吗。古人说它"叶随苗出，有直透而无濡留"。"叶随苗出"我们难以理解它说明什么，但从后半句"有直透而无濡留"说明它首先具有升达性，可以开胸肺郁结，开花又能下垂，升极而降（柴胡开花是向上挺），这由升而降就顺接了肺的气机，恢复了肺的治节功能，卢之颐《本草乘雅半偈》中曾论："萼悉上昂，花悉下垂，此开机互阖，阖机互开，少阳之枢药也，根形如贝，以金为用，肝之肺药，肺之肝药也……不能阖者，能顺其阖；不能开者，能顺其开，不能为开为阖者，能顺其能开能阖"。他这里是以开阖论肝肺的关系，与以升降论肝肺只是形式的不同。这里还提出贝母是"少阳之枢药"，这里附带"少阳"二字让人费解，不能理解成我们平时所说的少阳病的少阳，可能是因为少阳主枢，所以把少阳配在这里。我们重点体会他说的"枢药"，枢有转折的功能，刚才提到贝母植株像拐棍形，拐棍上面的那段弧形不正是起转折作用的吗？所以用贝母不能只想到肺而忘了肝，贝母协调了肝肺的关系，调顺升降，不仅情志不舒得到治疗，还可以化痰止嗽。即使其通利小便的功能也应从肺得升降的角度进行解释。把贝母的药性说清楚以后，下面三

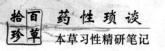
味药就好理解了。

百合的植株和贝母很相似，只是花下垂的好像不如贝母那么典型，也是一味归肺经的药物，比如《重订严氏济生方》用它配款冬花组成百花膏可以治喘嗽不已，或痰中带血。《神农本草经》记载它能利大小便，也可以从肺与大肠相表里、肺为水之上源得到解释。所以说百合与贝母有相似的地方，不同之处可能在于百合补益之功较强，可以补肺阴，贝母更善于化痰散结，消除瘰疬。从这里可以看出，如果百合和贝母比较一下升降的话，贝母偏升（散痰结），百合偏降（补肺阴）。贝母因为偏升，所以能解郁；百合也能治情志病，但没有充分的证据说明这种情志病是忧郁，如百合病有欲卧不能卧，欲食不能食，如寒无寒，如热无热。邹澍认为这些"皆心中辗转不适之状"，并认为："而治法始终不外百合，则以心本不任受邪，心而竟为邪扰，则不责将之谋虑不审，即责相之治节不行。"这里提出"谋虑不审""治节不行"，说明百合病的这些症状和肝肺关系失调、导致胸中气机升降不畅有关，应该和忧郁的病机有些共同点，但我们体会百合病的条文，会感觉这里面表达了一种"烦"的感觉，包括邹澍的解释"心中辗转不适"也是一种烦的表现。所以百合治情志病应该说更多地针对烦，而不是郁。郁主要是说明心胸的气机不舒畅，烦主要说明心胸有热，说明百合和贝母相比，可以清热。这样贝母和百合治疗情志病就有了区别，简单地归结就是：贝母善于升散以治疗气机结滞的忧郁，百合善于滋阴下行以治疗气郁化热的烦。

萱草即黄花菜，一般作为食物，很少药用，为了比较这几味药与肺的关系而把它放一起讨论。萱草在《诗经》中也有记载，也是能够解忧。《诗经·国风·卫风·伯兮》中："焉得谖草？言树之背。愿言思伯。使我心痗。"朱熹曾注："萱草，令人忘忧"。可见在早于中医经典产生的年代，人们已经认为萱草与贝母有相似的功效，后世的本草书如《本草纲目》认为它有"宽胸膈，安五脏，安寐解郁，清热养心"的作用。和贝母、百合一样，萱草也是顶端开花，但它转折向下的趋势不明显了，特别是开花之前，其花蕾基本是斜向上长的，向上就偏于舒散，所以与贝母、百合相比，它主要治无形的情志之病。

不像那两味药，升降兼具，双向调理气机，可以化有形之痰及通利大小便。

　　再来看知母，知母和前三味药物相比，长的没什么相似之处，它的叶子好像都是从根部、从地面发出来的，不像贝母一样有一根笔直向上的茎；它的花也不是在最顶端，而是散布在茎上。总的感觉就是：贝母升极而降，知母根本就不怎么升，性味苦寒，它基本上就是一味"降"性的药物，所以我们一般简单地把它的功效归结为滋阴降火，能从肺顺流而下，清肺胃肾之火，知母也可以治疗情志的病，但因它只能下行，不能升散，所以不能解郁，只能除烦。《名医别录》中就记载它可以治烦热。简单地说，知母就是从水之源头顺流而下，从肺到肾，一路上可以止渴除烦，通利水道，是一味金水相生的药物。

　　总之，这几味药物中萱草升性最强，所以只能治疗情志抑郁，不能下行利水消痰；知母降性最强，不能解郁，只能清热利水除烦；贝母、百合升降兼备，所以也就兼具前两者的功效，细分起来贝母偏升而用于解郁，百合偏降而用于除烦。以前讨论过机体的升降分为金木圈与水火圈，这四味药无疑都是金木圈里的药物，组合起来的形状类似英文字母的"n"。萱草是左边的一竖，以木升为主，知母是右边的一竖，以金降为主，百合、贝母为上面的弧形，兼具升降。理清它们之间的关系，可以帮助我们在治疗情志病及肺系疾病时有目的地选药，也可以加深我们对常用药对如二母汤的认识，如果只从清热化痰的角度来理解二母汤总觉不太贴切，可以清热与可以化痰的药物有很多，为什么古人选的贝母、知母配合效果较好呢？从气机运行的角度来理解就比较明确了。

 ## 辨黄芩与黄连的区别

　　黄芩、黄连、黄柏三味药的功效有些相似，尤以黄芩与黄连更为相似。如《本草正义》记载："黄芩亦大苦大寒之品，通治一切湿热，性质与黄连最

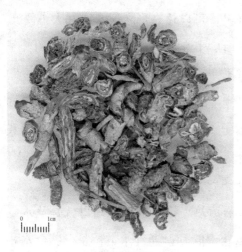

● 黄连饮片

近，故主治亦与黄连相辅而行。"我们常有一个笼统的分法，即黄芩清上焦火，黄连清中焦火。这是没有争议的。本文还想从动静的角度对二者做一下比较。

张元素认为黄芩能够"利胸中气"，这提示黄芩是一味偏动的药物。黄连在一般本草书中都有"厚肠"的作用，至于到底是怎么厚的，不好理解，但我们体会能使东西由薄变厚，这味药肯定是偏静的，一味动荡不已的药物不可能使肠变厚。这样就可以看出黄芩、黄连虽然都是苦寒，都可清热燥湿，却是一动一静相为对待。下面我们进一步搜集一些证据，以证明这个观点。

黄芩又名腐肠、空肠，多中空。我们知道中空的药物如木通、麻黄大多具有通的作用。相反，黄连就生得比较结实，药房抓黄连时，一般都要把它捣碎。再看采收季节，黄芩多在春季至夏初采收（也有在秋季的），有一定的生发之气；黄连却是立冬以后采收，很明显以收藏之气为主。小柴胡汤要枢转气机，用柴胡配黄芩，不配黄连，因为黄连以收藏为主，无生长之气，会"拖累"柴胡。黄芩、黄连都可以治湿热痢，但配伍方向不同。黄连必配动药，如香连丸，如果没有木香恐怕就会固邪。黄芩就不同了，黄芩汤治利，配伍芍药、甘草、大枣，没有太动的药。其实黄芩汤不太能说明问题，因为仲景书中利、痢不分，我们无法确切知道黄芩汤治的到底是不是湿热痢。在《证治汇补》中有一首芩术汤，是治疗痢疾的，组成是黄芩、白术、甘草。这样的配伍不怕留邪，就说明了黄芩本身有疏通作用。

常用黄连的方还有交泰丸、左金丸及治疗口疮用的黄连、细辛药对，里面都是配伍了一味辛窜的药物，以防止黄连过分固涩。西医常用小檗碱（黄连素）治疗痢疾，用中医的观点来看，可能有点不太合理，因为没有配伍疏通的药物，表面看止痢很快，恐怕会有留邪。虽然芩连都治利，但解巴豆毒的下利用黄连，因为中巴豆毒是通得太过，显然要取黄连的固，舍黄芩的通。

在本草理论中认为久服苦寒易从火化，汪昂说："炎上作苦，味苦必燥，燥则热矣"。举实例时一般都选黄连、苦参，为什么不选黄芩呢，因为黄芩有通性，流通就不易化火。黄连有固性，气机固定死了就容易郁而化火。把苦参和黄连放在一起，提示苦参也有固性。现代医家常用苦参治疗快速性心律失常，可能就是利用这种"固"性来抑制心肌细胞的兴奋性（好像也有用黄连的吧，我不太确切）。

《本草纲目》曾引朱丹溪："黄连去中焦湿热而泻心火，若脾胃气虚，不能运转者，则以茯苓、黄芩代之。"这句话可以揭示两个信息：一是黄连有碍于脾胃运转，黄芩无妨；二是黄芩有动性，不仅作用于上焦，也可入中焦，黄连的位置相对固定（虽为眼疾要药，但要靠其他药升提，或入丸散，或干脆外用）。

《金匮要略》中黄连治浸淫疮，浸淫两个字突出地表现了它有蔓延性。所以有从口流向四肢者，有从四肢流来入口者，要选药物把它固定住，黄连当然是最佳选择。《伤寒论》中治疗气痞的方子有大黄黄连泻心汤，有附子泻心汤。痞在心下，固然是黄连合适的作用部位。但既然是痞就有结塞不通，黄连无法解开，需要大黄或黄芩的帮助。当然光有后者没有黄连也不行，试想用一个流动的力量攻击一个无形的气痞，是否有点"使不上劲"。最好是一个人摁住对手，一个人进攻对手。所以泻心汤不是苦寒药的罗列，张仲景绝对不会说："你们哥仨作用差不多，人多力量大，一块上吧。"那是派兵的手段，不是派将的手段。"药海战术"一点趣味都没有。如果越多越好的话，浸淫疮为什么不三味一块上呢，都是清热燥湿啊！

《本草述钩元》说："芩与连虽俱治湿热，而黄芩治由热而化湿者，黄连则治由湿而化热者。"换句话说，黄芩治的是热为本，湿为标，黄连相反。由治病求本的原则我们就可以知道黄芩重在清热，黄连重在燥湿。热无形，当然需要黄芩有流动之性；湿重浊，就需要黄连偏静的药。

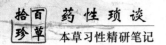

薄荷与辛凉解表

在中药学的辛凉解表分类里，有薄荷、牛蒡子、桑叶、菊花、柴胡、葛根、蝉蜕、蔓荆子等药物。可是如果较真的话，恐怕除了薄荷，别的哪味药物都不能算严格的辛凉解表剂，解表剂要有发汗的作用，后几味里面除了柴胡，哪味有发汗作用呢，柴胡又不能算做凉性。据刘绍武老先生的经验，葛根单用 120 克，患者没有出汗的反应，但可以解渴。所以说后面几味药物只是常在辛凉解表的方剂中使用，单味来看的话，不能算做辛凉解表的药物。我们分析"辛凉解表"这个词，解表需要的是发散，可是凉性又要敛降，二者之间有矛盾，所以这样的药物不好找，像柴胡发散可以，但不够凉，它本身就有伤阴的作用；像牛蒡子、蔓荆子虽然性凉，却又不够散。这样看来，薄荷算是很难得的药物了。

薄荷感春夏之气，味苦辛，而以辛味为主。一般观念是辛味的药物有发散作用，所以就想当然地认为薄荷的发汗作用是其辛味造成的，对辛也要分类，有温散的辛，有凉降的辛，"辛"和"散"之间不能画等号。以前我们讨论酸的时候就对酸进行过分类，分为"酸生"与"酸收"，辛与酸是一东一西的对冲关系，辛也要分为"辛散"与"辛降"，具有辛散作用的是辛温药，具有辛降作用的是辛凉药。小孩一般都不爱吃薄荷糖，有时表达却不一样，有的小孩说是嫌凉，有的是嫌辣（辛），说明凉和辣（辛）的感觉有时候有些相似。而辣椒的辛味又让人有烧灼感。可见辛味确实分为温凉两种，有热感的具有升散作用，有凉感的具有敛降作用。薄荷的辛是凉降的辛，而不是发散的辛。

薄荷的辛既然是凉降的辛，怎么还能够解表呢？能够发散解表是因为它禀春夏之气。卢复认为薄荷"具转夏成秋，高爽清明之象"。这种象很明显是肺金之象。但仅具有高爽清明之象还不是薄荷的全部性质，石膏、知母也有这种肺金之象，却不具有发散作用，不能解表。薄荷是辛降与发散的统一。

发散可以解上焦或体表阳气的壅结，降敛可以利咽清目，刘若金认为它是火中之金，"不折降而同降折之功，非从治而有从治之用"。总之，薄荷像酷暑中刮起的一阵凉风，所以用于风温表证非常合适。在银翘散和桑菊饮中都用到它。

提到解表就不能不讨论风温感冒与风寒感冒，谁都知道风温感冒用银翘；风寒感冒用麻桂。其实这里面丢下一大类，即"外寒内热"型的感冒，这类患者既有咽痛口渴，同时又有恶寒无汗。大家可能感到这一型的患者比风温与风寒的总和都要多。这种感冒用辛温解表当然不合适，会把火煽起来，基本方向还是要用辛凉解表剂。不过需要做一些变通，一般辛凉解表剂发散力度往往不够，需要加一些辛温解表剂。遗憾的是很多人只注意其内热，而忽视其外寒，认为银翘散中也有薄荷、荆芥、豆豉。似乎完全可以胜任。但薄荷解体表的热邪效果比较好，对寒邪就不行了。临证试一下就知道，表郁很轻的还可以，而且退热速度慢，把病程拉长，对表郁比较严重者则根本不能胜任了。这时有些温病学家就主张在辛凉解表的方子里加麻黄，如《通俗伤寒论》："春温兼寒，往往新感多，伏气少。每由春令过暖，吸收温邪，先伏于肺，猝感暴寒而发。初起时头痛，身热，微恶寒而无汗者，仿张子培法，银翘散略加麻黄，辛凉开肺以泄卫，卫泄表解，则肺热外溃。"这样的变化肯定要比单纯的银翘散效果要好。可以看作变通的辛凉解表法。

有些经方家认为不用这么麻烦，麻杏石甘汤完全能够应对这种寒包热的情况。实际情况不会这么简单，前面说了，寒包热型的感冒占了一多半，仅一个麻杏石甘汤就都应对了？不是说经方的效果不好，只是经方的应用要求严格，差一点都不行，麻杏石甘汤解表清里，清的是一种弥漫之热，找不到这个热在具体的哪一点，这是石膏的适应证。现在很多人老说感冒后走嗓子，甚至还没发热嗓子先痛了（不知道古代是不是也这样）。有了疼痛这个症状就说明不是弥漫之热了，而郁结在了一处，可以理解为热毒，指望石膏把这个热毒清掉，显然是不合适的。要治疗这种感冒，就要在解表的同时予以清热解毒，银翘散加麻黄法就比较合适，因为里面金银花、连翘、牛蒡子等药物有解毒作用，为什么必须加麻黄呢，大家可能都有体会，一个扁桃体发炎的病人，往往都是高热恶寒的，仅仅薄荷、荆芥难以胜任解表的任务。有医家瞧不起银翘散之类的方子，认为力量薄弱，主张用防风通圣散或双解散之类的方子，也很有效，比麻杏石甘汤合适。

有些人就迷信经方，觉得经方里含有解决一切疾病的钥匙，不用经方治疗就不甘心。其实就在经方系统里也完全可以找到方子，只是不能机械地用麻杏石甘汤。我们可以借用治疗气痞的泻心汤，我一般都是三黄全用，也是开水冲泡，兑入麻黄汤中。可以看做一种变通的辛凉解表法吧，不过力度比一般的辛凉解表剂大多了，往往能够达到"一剂知，二剂瘥"的效果，也就是不足十块钱就可以起到输液几百块钱才能起到的作用，不妨一试。但要有一个前提，就是患者发病后就直接来找你就医，如果是已经胡乱用过发汗解表药、抗生素没有好转的，这在《伤寒论》中叫坏病，给进一步治疗增添了难度，再用这种麻黄、泻心合法就不一定对症了，有时可试用柴胡汤合泻心汤。总之这种寒包热的情况用薄荷是不能胜任的，因为薄荷能发散清解，一物具备二性，就决定了它解表不专业，清里也不专业。不如用解表最专业的麻黄汤与清热解毒最专业的泻心汤进行组合，看着是笨其实是巧。用薄荷解表只适用于春夏季较轻微的风温表证，或年老体弱的患者。

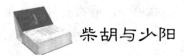

柴胡与少阳

半表半里是中医学中很有意思的话题，少阳主半表半里没有争议，但半表半里到底在什么层次有不同的解释。如果以太阳为表，阳明为里，半表半里可以理解为在太阳与阳明之间；如以三阳为表，三阴为里，半表半里又可理解为在三阳与三阴之间，比如《伤寒论》中的排序即是少阳处于阳明与太阴之间。这两种解释都有道理，有并存的必要。不过这都是说的转属的少阳病，还有自发的少阳病，即初生的稚阳发生了故障，出现少火不稳定的情况。

在这里首先试着对这种不稳定的情况做一下分析。

半表半里其实也就是不表不里，即不属于任何一边，如果把表或里比作两仪的话，那半表半里就是两仪未分时的太极，或者说比较接近先天的状态。由这个状态可以向表或里的任何一极发展，它不稳定，往来寒热也是状态不稳定的反映。这种接近先天的状态和少阳的特性是统一的，少阳是出乎阴还未离乎阴，是阳气的萌芽状态，后天的种种状态都是从这里开始的。我们可以这样来理解，少阳是一段公路，这段路在某个部位分成左右两叉，这两叉分别代表了表和里，少阳病时往来寒热是阳气或病邪有时往左叉上跑，有时往右叉上跑，如果固定在某个叉上，那是正规的表证或里证，但它又不固定，所以解表或

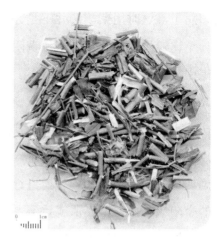

☯ 柴胡饮片

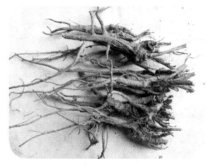

☯ 柴胡药材

清里的治疗都不行。这时怎么办，要往前还原，还原到分叉以前的那段总路上来，也就是还原到少阳比较接近先天的状态来治疗，而不是在分化以后的状态里打转。用药上为什么要选柴胡呢？柴胡于子月（阴历十一月）即根生白蒻，其他草木还在休眠时它就已经开始行动了，也就是说其他草木都在春天木气中生发，柴胡在冬天水气中生发，在春天生发的只能有后天的疏泄作用，柴胡的作用点可以提到肝前肾后或者说水木之间这么一个位置，这保证了它是从接近先天的状态生发，所以柴胡和少阳都是出于阴而未离于阴。

张仲景对柴胡汤的应用放得较宽，提出"但见一证便是"，因为疾病固定在某一个确定的路叉上时，用方必须确切。如果在左叉上用了右叉的药，必定无效。现疾病的表现是忽左忽右，肯定是分叉以前出了问题，也就是少

阳病了，这时用柴胡汤并不是因为辨不出证而用两头堵的办法，主要是想在一个比较先天的状态下来协调阴阳，达到疾病痊愈的目的。记得中国台湾谭杰中先生打过两个精彩的比喻，他说用小柴胡汤就像对电脑进行一下重启，又说像把一个人打晕，装进口袋沉入海底（柴胡就是这样不露痕迹地治愈疾病，也不露痕迹地伤人）。我们这里把第一个比喻做点引申：有时电脑系统出点小问题，电脑会工作不稳定，这次开机挺好，下次开机可能就不行，要想确切地找出是哪里的问题而进行修复比较困难，干脆来个省事的，还原到它的少阳状态，一键还原或重装系统。小柴胡汤中柴胡用量较大，是为了保证它能够沉到"根"上，用柴胡疏肝或升提就不用这么大量，只有用它还原系统时才用大量。

　　这种"返还稚阳说"与普通的"表里夹层说"不能统一，哪一个更合理呢，其实都合理。经过上面的分析我们可以知道，半表半里与少阳虽然关系密切，细分起来还是有区别的。半表半里侧重于空间的位置，少阳侧重于时间的初始状态。阳气初生，将来去向不定，可能向表，也可能向里，因为有这种不确定性，所以叫做半表半里；如果说病邪固定在了表里的夹层，当然更应该叫做半表半里，但叫做少阳病就不是特别确切。所以《伤寒论》第96条不叫少阳病，其中的胸胁苦满一症表明邪气处在表里之间。真正的少阳病是口苦、咽干、目眩等初生之火被郁的表现，有伤寒学家把这两种情况分别叫做转属的少阳病与自发的少阳病，这两者都可以用小柴胡汤治疗。自发的少阳病用小柴胡汤好理解，因为它是阳气初生受病，有种不确定性。转属的少阳病（邪在表里之间）为什么也适合用小柴胡汤呢？表面上看，邪气处于表里之间，似乎是稳定在这里，其实在这个位置是不可能稳定的，会摇摆不定。表里之间的典型病邪是疟，《本草从新》曾引喻嘉言："疟发必有寒热，盖外邪伏于半表半里，适在少阳所主之界，入与阴争，阳胜则热；出与阳争，阴胜则寒……要皆自少阳而造其极偏，补偏救弊，亦必返还少阳之界，使阴阳协和而后愈也。谓少阳而兼他经则有之，谓他经而不涉少阳则不成其为疟矣。"可见邪在表里之间时也要用柴胡以返还少阳地界。

五行相生的顺序是水→木→火。肝虽然在中焦，但它的萌芽是在下焦，柴胡要用大量，沉到下焦才符合它稚阳的特性。所以治少阳病（稚阳受病）时柴胡用量最大。严格说来，柴胡在下焦起的作用不能叫疏泄肝木作用，因为这时的肝木含生在水土中，是一种勾萌未达之木，柴胡有一个别名叫地熏，就是说它在下焦时体现的是一种熏蒸作用。木的本位在中焦，在中焦时已经是强壮的木了，不再属于稚阳少阳了，柴胡也没必要从下焦稚阳的层次进行熏蒸，用中等量从中焦疏泄就行了，所以疏肝时柴胡用中等量。木气继续生发，阳气更旺，不仅不属于少阳，有点老阳的意思了，这时用柴胡只用它的上升之性，更不用它的稚阳之性了，量小时药力在上，所以升举阳气时柴胡用小量。可见柴胡的用量是随着阳气的生长壮老来调整的。量越大，越接近少阳，量越小则越接近老阳。并且随着作用部位的由下向上，柴胡的作用依次表现为熏、疏、升。所以说同一味药也会随着量的不同而变换时空，确实挺神奇的。

既然小柴胡汤可以从源头起作用，是不是三阳病都可以治了？这是一种偷懒的想法。体会一下"往来寒热"的含义，它是说在一种不确定的状态下才用柴胡汤，即不知道邪气到底在哪落脚，这时候没办法，只能从根上捋。如果但热不恶寒了，那已经是阳明病了，再用治疗不确定的方法治疗确定的病，显然不对症。电脑还原的比喻只是为了说明柴胡汤可以在根源上调整阴阳。人体是个非常复杂的系统，不可能像电脑一样还原，那样的话柴胡汤就成了太上老君的金丹了。而且可以用电脑还原来做比喻的不止柴胡一个，《尚书》中说过："药不瞑眩，厥疾弗瘳"，这种瞑眩现象都可以看作机体的系统进行了翻天覆地的变化，而不是简单地修修补补。有瞑眩现象的治疗都可以看做是电脑的重装重启。有时服柴胡汤后出现蒸蒸而振的现象，不正是机体的气机发生剧烈的变化吗，是瞑眩的一种情况。

如果一个人发热恶寒间断发作，一天反复几次，那不叫往来寒热，仍是太阳表证。因为邪正双方斗争不激烈，时战时停，才产生这种现象，是麻桂各半汤或桂二麻一汤的适应证。往来寒热什么表现呢？一般认为是但热不寒与但寒不热交替。我们先来分析一下其机制，96条中往来寒热说的是邪气步步进逼，把战线从体表推入了半表半里，正气奋力抗击，双方展开真正的拉锯战。如果正气稍胜，战场趋向体表，可能会出现太阳病的发热恶寒；如果邪气稍胜，战场趋里，可能出现阳明病的但热不寒。所以往来寒热可以表现为发热恶寒与但热不寒的交替。可是太阳病还有"或已发热，或未发热"的时候，因此但寒不热与但热不寒的交替情况也可能存在。可见往来寒热并不是固定的一种情况。我们认为对于往来寒热，重点是在理论上掌握其机制，机制符合"拉锯战"的就可以叫做往来寒热，典型的像疟疾一样的往来寒热，好像是不容易见到的。

表证用柴胡剂会不会引邪入里？医界有不同的看法。我们认为即使引邪入里也不会有太大的危害，因为柴胡的作用是向上向外的，邪气进入半表半里以后，柴胡并不会放过它而让邪气在那里定居下来，最终还是要将邪气排出或消灭的。所以说柴胡的引邪入里并不像温病中的气分阶段用了血分药，因血分药缺乏向外透邪的能力，如果提前应用，危害是比较大的，应该避免。对柴胡不用要求这么严格，柴胡汤中本身就有加桂枝或合桂枝汤的用法，说明柴胡不忌于偏表的情况。

不过柴胡的另外一项不良反应倒是应该重视，就是"劫肝阴"。柴胡为什么能劫肝阴呢，我们首先把柴胡与麻黄做一对待比较。柴胡和麻黄都是二月生苗，但麻黄所在之地冬不积雪，古人通过这种现象说它泻内阳，把封藏的阳气发出来了。前面说了，柴胡在《神农本草经》中还有一名叫地熏，有解释说："银州生处，多有绿鹤、白鹤于此飞翔，谓香气直上云霄，故曰地熏。"麻黄闻不见一点味道，柴胡却有香气，香气虽然无形，但它代表了有形物质的挥发，就像樟脑球，气味很浓，放出气味的同时它本身也越来越小。可见麻黄是纯阳的辐射，柴胡是熏蒸出了阴性物质。所以说麻黄是损耗肾阳，柴胡损耗肾阴，肝肾是同源的，劫肝阴的说法，或许可以这样解释。像羌活、防风之类辛散药也伤阴，但从没有用"劫"字的，说明柴胡伤阴比一般辛散药严重。因为柴胡动于子月，是从肾开始发陈的，它耗的是大本营的阴（地熏，从地下开始熏），其他药的起步点没有这么低，损耗的一般是中焦或上焦之阴。

也就是说同样是消费，柴胡花的是固定资产，其他药花的是流动资产，显然前者的危害更大。因此说柴胡用途虽广，但也是一个"败家子"。肝肾阴虚的患者要谨慎使用大量柴胡。

《神农本草经》中记载柴胡"去肠胃中积气，饮食积聚……推陈致新"，大黄"主……留饮宿食，荡涤肠胃，推陈致新"。字面上看有些类似，特别是都有"推陈致新"，但两味药其实作用方向完全相反，柴胡的推陈致新类似于竹笋，新生的阳气破土而出，推去沉积的泥土。大黄则是把留饮宿食顺着胃肠向下推荡。所以《景岳全书》认为柴胡善通大便是因为其"性滑"，而没说因为它能推陈致新。

小结：柴胡随着用量的由大到小，有熏、疏、升三种作用。其中以熏为柴胡的特色，因为疏肝的作用香附、青皮也可以，升阳作用升麻、黄芪也可以，所以疏和升都与少阳关系不太大，与少阳关系最密切的作用就是它可以从地下熏蒸而上，可以使病机由摆乎不定的情况返还到初始状态，在源头协调阴阳，重新开始。柴胡的药性很不好分析，所以这篇文章写得比较"玄"，因为柴胡确实是一味很"玄"的药物。《易经·乾卦》中有"乾，元、亨、利、贞"，一般是把元、亨、利、贞分别配春、夏、秋、冬四季，即元配春，一直到贞配冬。但清朝胡煦有不同的解释，他认为元应配冬，剩下的亨、利、贞依次配春、夏、秋，这种解释比较合理，因为元是没有发出的状态，还不能得见，所以应该配冬季。孔子在《易传》中说："大哉乾元，万物资始，乃统天"。胡煦解释说："元在蕴含之地，其出无穷，而天地间万事万物罔不资其陶铸，讵不大乎？孔子释乾德，知一元之蕴不可思议，不可言说。"如果把柴胡就比作乾元，当然是过分了，那样它就成了仙丹妙药了，我们所有的药物，包括中药和西药，都是在后天打转的，不可能进入先天，如果真能进入先天状态，返老还童或许就能实现了。不过我们体会一下乾元的状态，确实有利于对柴胡的理解。我们这样推测，柴胡的作用这么广泛，是不是因为它相对于其他药物来说，比较接近于乾元的状态呢？

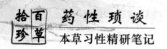
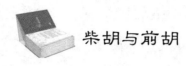

柴胡与前胡

柴胡与前胡有些相似，有时在一块使用，如人参败毒散。古人认为二者的区别是一升一降，但前胡也有散风清热的作用，与下气的作用不能统一，所以需要分析一下它是怎样下气，与大黄、枳壳等单纯的下行有什么区别。

柴胡与前胡都是伞形科植物，有一定的亲缘关系，外形也有些相似。但柴胡叶狭长尖锐，类似竹叶，前胡的叶子就显得比较宽圆；柴胡绿叶黄花，看起来比较鲜艳；前胡开紫花，叶子也稍带紫色。我们比较一下二者的形象。柴胡显得年轻朝气，前胡显得老成稳重，再看采收时间，柴胡春秋二季采挖，这时还没有落叶，前胡要等到深秋或冬季茎叶枯萎时采挖。可见柴胡要取其生长之性，前胡要取其收藏之性。古人为什么要这么定采集时间呢，主要是为了物尽其用，前胡既然不思进取，即使春天采集，生发之性也比不了柴胡，因此避其短，用其长，干脆等它老了再采，就用它的下降之性。柴胡自然刚好相反。

我们可以这样来理解：柴胡是一个有开拓力的小伙子，一往直前；前胡在年轻时也在生长，但上进心不强，一边生长，还一边想着归根，就在这种矛盾状态中进入了老年，最终还是性向下行，叶落归根了。所以说柴胡是纯升，前胡不如它积极，是升与降的矛盾统一。治疗寒热邪气体现了它能升，豁痰下气又反映了它能降，实际上是一味双向的药物。但如果和柴胡配伍或相比较，它的升性就微不足道了，主要表现为降性，所以古人认为柴胡与它一升一降，杨时泰认为两者"一升阳于上，为元气之春夏；一降阳于下，为元气之秋冬也。"

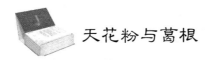 **天花粉与葛根**

天花粉与葛根有许多相似之处，比如都是藤类植物的根，都有止渴作用，又都是治疗痉病的常用药，在此对其作用机制做一下分析，以便于用药时取舍。

葛根因《神农本草经》明确记载有"起阴气"的作用，故后世一般认为它性能上行，宣达水谷之津，而消渴自止。对此几乎没有歧义。天花粉就不同了，有认为性上行者，如张志聪："盖得地水之精气，而上达之药也。""主治消渴身热者，谓启在下之水精上滋，此根之功能也。"邹澍也支持此说。但刘潜江却认为天花粉性下行："至根则味苦，而先有微甘，苦下泄，是金直致其气化于水矣，金水合以致其用，先哲所谓纯阴而润下者也。"我们认为下行的说法比较合理。虽然说"草木之根，其性上行，实则性复下降"。但这是在同一植株中进行比较有这个规律，不能普遍地说凡是根都主上行，牛膝也是用根，怎么能引药下行呢。根虽然向上供给植物养料，但它本身还要往下扎，所以不能简单地归纳为凡是根皆主升。

在小柴胡汤中，半夏与天花粉根据渴与不渴选用其一，说明二者有可以相互替代之处，以前曾经讨论过，半夏主要有开结及引阳入阴的作用，柴胡子月发动，半夏午月枯萎，所以在小柴胡汤中柴胡、半夏一发一敛，应用的是半夏的敛降作用，但因为半夏性燥，对口渴的患者不适合，就只有寻找它的替代品，张仲景选择了天花粉，而没有选择另一味止渴的药物葛根，可能就是因为葛根性上散与半夏的作用不符，而天花粉的润降正好能代替半夏的燥降。

其实半夏和天花粉不仅在收降方面相似，在开破方面也相似。半夏可以开痰散结，天花粉可用于疮疡肿毒，消肿散痈。所以半夏、天花粉相互替代比较合适，是因为它们都有"金"性，与柴胡的"木"性搭配可达到平衡。如果仅为了止渴而选用葛根，柴胡葛根就成了两"木"，尽管历史上也有这样的配伍，但不过是为了发散解表，远远不如小柴胡汤这种枢机的方子有深度。在十八反中半夏、天花粉同反乌头，这也说明二者有共同的地方。天花粉有别名叫瑞雪，更形象地说明了它的润降之性。所以我们认为半夏与天花粉都能降，不同之处在于半夏是"燥降"，天花粉是"润降"，常根据机体津液的状态选择其一，二者在经方里绝不同时出现。

由上面的论述知道天花粉与葛根是一金一木，一降一升，它们治渴的机制有什么不同呢？《神农本草经》记载葛根"起阴气"；天花粉"补虚安中"。一个是"起"，相对于是"搬运"的功能；一个是"补"，能够从外部注入水。庄稼生长的用水主要有两个来源，一是天上降水，一是抽河里、井里的水灌溉。天花粉叫瑞雪，肯定是天空降的水；葛根"起阴气"，相对于抽水机把水调到上面来，但地下水不是无穷无尽的，越抽水位越低。所以古人说下焦阴虚者忌用葛根，还有"柴胡劫肝阴，葛根竭胃汁"的说法。因为它不能真正生水，不过是拆东墙补西墙，真正生水靠的是天空的降水，天花粉正是这种作用，所以天花粉能够"补虚"，这个补虚并不是我们通常认为的补气血，而是补水、补津液。但降水过多又容易生涝灾，古人说脾胃虚寒作泻者不宜服，病于木火之真气不升不达者不宜服。

葛根能够主"诸痹"；天花粉能够"续绝伤"。主"诸痹"靠的是升散之性，类似于羌防等药；"续绝伤"一般的解释是：藤蔓之药，能资经脉，故续绝伤。这种说法有道理，但不能突出与葛根等其他藤类的区别。叶天士的解释是：血为阴，阴虚则伤，阴枯则绝，瓜蒌根清润，则虚者滋，枯者润也。这比较能突出天花粉的个性。

天花粉与葛根又是治痉病的要药，如瓜蒌桂枝汤、葛根汤。我们知道痉病形成是因为血虚筋燥，筋燥由轻到重可分别表现为"项背强几几""身体强几几""卧不着席"。在"项背强几几"时还算不上痉，只是露出了津液不足的端倪，还不用补水，用葛根起阴气，把下面的水搬上来就行了，所以用葛根汤或桂枝加葛根汤；"身体强几几"时则是全身都缺水，靠搬运解决不了问题了，所以要用天花粉补水，用瓜蒌桂枝汤；到了"卧不着席"的阶段，津液已经严重亏乏，所以用大承气汤急下存阴。但既然柔痉用了瓜蒌桂枝汤，"欲做刚痉时"为什么用葛根汤，不用天花粉呢？因为它"无汗而小便反少"，没有什么津液损失。天花粉只与桂枝汤相配，不与麻黄配，也是因为柔痉有汗出，津液丢失较多，所以要有天花粉生津。而且葛根汤治疗的只是"欲做刚痉"，表现为"气上冲胸，口噤"，如果真到了"身体强几几"的程度，可能也要考虑加天花粉吧。从另一个角度看，后背为阳，前胸为阴。所以后背以升为顺，前胸以降为顺，气上冲胸为阴气不降，这或责之于后背的阳气不升，葛根治项背强几几，可以从后背上升，它升的既有阳气也有阴津，津液可以滋润项背的筋脉，后背阳气的上升有利于胸前气机的下降，可以对治气上冲胸。

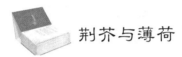

荆芥与薄荷

荆芥与薄荷都是唇形科植物，荆芥含的挥发油里面有薄荷酮，而且民间荆芥有一个别名叫猫薄荷（其香味能让猫兴奋），可见这两味药有相似性。以前曾经论述薄荷是升散之中有凉降之性，荆芥应该也不例外。如李时珍就认为它能散风热，清头目，利咽喉。这些功效和薄荷都是相似的。我们虽然把荆芥归入风剂，但它并不像一般风剂一样纯升散，而是升中有降。出血的病症经常用荆芥来止血，试想如果是一个纯升散药物的话，用来止血恐怕是不合适的。《本草述钩元》曾论："风药多燥以竭阴，此独于产后，及失血，并大汗后风证，用奏殊功者，缘其温升中，便有凉降，所谓由阴达阳，即由阳归阴，有阴阳合化之妙，而治风乃神也。"荆芥虽然没有"风药中润剂"的称呼，其性质也是平和不燥的。

薄荷性凉没有争议，荆芥却有性凉、性温的不同看法。可见二者虽然相似，也

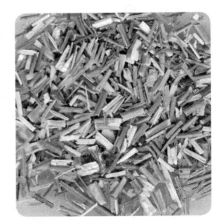

🌀 荆芥药材

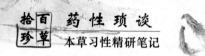

还是有一定区别的。薄荷、荆芥虽然都入肝与肺，但薄荷更偏于肺，荆芥更偏于肝。偏于肺就更多表现为清降，所以薄荷性凉，偏于肝就更多表现为温升，所以相对于薄荷来说荆芥更温一些。但也没达到羌活麻黄那么温，正像《本经疏证》说的："荆芥为物，妙在味辛而转凉，气温而不甚，芳香疏达。"荆芥既然入肝，当然就能治疗出血性的病症，李时珍认为它入肝经气分，好像不够全面，它明明能治疗诸多血证，肯定也入血分的。所以《本草汇言》认为它是"散风清血之药"比较合适。该书进一步论述："凡一切风毒之证，已出未出，欲散不散之际，以荆芥之生用，可以清之。凡一切失血之证，已止未止，欲行不行之势，以荆芥之炒黑，可以止之。"这种已出未出、已止未止的状态正适合荆芥的升散清降，如果风邪还很盛，完全未出，这时用荆芥散风未必能够胜任，因为力度不够；如果血不是已止未止，而是完全未止，出血正旺，这时用荆芥恐怕也不行，因为它清降的力度也不足。

薄荷的清降力度既然比荆芥强，应该止血效果更好，为什么却没有这一功效呢？其实也不是完全没有，查本草书，薄荷也可治鼻衄、血痢等血证，只是应用较少。这是因为它入肺为主，入肝为辅。荆芥是入肝为主，所以善治血分病，又因为它是升散与凉降的统一，所以它不仅是有止血作用，应该还有散血作用，很多本草书都记载它能通利血脉，散瘀血。对于荆芥的这种双向性，杨时泰分析的最为到位："虽不专主于温升，然佐升散得宜，则无论外因风寒而阳郁，即内因七情致血分有滞以郁阳者，此能纾阴以达之；虽不专主于凉降，然佐清降得宜，则无论内因肝热而阳僭，即外感六淫致血分有热以僭阳者，此更裕阴以和之。"因荆芥入肝为主，肝又主筋，凡中风口噤、角弓反张之类的筋病也是荆芥的适应证。木曰曲直，筋病都是曲直功能发生了障碍，但像中风口噤、角弓反张一般都是筋直而不曲，单纯的升散只能使筋更加急，荆芥能治疗这种病说明它散而不燥。

荆芥入肝但没有平肝的作用，文献记载它能治头晕目眩，不好理解。而且治疗眩晕的方子一般也不用荆芥。我们理解它所治疗的头晕目眩可能并不是真正的眩晕，而是头昏沉不清，用荆芥治疗是它清利头目功能的延伸，所以荆芥治眩晕并不能用它入肝来解释，而应该用它的凉降来解释，因为薄荷也有治疗眩晕的记载，二者的机制应该是一致的。

肝为厥阴之脏，与少阳相表里，所以荆芥与少阳也或多或少有些关系，比如鼠瘘、瘰疬，都是少阳火郁之症，荆芥性温能发散相火之郁，郁火得散，瘰疬结核自然就能消除，生疮是血热有湿，荆芥升散能祛湿，凉降又能清血热，所以能治疮痈。其实治疗瘰疬疮疖的功能薄荷也有，看来二者的功效真不能截然分开，只能说一个以肝为主，一个以肺为主。薄荷既然入肺为主，古人为什么认为它善于疏肝解郁呢？首先，薄荷不是不入肝，仅仅是以肺为主；其次，古人认为它解的是忧郁，前面论述贝母时提到，忧郁是肺所主，怒是肝所主。所以它解忧郁应该是理肺而起到的作用，如果仅仅是疏肝的话，逍遥散既用了柴胡，又用薄荷，岂不是重复用药了。

总之，薄荷、荆芥的功效是非常相近的，都是升散与凉降的统一，二者质的差别不多，只是荆芥多个解筋急强直的作用，薄荷多个解忧郁不舒的作用。其他功效二者同有，只是有量上的区别。虽然只是量的区别，也能指导我们临床用药，如治疗血证最好选荆芥，如清利头目咽喉最好选薄荷。

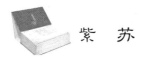

紫　苏

还有一味药与薄荷荆芥很相似，即紫苏。这三味药中，紫苏好像没有另外两种药关系近。但作用的原理差不多，《本经疏证》中论紫苏说："采其叶，则于五六月当未吐花时。夫以大火之令，而采味辛之物，岂不以全火之用金乎？"其中的"火之用金"一词难以理解，反复阅读上下文，觉得其大意是：心为阳中之阳，肺为阳中之阴，心火若不得肺阴则为亢阳，心火只有合肺阴才能下降，也就是说火必须利用金才能下降，这叫火之用金。原文的解释是："阳无阴则火僭而气亦不宣，金为火用（即火之用金的变辞），则宣中有摄。"这里提到"宣中有摄"不正与薄荷、荆芥的作用一致吗？所以它的很多功效也和前二者相同，都能解表、解郁气、和血、清头目等。当然这些功能并不都常用，用得比较多的是解表和解郁，比如半夏厚朴汤可以治妇人咽中如有炙脔，可能就是利用紫苏能解散郁气的作用。紫苏还常用来降气，这是前二者比不了的，这三味药的共同处都在于升中有降，但紫苏的降气作用更为突出，特别是紫苏子。如苏子降气汤以它名方，可以说明一定的问题。总之，这三味药虽然各有特长，但都是能在大火当令的时候，生出辛金之味，只要理解了"火之用金"这个词，就掌握了它们作用的基本原理。先理解了其共性，再掌握其个性就比较容易些。

 ## 辨析芍药的酸苦之争

芍药为中药里极为常用的一位，但对其味是酸是苦仍无定论，大致上早期文献多认为芍药味苦，从明清以后，有很多医家开始认为它有酸敛之性，从此酸苦之争就连绵不断。有医家认为性可以从理论上强辩，而味是口尝出来的，不可以强改。如果用嘴尝一下不酸，就说明没有酸味了，好像理由很充分，但现在中医界已经公认中药的味不单是由口尝得出的，有些药物吃着不酸，但可以从其功效推出味酸。所以说，虽然早期文献没有芍药味酸，用口尝也没有酸味，但后世有那么多医家认为它有酸味，并用于指导临床，那么这个酸就不是空穴来风，不能简单地予以否定。如果不能统一对酸苦的认识，将影响对这位药物的深入理解。

酸苦涌泄为阴，酸的作用一般是收敛，苦的作用是通泄，二者作用不同，为什么同属于阴呢，因为二者作用的方向都是由外向内，也就是给机体一个由外向内的力。由此可知无论芍药是酸是苦，对机体的作用趋势都是由外向内，但酸与苦毕竟不同，二者的根本区别是什么呢？简单地说，酸是在体表起作用，苦是在机体内部起作用，为了表达清楚这个问题，我们先把正气与邪气比做两个搏斗的人。比如说对方在拉我，或者我扑向对方但是扑了空，这时我需要把劲往回收，以维持我的平衡，这种回收的劲就是酸的作用；如果说对手不是拉我，而是推我，并且我已经顶不住了，那么我就顺其劲让他落空，让他"泄"了劲，这种泄劲就是苦的作用，所以同是芍药的阴性作用（从外向内），随着外力是拉或是推而表现为酸与苦。

　　桂枝汤证有时由于外邪的作用而表现为"阳浮""卫强"，这时虽然外邪靠桂枝祛除，但正气这种病理性的亢奋还需要药力往回收，这时芍药的作用可用酸来表述。又如太阳病下之后形成的桂枝加芍药汤证，邪正已经不在体表作战了，外邪到了腹部，形成了太阴病腹痛，正气已不可能把邪气攻出体表了，就顺其势把它泄掉，这时芍药的作用就可以用苦来表述。可见酸苦没有本质区别，是芍药在不同病情下起的不同作用，由此也可解决了芍药的补泄之争。有医家认为芍药小有补性，怎样理解呢，邪气把正气引到了体表，失去了平衡，给予芍药后，把正气集中，是正气分配恢复合理，虽然没有补充正气，但这种兵力的集中也类似于"小补"，所以这种补与参、芪、术、草的补是不同的。总之芍药可随病机与配伍的不同而表现为"酸补"或"苦泄"，所以说有些中药的味是具有相对性的，不可以定死了芍药到底是酸还是苦。

　　前面提到，酸与苦都是一个由外向内的力，这种力从酸到苦是逐渐增强的。似乎可以做一个"酸苦"坐标，坐标的左端是五味子等酸味药，右端是大黄等苦味药，芍药在坐标的中间，如果把五味子定为纯酸药，芍药相对于五味子来说是苦味药；把大黄定为纯苦药，芍药相当于大黄来说就是酸味药，甚至可以说芍药相对于大黄来说是阳性药，为什么这么说呢，比如甲以10千米／小时的速度往东跑，乙以5千米／小时的速度往东跑，乙相对于甲来说是往西跑了，所以虽然芍药、大黄都是阴性药，但芍药相对于大黄来说属阳，中医界有芍药是"小大黄"一说，小字就说明其苦味不如大黄。同时我们要注意，不能因为药物有相对性就把药性看得过于缥缈，这种相对性是在药物处于坐标中间时表现得比较突出，在坐标的两端就往往表现出绝对性，比如五味子苦味不显，大黄也表现不出酸味来，所以历史上对这些药物的争议也较少。

三阳病的治疗有"堵截顺"三法，戚继光曾把一个劲分为头、腹、尾，所谓头即对方的力量刚到达我身，这时的力度并不强，应该抓紧时间"堵"住来力，避免来力发挥最大效应，对方的感觉是没有使出来劲就被憋回去了，在我们中医中，当外感病处于表证阶段时，也应用堵法，避免外邪入里，其实发汗解表既是堵法，可用麻黄汤、桂枝汤等，堵法的应用贵在及时，时机稍纵即逝，所以我们常说"伤寒汗不厌早"；如果对方来力没有及时堵住，劲"头"一过，就到了劲"腹"的阶段，劲腹是一个劲的力度最强的时候，这时再用堵法已经来不及了，而且可能会因为"硬碰硬"而形成两败俱伤的结果，所以对方到了劲腹的阶段要用"截"法，即以横破竖，对方来力是竖力，我用横力一拨，使其改变方向也就不会作用在我身上了，中医讲少阳为枢，所以截法也就对应于枢转少阳法，可用柴胡汤系列；如果劲腹阶段也没有截住，那么来力就到了劲尾阶段，这是对方力已经全部作用到我身上，堵和截都来不及，就要用"顺"法了，顺着对方来力加一个力，把对方带到我身后去，在中医用白虎汤、承气汤都是顺法的体现。再回过头来讨论芍药的问题，先来看桂枝加芍药汤，本方用于太阳病被下，邪气入里，根据胃阳的强弱不同，可形成桂枝加芍药汤证或承气汤证，前面说了，桂枝加芍药汤是利用芍药的苦味，很显然这是属于"顺"法；再看桂枝汤中用芍药的情况，前面论述，桂枝汤中的芍药是用其酸味，酸虽然没有苦味的作用强，但也属于阴性，而表证用桂枝汤是作为"堵"法使用的，作用趋势向外，这时用上作用向里的芍药不怕掣肘吗，我们当然可以用相反相成来解释，但相反相成过于笼统，不能把机制落到实处，在此我们试着把机制做一下分析，以就正于方家。

外邪侵袭时，邪气与正气的强弱可以形成不同的比例，简单地说有两种情况，即邪弱于正，邪强于正。先来看第一种情况，邪气很弱的时候，根本不能形成疾病，随着邪气的增强，邪正发生抵抗就形成疾病了，但这时正气比邪气强大，对邪气的侵袭不会惊慌失措，可以从容地进行抵抗，如果用药的话可用麻黄汤之类协助正气向外抗邪；再来看第二种情况，邪气强于正气时会怎样，如果邪气过强，正气难于在体表形成抵抗，会直接形成里证或三阴病，而如果邪气稍强于正气，又不能攻入体内时就会形成桂枝汤证。桂枝证与麻黄证的区别是什么呢？区别就是桂枝汤证时正气更加外浮，"阳浮""汗出"等都是指这种情况，为什么正气外浮呢，因为正气相对于邪气来说显得稍弱，这样正气就有些"自信心"不足，就容易冲动。比如小国进攻大国，大国不必紧张，从容应对；大国进攻小国，小国就要惊慌了，会把大部分兵力运往边境形成"阳浮而阴弱"的情况，桂枝汤中用桂枝向外以驱散外邪，同时用芍药内敛以稳定军心，又因为机体本来正气相对不足，所以用姜枣、啜粥以补充正气。

虽然正气外浮是"自信心"不足的表现，也不能认为正气外浮就一定不好，其实这也是机体不太弱、有抵抗能力的表现，如果正气根本浮不起来的话，外邪就直接入里了。过去武林中常说某某大家"放人如挂画"，即一接触就能把对手打飞出去，请注意，被打出的一定是有一定功夫的小伙子，因为他没有大师的功夫高，但又有抵抗意识，所以一接触就要被"惊"，本能的抵抗使他气往上浮，大师顺着这种势头加上一个力就把它放飞出去了。如果是一个没有一点抵抗意识的老太太，就不一样了，再厉害的武林高手也不可能把老太太放"飞"出去，因为老太太浑身上下是松弛的，不能紧成一个。老太太的情况就相当于三阴病，小伙子的情况就相当于桂枝汤证，而如果是小伙子反过来进攻武林高手，高手根本不会惊慌，这可能就是麻黄汤证的情况了，当然也可能是不能形成疾病的情况。

桂枝调肝作用的分析

桂枝的作用一般概括为发汗解肌、温经通络、通阳化气、壮心阳、降逆气等。另外桂枝还可以对肝起到重要的调节作用，主要包括两方面，即疏肝与平肝，也有人提出桂枝能补肝，其实补肝是从属于疏肝的，因为肝的作用是生发、疏泄，桂枝帮助肝气疏通就相当于补充了肝的作用，所以这里把补

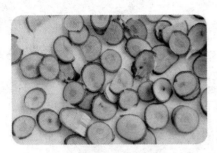

☯ 桂枝饮片

肝并入疏肝作用中，下面就桂枝疏肝平肝的作用机制作一分析。

首先明确一下桂枝的五行归属问题。古人讲"木遇桂则枯"，能克木者为金，而且桂有降逆的功效，能降者为金与水，所以有一种说法认为桂具有金性，这样对桂能平肝就有了合理的解释，但对桂能疏肝却不能自圆其说了，我们来分析一下"木遇桂则枯"的真实含义。传统的文献对"木遇桂则枯"的解释是将桂钉入树木中能引起树木的死亡，邓小虎先生编著了一本书叫做《百病之主——桂枝说》，上面对桂能克木的解释更令人信服："又《说文解字》记载：'桂，江南木，百药之长，梫，桂也。'桂还有一个名字叫梫，意为肉桂树浓郁芳香之气，可以抑制其他树木的生长，久而久之，其他树木死亡而只剩肉桂树，形成'间无杂树'的纯桂树林。桂枝的这种特性被赋予中国哲学'比类取象'的思维方法，就是克木、伐肝。"通过这篇文献我们可以理解，桂克木的原理类似于抗生素，因为抗生素是真菌产生的杀死细菌的孢子，都是为了消灭和自己竞争的对手，是属于同类的竞争，和五行相克的金克木并不是一回事。也就是说桂能克木不能表明桂属金而有肃降之性，桂仍然应该属木。由此我们知道，相克应该有两种情况：即同类相克和异类相克，五行相克是属于异类相克，同一物种之间的相克属于同类相克，前者好比铅笔和橡皮的关系，后者好比铅笔和毛笔的关系，橡皮可以把铅笔写的字擦掉，所以说橡皮克铅笔；毛笔可以用更深的颜色把铅笔字涂黑，所以同是笔类，但毛笔过强，它就会同类相克。

既然桂性属木，木是生发阳气的，怎么来解释桂能降逆的作用呢，我们要看桂能降气，降的是什么气，如果降的是阳气，那么我们承认它有封藏作用，而恰恰相反，它降的是阴寒上冲之气，降阴气正是其升阳气的表现。我们看一眼阴阳鱼就明白了，像跷跷板一样，阳气上升的同时，阴寒就下降了。所以桂能降气可以说成是：升是原因，降是结果。由此我们知道桂的性质是温热的，属春木，而不是秋金。

桂能疏肝，分两个层次，即气分与血分。先看气分疏肝，当肝气郁滞还没有横逆的时候，可以用桂枝来疏肝，这种肝气郁滞是肝本身的力量不足，不能有效地疏通气机，人常表现为萎靡不振、倦怠乏力、食欲不振等，因为桂枝属木，同气相求的缘故可以助肝木一臂之力，也就是前面论述的补肝即疏肝的意思，所以说尽管肝以阴血虚为多见，但阳气虚也不是绝对没有，张锡纯即认为补肝阳当用桂枝、黄芪；再来看桂枝入血分疏肝，肝为藏血之脏，桂又能入血分而畅血行，从这个意义来说，桂枝行血即疏肝。桂枝疏肝和柴胡、郁金有什么区别呢，应该说没有本质的区别，无非是桂枝更适合于肝阳气不足的情况，而且桂枝属于木中的强者，疏肝的力度较强，用其疏肝时量宜小，用量一大就表现为平肝作用了。

桂能平肝，前面论述了桂克木是同类抑制，既然桂的木气较强，自然也就能平肝木。但事情却不是那么简单，并不是所有的肝旺都可以用桂枝来平。一般来说肝旺可分为三种情况：即肝气横逆、肝火妄动、肝阳上亢。桂枝平肝只适用于肝气横逆的情况。前面提到桂枝疏肝是用于肝气郁滞还没有横逆的时候，为什么郁滞还不横逆呢，因为肝气弱，"横"不起来，如果肝气不弱而又受到郁滞时情况就不同了，它会乘脾犯胃，甚至连肺都敢招惹（《伤寒论》中："此肝乘肺也，名曰横"）。怎么把这个肝气平下去呢，用金性的药物压制吗，或许能够暂时缓解一下，但不能解决根本问题，因为肝为将军之官，不喜欢压制。用柴胡等疏肝吗，肝气已经横逆了，和肝气郁滞时情况又有了质的不同，因为它的实力要比单纯郁滞时更加充足，单纯的疏通虽然为肝所喜，可是"将军"也可能因此更加狂妄。怎么办，这时只有用恩威并重的方法，用桂枝。首先桂性升发，能够疏通，同时桂又有同类抑制的作用，不会让肝木得意忘形，好比说一个人发怒了，如果让他的上级开导一番，效果应该是很好的。所以用肉桂叫平肝，用柴胡叫疏肝。

下一个问题就是，肝气虽然平了，桂的这个上蹿之性怎么解决，因为这里用的是同类相克、以暴制暴的手段，桂制服了肝，谁来制服桂呢，张锡纯用桂平肝时，加龙胆草就是为了对桂枝有一个制约作用。正是因为桂用上蹿之性，所以说桂枝平肝只适用于肝气横逆，而不适用于肝火妄动与肝阳上亢，肝火妄动的主要矛盾是火热为患，用桂枝等于火上浇油；肝阳上亢的主要矛盾是上实下虚，用桂枝后加重了气机的上升。对于肝阳上亢的耳鸣目赤眩晕等，桂枝肯定不能胜任，所以张锡纯的代表方镇肝熄风汤中不用桂枝，而用牛膝、代赭石、龙骨、牡蛎等。

小结：桂枝具有疏肝与平肝的作用，疏肝适用于肝郁而没有横逆的情况，之所以没有横逆是因为肝的实力相对不足，如果更加不足，桂枝就表现为补肝作用了。因此桂枝的疏肝与补肝作用只有量的差别，没有质的区别。桂枝的平肝作用适用于肝气郁滞又横逆的情况，能够对肝木起到既疏通又抑制的作用。最后注意肝火过旺或肝阳上亢的情况不太适合用桂枝来平，而适合用清肝泄火或镇肝潜阳的药物，如龙胆草、牛膝、龙骨、牡蛎等。

肉桂引火归原析

肉桂的作用中有"引火归原"一说，不知出于何书，但此说一出引起不少人的误解，以为肉桂具有"潜藏"的作用，能够将上焦之火封藏于下焦，其实不是这样的。我们处方时可能都有这样的体会，用点附子不太容易上火，而用肉桂稍多，患者就会诉说出现咽痛、起口疮等"上火"症状，肉桂不但没有"引火归原"反而"促火上炎"。张锡纯曾经论述："附子但味厚，肉桂气味俱厚，补益之中兼有走散之力，非救危扶颠之大药，观仲景《伤寒论》少阴诸方用附子而不用肉桂可知也。"我们再看近现代的火神派用药，附子可用到一二百克，用肉桂鲜有用到这么大剂量的，看来肉桂

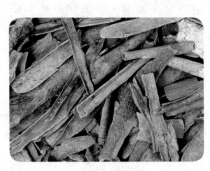

🔹 肉桂饮片

确实比附子性质"活泼"，用之不当或剂量过大会引起火热上炎。明显与"引火归原"一说相矛盾。

那么古人说的引火归原应该怎么理解呢？肉桂确实能引火归原，但它只适用于一种特殊情况：即下焦阴寒过剩，真火无处容身，被迫逃往上焦，口舌咽喉出现上火的症状或面色红赤，这是阳气即将外亡的危重情况，治疗无疑是扶阳抑阴，温补下焦阳气。补足下焦阳气后，下焦的阴寒虽然消失了，可是真阳还在上焦浮着没有归原。这时下焦的阳气对上焦的真阳说："回来吧，下焦已经是我们阳气的地盘了。"上焦的真阳想回去，可是往下一看，中间的道路仍然是阴云密布，汪洋大海，深知自己如果直接往下走，还到不了家就会被阴寒灭掉，所以真阳不敢归原。这时下焦的阳气又想办法了：派人把真阳接回来，要想冲出重围，接应同伴回家，必须选择一味性质活泼的药物，静而不动的药物是不能胜任的。我们常说干姜守而不走，附子走而不守，而前面又曾引用张锡纯的论述，肉桂比附子还要活泼。这样接应的任务就非肉桂莫属了。有了肉桂的接应，真阳得以安全地返回火宅。因此说肉桂能引火归原。是帮阳气找到回家的路，不是硬把阳气压到下焦。

可以说肉桂的这种作用类似于通脉四逆汤中加葱白的作用，通脉四逆汤加减法中有"面色赤者，加葱九茎"，面赤是下焦阴寒逼阳上浮，用通脉四逆汤可以祛下焦阴寒，但上下焦之间的道路不通，而葱白辛能发散，能通上下阳气，所以尽管面部有热还是用辛温的葱白，也是"引火归原"的作用。可以说在经方中，用为引火归原作用的是葱白，不是肉桂。那么肾气丸中用肉桂不是引火归原吗，在《金匮要略》关于肾气丸的原文中是找不到用肉桂引火归原的线索的。后世赵献可等人对肾气丸的作用作了进一步发挥，这就应另当别论了。

可见肉桂能引火归原，不是因为它能封藏，也不是说能像牛膝一样引火下行，恰恰相反，是取其"通"性、"升"性。我们平时利用它这种作用的机会不多，因为那是极其危重的情况（在目前的医疗环境下，一般病到这种程度都不找我们中医看了，所以这种情况我们大家可能在病房都见过，但没

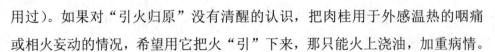

用过）。如果对"引火归原"没有清醒的认识，把肉桂用于外感温热的咽痛或相火妄动的情况，希望用它把火"引"下来，那只能火上浇油，加重病情。

在治疗热证时用清热药的同时用少量肉桂是允许的，可以防止冰遏热伏，这时是用其反佐作用，而不能说是引火归原。由此我们想到了有些医家用黄连、肉桂治疗口舌生疮，有人以为这就是肉桂引火归原的证明。如果单用肉桂取得疗效的话，我们承认这是引火归原，可是这里还用了黄连，再用引火归原的理论就没有说服力了。我认为黄连肉桂治疗口疮的机制可以从两方面来解释，从整体层面来说，其方名就表达了作用机制："交泰"。黄连降心火，肉桂升肾水，心肾交泰，恢复了机体的平衡状态，所以局部的口疮得以痊愈。另一种机制是通过局部来解释，口舌生疮是属于"火"，黄连能清火，用点肉桂是反佐，防止冰遏热伏。这两种解释都比引火归原易懂，而令人信服。

或有人问桂能降气，如桂枝加桂汤、苓桂枣甘汤，既然能降难道不能封藏吗？我们要看桂能降气降的是什么气，如果降的是阳气，那么我们承认它有封藏作用，而恰恰相反，它降的是阴寒上冲之气，降阴气正是其升阳气的表现。阳气上升的同时，阴寒就下降了。

或又有疑问：桂能平肝，既然能"平"，难道不能封藏吗，我认为这类似于桂能降气的问题。桂能疏肝是原因，平肝是结果。平肝仍是用其通散之力，肝气有郁时就能有肝气旺的表现，能把郁疏通开，肝气自然也就平了。就像鞭炮，把火药裹得紧，封得严，它能震耳欲聋；把它的封泥去掉，再放到时候只能"扑哧"一声就完了。肉桂平肝也是把肝的淤滞疏通开，肝气就没那么旺了，和柴胡、郁金是一个道理，而不是像龙骨、牡蛎、磁石那样能平肝潜阳。

总之肉桂能"引火归原"是因为其能走散，而不是因为能潜藏，所以只能用于阴寒逼阳欲脱的危重证，而不能用于一般的相火妄动或外感温热等情况。本文并不能就此画一个句号，还有一个疑问不能解决："木得桂而枯"，能克木的为金，"八月桂花遍地开"，金秋时节开花，也表明桂与金有一定的联系。既然有金性，就应该有肃降之性，这与前面论述的桂性走散不能统一。或许可以"抵抗论"予以解释（参看拙文《论药物的明暗两性》）："桂花能在天气肃杀的季节开放，说明其有抵抗肃杀之气的能力，这就更加证明了肉桂的作用向上向外"，究竟如何看待这个问题，希望朋友们参与探讨，给予指教。不管理论怎样解释，肉桂比附子更容易使人"上火"是实际情况。

麻黄的破坚积聚作用

我们应用麻黄时，主要用其发汗、平喘或利水作用，但《神农本草经》中麻黄还有破坚积聚的能力，目前对这一作用应用较少。

破积聚的药物一般选用三棱、莪术、牡蛎等，麻黄有这么强的力度吗，我们认为麻黄并不能以力度取胜，而是要靠其"渗透力"，起到"先锋"的作用，用麻黄引领化痰活血药进入顽痰死血之中发挥作用，或问：这与芳香开窍作用有什么不同呢，用石菖蒲、冰片、麝香不也能起到这个作用吗。应该看到两者还是有明显区别的。一个是"开"，一个是"渗"。"开"是把一个宏观的容器打开，比如打开壶盖，"开"法多用于心窍闭塞等情况；"渗"是指进入微观的缝隙，比如我们用塑料袋包油条时，就会发现油条的油可以透过塑料袋"渗"出来。麻黄也有这种渗透作用，试想麻黄可以发汗，其药力可以进入细微的汗孔，说明它的作用不是开，而是渗。"开"给人的感觉是瞬间的作用，一下子就打开了，"渗"就需要一个时间过程。在病的急性发作期，"开"是优于"渗"的，比如冠心病心绞痛发作时，用速效救心丸，可以即时发挥作用，就是因为里面有开窍作用的药物。但这种开窍的药物不大能够预防发作，很多病人就诊是为了让疼痛减少发作，如果一个不稳定型心绞痛的患者辨证为实证，可能要用一些活血祛痰的药物，这时可配伍少量麻黄，发挥其渗透作用，带领诸药渗入顽痰死血中，使药物及早发挥作用，避免心绞痛的发作。

除了冠心病，其他堵塞不通的疾病，只要辨证为实证，都可以伍用少量麻黄。但我个人认为，好像心脏病最适合，因为我们都知道麻黄用多了会心慌，可能它本身就和心脏有一定的亲和力，方向性更明确。当然，用麻黄需要注意量不能过大，3克就够了，时间不能过长，一周以内为好。不然的话，有患者会反映，疼倒是不疼了，就是有时气短，或心悸。所以说，用麻黄这样的药需要"见好就收"，不可以"贪大喜功"。总之，我们认为麻黄的破坚积聚作用并不是用蛮力的开破，而是因为他有一种"渗透力"。如果真的用比较大的量硬破，一般的病人恐怕是承受不了的。

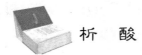

析　酸

提到酸味，我们就会很自然地想到收敛作用，这是中医界的通识。但也不能因此束缚了思想，应该看到酸和收之间并不是绝对的一对一的关系，即有一些酸味除了收以外，还有发的作用。

首先就五行的归属来说，酸属木，于季节对应于春，而春季又是生发的季节，和收敛对不上号，因此我们认为酸味内部是应该分类的。初步可以分为"春酸"与"秋酸"。"春酸"是一种没有成熟的酸，"秋酸"是成熟以后的酸。前者如乌梅，乌梅是未成熟的果实，还处于生长阶段，里面自然含有生发之气，所以说乌梅是有生发作用的。《本草崇原》曾述："乌梅味酸得东方之木味，放花于冬，成熟于夏，是禀冬令之水精，而得春生之上达也。"李士懋先生认为一些病人的乏力懈怠是因为春升之力不足造成的，用乌梅丸治疗获得了良好的效果。乌梅丸以乌梅作为方名，说明乌梅在方中起到了重要作用，至少也能说明乌梅与全方的作用方向是一致的。因此我们认为春天之酸具有生发作用。那么"秋酸"是什么呢？是成熟果实的酸味。大部分果实是从酸到甜，成熟以后就不再酸了。但像五味子成熟以后还有酸味，这种酸名副其实的有酸敛作用，属于"秋酸"。通过这些分类我们知道酸味是不能用一个收敛概括的，还应该分析每味药的个性。

李阳波先生研究中医注重时间与空间，他在论述每味药物时总是提到药物得某方之味，某令之气（参见《李阳波伤寒论坛讲记》）。可见在先生的心目中，或许认为药物的味与空间方位联系较为密切，酸代表东方，苦代表南方等；药物的性和时令关系比较密切，温对应于春天，凉对应于秋天等。时间是一维的，温只能对应于升，凉只能对应于降，这一点没人争论，空间是多维的，所以古人对药物的味争论最多。比如我们刚才讨论的乌梅，尽管我们把它归入"春酸"，也不能说它就没有收敛的作用。有人就认为正是由于它的生发之气较强，才需要有酸敛来制约它，以达到平衡，这种解释当然合理，但要注意这种生发与酸敛是一个矛盾的统一体，无法分离，在化学药物中，某种酸是由氢离子和酸根组成的，我们可以根据自己的意图单独使用其中的一种离子：口服稀盐酸帮助消化用的是氢离子，用枸橼酸抗凝用的是酸根，但我们无法把单独的一种离子拿出来，即使目的是想要用氢离子帮助消化，也要同时把氯离子喝进去。想利用乌梅的生发之性时，酸收之性也喝入体内，只是由于配伍的原因，它表现得不明显，似乎可以这样总结："春酸"以生发为主，收敛为辅；"秋酸"以收敛为主，生发为辅。不光酸味是双向的，别的味也一样，咸能软，用盐泡的青菜都打蔫了，是咸能软的例子。可是做豆腐的用盐卤一点豆浆，液体能变成半固体，可见咸不仅能软，还能坚。《黄帝内经》中说酸能敛、咸能软只是举出事物的一面，留下一面让我们自己去发掘，而不是束缚我们的头脑。这样我们再看每一味药物就不是一条直线了，而是双向或多向的。

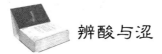 辨酸与涩

我们经常把酸涩连称，好像这两种味的作用差不多，都有收敛固涩的作用。但刘潜江曾把酸与涩做过一个对比，他认为"酸者，阴中之阳未能

大畅以和其阳也；涩者，阳中之阴未能大畅以达其阳也"。初看起来，好像毫无根据的两句话，如果联系自然现象思考一下，就不能不佩服古人的高明了。

我们知道有的果实在夏天成熟，有的在深秋成熟。在夏天成熟的如苹果，是先酸后甜；在深秋成熟的如柿子，是先涩后甜。苹果在春天生长，春天为阴中之阳，阳气正在壮大，总体来说阴的力量大于阳，所以"阳未能大畅以达其阴也"，这时苹果会很酸，随着阳气增长，到了夏天，阴阳双方的力量比较平衡了，果实才表现为甘味，甘为土味，是阴阳平衡，比较冲和的表现。柿子刚好相反，生长的大部分时间在夏天，阳气旺于阴气，到了初秋阴气开始生长，但力量较弱，"阳中之阴未能大畅以和其阳也"，所以这是柿子很涩，到了深秋，阴气足以匹配阳气了，柿子才能变甜。

既然酸与涩正好对称，那么酸应该有"滑"的性质，由"望梅止渴"这个词我们知道酸能生津，万物有水就能滑，所以阴盛于阳就会"滑"。而生柿子不仅不能生津，咬一口会让人觉得舌头都转不动，就是因为它阳气太多，阴气不足，以平衡的缘故，阴气不足，自然津液也少，当然会觉得涩。在脉法中也认为："脉涩者，阴气少，阳气多也"。

其实万物一理，在微观世界也是阴气盛就"滑"，阳气盛就"涩"。我们知道金属都有电阻，其阻力大小是和温度正相关的，温度越高（阳气盛）其电阻就增大，表现为"涩"；如果温度降低，电阻就变小，表现为"滑"。如果降到绝对零度附近，会变成超导体，表现为绝对的"滑"。我们中医虽然不是现代意义的"科学"，但是用我们的理论也能得出与科学相对一致的结论，"科学"对电阻现象的解释是温度越高，原子振动的频率越快，电子就越难通过；中医的解释是，温度越高，阳气越盛，"阴气未能大畅以和其阳"，表现为"干涩"，电子当然不容易通过了。有点异曲同工吧。

以前曾讨论过酸，分为"春酸"与"秋酸"，无疑本文说的与涩相对立的酸是指"春酸"，这种酸以生发为主，而"秋酸"以收敛为主，是不是与涩接近了呢？应该说还是有一定的区别，涩味虽然能固涩，表现出"收"的作用，但这种作用的机制是因为干燥，不润滑了，避免了物质的流失，并没有像酸敛一样具有向内收的气机，因为前面说了，初秋果实还没有成熟，怎么能向里收呢。中医有个术语叫"酸甘化阴"，不知道出处是哪里，这个酸甘化阴的酸应该也是指的"春酸"，如果是"秋酸"，很难想象能够化阴。

论中药的明暗两性

中医学在解释药性的时候，有一种常用的方法，即通过中药与环境的关系来解释。比如附子生长在山阴比较阴寒的地方，有人就认为它能够抵抗寒冷，所以性热；西瓜在最热的季节里不怕日晒，因为有抗晒能力，所以性凉。这种解释方法我们先称为抵抗论。还有一种不同的解释方法，菊花在秋天开放，认为它禀受秋金之气，所以能平肝木；桑叶霜后采摘也是为了接受金气。这种解释我们可以称之为禀受论。抵抗论和禀受论分开看都有道理，合起来看就解释不通了，别人问一句："以子之矛，攻子之盾，何如"，我们就无法应答。桑叶在霜后可以接受环境的凉气，附子在阴冷的环境中为什么不能接受寒气而表现为寒凉之性呢。我们不能在解释一部分药物时用一套理论，解释另一部分药物时却用了截然相反的理论，这样出现尴尬也就不可避免了。这种尴尬是由于我们思维的单向性造成的，而学习中医要求我们时刻运用辩证思维才能避免走入死胡同。

古人常说一物一太极，中药也不例外。也就是说中药同时具有阴阳两性，这两性可以表现为一明一暗，我们常接触的是中药的明性。比如附子的性热，大黄的性寒，这都是其明性，但同时附子还隐藏着一个性凉的暗性。因为附子抵抗寒冷的同时也不可避免地吸收了一部分寒气。我们常听说一句俗话："瓦罐终将井前破，大将难免阵头亡"。其实中药也是这个道理，就好比一个摔跤运动员，经过训练后肯定比一般人抗摔，而同时他身上的摔伤也比一般人多，这个运动员就是一个矛盾的统一体，是抗摔伤还是易摔伤，就在于人们怎么看。喜欢摔跤运动的人会说：正常人摔一下就坏了，而摔跤运动员没事，所以抗摔；不喜欢这个运动的人会说：摔跤运动员都有一身伤。这两种人都属于典型的单向思维。我们学习了中医就要看清事情的两面。

对于药物的明性都比较熟悉了，因为其明白可见。对其暗性则需要靠推理得知，不太让人信服，虽然不容易看到，却是客观存在的。比如方剂中常用的酒，就具有明暗两性。酒是粮食酿造成的，粮食作为我们的主食，其性比较平和是肯定的，但酿成酒以后就不一样了，酒具有走窜升发的性质，中药里用它帮助通行血脉，引药上行，好像是从粮食的中和之性平白无故就变成了一个升发之性，其实不是，酒里边还暗藏着一个阴性的重浊下凝之性。可以这么说：粮食的状态是无极，酿成酒以后就变成了太极，阴阳互抱，进入人体后又裂变为两仪，酒气和酒质，酒气上升，可使人面红目赤，血脉畅通；但请注意《伤寒论》中说"酒客不喜甘"，长期饮酒的人体内都有湿热，湿从哪来的呢？就是酒气一挥而过，酒质却暗暗地沉积下来，日久生湿成了必然。可见药物的暗性不是虚无缥缈的，虽然当时看不到。

通过酒的例子，我们知道了药物的明暗性实质就是太极的阴阳两仪，它是药物在形成中太极裂变造成的，有时这两仪不一定同时存在于同一饮片中，这种情况更有利于临床应用。比如麻黄与麻黄根，一发汗一止汗；李时珍记载"蝉蜕止小儿夜啼要用后半段"，有人不信把前半段也加上，结果小儿又开始哭了。这些显然是太极分裂后其两仪处于不同部位，所以两个部位表现为截然不同的作用。

前面讲了附子应该暗藏着一种寒性，但在临床上并没有发现其寒性，因为这个寒性不一定就存在于附子的根上，而可能是它的茎与叶表现为寒性。也可能寒性确实就存在于根上，因为外部条件不具备而表现不出来，邢斌先生编著的《危症难病倚附子》一书中就有一篇文献力辟附子偏热之说，认为附子有双向相反的作用，朋友们可自己查阅。本文就是受其启发而作。

用药应注意性味分离

　　黄连味苦性寒，我们经常把苦寒连读，时间长了，苦和寒渐渐地变成了一回事，而且还造出了"凉药苦口"一词。看来"味苦的东西多性寒"这种观念已经在人们心中根深蒂固了。可是苦属南方火味，怎么能和北方寒性混为一谈呢，先秦诸子中有公孙龙曾做《坚白论》，大意是说：白色的石头一般都是坚硬的，但是白色和坚硬毕竟不是一回事，它们是石头的两种性质，白色不能等于坚硬。同样，中药也是这个道理，苦和寒是两种独立的性质，不能把性和味看成有必然的联系或直接混为一谈。

　　黄连有清热作用是大家公认的，可是黄连用的时间长了，可能会有病人反映上火，我们一般用苦寒伤阴来解释，其实苦寒伤阴的解释有点笼统，具体来说应该是，苦（火）味伤阴，寒（水）性一般是不会伤阴的。药物一般都是气先行，味滞后，所以黄连用的时间短，主要体现出气的作用，表现为寒性；时间一长，味的作用就表现出来，表现为火热了。现在有些糖尿病病人喜欢吃苦瓜，认为可以降糖，这种行为是否值得商榷呢？或许经过检测苦瓜确实有降糖的作用，但如果长期服用，等苦味的作用上来以后是否还有这种作用呢，就不一定了，可能会伤阴了。

　　善于用药者往往是或用其性，或用其味，而不是稀里糊涂地将性味混而为一。比如黄连有止利的作用，这种作用肯定是用的其苦味，不是利用其寒性，如果需要用黄连止利的话，大概需要久煎，用泻心汤那种冲服方法恐怕就不行了，这就是注意了性与味的分离。再比如半夏泻心汤与黄连汤的药物组成只差一味，但黄连汤证是寒热分处上下，所以只煮一次，不用去渣再煎，是取其轻清的寒热之气以分定上下；而半夏泻心汤是去渣再煎，取其重浊的苦辛之味以开泄痞满，可见虽然二方的组成差不多，但作用方向却差别很大。如果是性与味的方向一致，使用起来相对来说简单一些，如果方向不一致，就要设法通过服法或配伍来进行取舍。

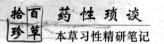

一般认为药物治病靠的是其偏性（古人叫毒性），但我们感觉药物仅仅有偏性，还不算夺造化之巧，药性更可贵的是其矛盾性，比如黄连是火味，却偏具有寒性；附子入水脏，却具有温性；半夏能辛散，却又具有降性。正是这些矛盾性才是我们日常饮食所不具备的。所以我们要有双向思维，不要把药物看成只有一道劲，大家不妨考察一下，越是具有矛盾性的药物，在古方中应用的频率越高，黄连、附子就是例子。

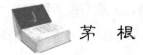

茅　根

茅根味甘性寒，甘寒清热的药物很多，茅根又有什么特点呢？张锡纯曾认为茅根能兼理气之郁，他认为："茅根春日发生最早，是禀一阳初生之气，而上升者也。故凡气之郁而不畅者，茅根皆能畅达之。"这已经比那些只知道茅根清热利小便的认识深入了一大步。但这种解释还不太圆满，我们知道柴胡就是禀一阳初生之气，能够疏肝理气。但柴胡疏通的是阴气壅滞，比如有些风寒证就用柴胡疏散。我们再看茅根治疗的病症都是阳气的结滞，是由于内热引起的小便不利、淋证、吐血、衄血、呕吐、喘息等。虽然说气行热自散，但它的功效中又看不出有辛散的意思来。所以我们认为还是《本草述》中的解释更为合理，论述是这样的："用其根者采以六月……当火土司令之时，其气不禀乎燥热，反独全其甘寒，是于至阳之中而禀清和之阴，即以清阴而达其至阳之化者也，犹值阴寒之候，乃有独禀阳和之气者，不令阴气益畅乎哉。"所以卢之颐认为茅根是阳中之阴，可谓是言简意赅。

我们说阴阳没有偏盛就不容易有结滞，一旦出现偏盛偏衰，盛的一方就要争夺衰的一方以相搭配，而发生拥挤。比如往一群人里扔一块糖，这些人会挤在一起争夺这块糖，这就发生了结滞，解决的办法当然可以用些性质活泼的人给予疏散，使用柴胡等药物就相等于这种方法。这种解决方法不太自然，不如往人群中多撒一把糖，人们得到了糖自然就散开了，茅根起效的机制或许就在于此。

仅仅以阴配阳就能把阳结散开吗，甘寒的药物很多，也不一定都有这种作用。地黄也是甘寒的药，虽然也能以阴配阳，但和茅根相比，二者明显一味气浊，一味气清。因为它的气浊腻，缺乏流通性，所以它不能像茅根一样解散阳气的结滞。二者都是甘寒润下，却走不同的道路，茅根可以通利小便，地黄通大便。就像大蒜与辣椒，虽然都是辛辣，但吃完大蒜后小便有气味，吃完辣椒则容易犯痔疮，可能也是因为气清气浊的不同。同时因为茅根的气质较清，它又可以作用于肺与胃，如肺热气喘、胃热呕吐。

总之茅根的特点是甘寒而不浊腻，并且能入上、中、下三焦，适合解热结引起的各种病症。并且这种清和的药不像浊腻的药能助湿，所以淋证、黄疸都可以用它治疗。

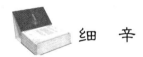

细　辛

细辛与麻黄都能发散寒邪，作用特点又有所不同，麻黄散表寒，虽然里证也有时使用，但需要地黄等药物引入，细辛却可以直接进入到一个比较深的部位。所以细辛常用来发散一些沉寒或阴经的寒邪。我们知道打猎的土枪是用铁砂当子弹的，这种枪有个特点，即铁砂刚出枪口的时候是比较集中的，越远就越发散，刚出枪口的状态就像是细辛，散开以后的状态像麻黄。

太阳风寒证，寒邪把整个肌表都束缚住了，需要麻黄这种发散的特性，整体突围，把寒邪散出去；小青龙汤证是外寒内饮，外寒需要麻黄来解决，但内饮如果也但靠麻黄的话有些力度不够，因为麻黄的劲太散，不集中，借物理学的术语就是压强不够。需要用作用面积小的细辛来解决，细辛就像一杆锐利的标枪，能把目标刺透。因此，虽然麻黄与细辛都用于咳喘，但所治咳喘的原因不一样，外邪束表引起的肺失宣降，治疗主要是向外散邪，用麻黄；痰饮阻滞引起的咳喘，需要破开痰饮，就要用细辛。所以《名医别录》中记

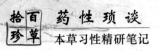

载细辛有"破痰"的作用。

麻黄汤或大青龙汤用过头有亡阳的危险，就是因为麻黄是铁砂散开的状态，把目标打的全是小窟窿，肯定漏气就漏的快，细辛像标枪一样，虽然扎的窟窿大，但数目少，相对来说漏气也就少，所以细辛虽然猛烈，相对来说亡阳却较少。

少阴伤寒证是寒邪侵入了机体比较深的层次，需要麻黄、细辛、附子三味药的配合，这三味药缺一不可，深层次的寒邪需要附子来解决，附子在内部攻敌，寒邪溃败后在体内就待不住了，需要往外跑，但附子还不善于把它直接推出去。麻黄虽然善于在体表攻邪，但邪气还没有到达体表，麻黄和附子还交接不上，就用细辛打开一条隧道，为麻黄和附子建立了联系，这样通过节节进逼就把寒邪驱逐出去。我们认为，细辛在这里不是简单帮助麻黄解表的作用，它主要是利用其强大的"钻"力，来打开通道。所以细辛常用来治疗鼻塞鼻渊、耳闭喉痹等疾病。

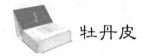 牡丹皮

我们把肾与膀胱分别叫做癸水与壬水，其中癸水要温，壬水要清。即肾需要把相火封藏住，不能让它泄漏到膀胱里，泄漏以后就会出现肾水不温及膀胱不清的状况。肾水不温会小便频数，膀胱不清会小便不通畅。要想恢复正常状态，肾气丸无疑是最合适的方药。方中用桂、附温肾，地黄及山茱萸封藏相火，不让它再泄漏出来，已经泄漏入膀胱的相火就要用牡丹皮来清泄，这样肾与膀胱都相安无事了。所以李时珍说古代泻相火的药物是牡丹皮，不是黄柏。后世医家又推出了知柏地黄丸，是因为相火旺盛成了主要矛盾，肾水不温表现的不明显，就暂不用桂、附，加上知母、黄柏来增强牡丹皮的功能。同理，我们可以推出麦味地黄丸是加麦冬、五味子以增强山茱萸的功能，来治疗相火不藏的疾病。虽然黄柏能增强牡丹皮清热的作用，但却不能完全代

替牡丹皮，因为黄柏是苦寒直折，牡丹皮是辛寒，味辛就有发散的作用，性
寒又能清热，牡丹皮的可贵之处或许就在这里，一般发散的药物大多偏阳偏
热，唯有牡丹皮是寒性的，所以非常适合治疗郁火。

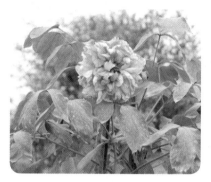

🌀 牡丹皮原态

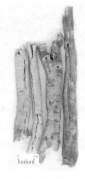

🌀 牡丹皮药材

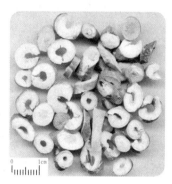

🌀 牡丹皮饮片

"地骨皮疗有汗之骨蒸，牡丹皮疗无汗之骨蒸"，无汗正说明了热郁在里，
发不出来。一般药物清热都是像降水一样，从上往下清，唯有牡丹皮是从下
往上清，机体中肝气就是主升的，所以牡丹皮善于清肝经热，如丹栀逍遥散、
滋水清肝饮里用到它。肝是连接心与肾的枢纽，牡丹皮入肝经，从下向上升散，
也就能连接心肾，六味地黄丸有"三补三泻"的说法已经深入人心，但我们
还可以从其他的角度来理解，地黄无疑是补充肾阴，肾阴是心阴的根源，二
者是紧密联系着的，虽然说心为君主之官，在名分上只能有一个君主，但在
实际工作中却可以有两个都城，我们知道西周的国都就是有两个，有"宗周"
和"成周"，周国原来的都城镐京在偏远的西部，已经不适应统治天下的新
形势。武王早已认定洛邑是天赐的福地，因此灭殷后就没有把九鼎迁到镐京，
而是迁到了洛邑。周公摄政时，决定在洛邑兴建新都。周公把新都命名为"成
周"，就是成就周室，同时，镐京改名为"宗周"，就是周室的祖先之地。因
为肾是人体的先天之本，比心的资格都老，类似于"宗周"，而心类似于"成
周"，地黄虽然是滋肾阴，肾阴进一步是要供给心的，就人体的生理功能来说，
肾阴充足以后，自然就能使心阴也充足，如果要用药物人为加速一下这个进
程的话，那就用到了牡丹皮这味辛寒药物，要把肾阴往上输送，肯定需要辛

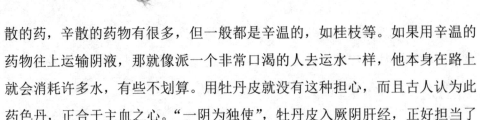

散的药，辛散的药物有很多，但一般都是辛温的，如桂枝等。如果用辛温的药物往上运输阴液，那就像派一个非常口渴的人去运水一样，他本身在路上就会消耗许多水，有些不划算。用牡丹皮就没有这种担心，而且古人认为此药色丹，正合于主血之心。"一阴为独使"，牡丹皮入厥阴肝经，正好担当了这种使节作用，所以六味地黄丸中用牡丹皮不仅是泻肝，它还能够连接心肾。

《神农本草经》中记载牡丹皮能"除癥坚瘀血留舍肠胃"，如大黄牡丹汤治疗肠痈，牡丹皮为要药；胃火牙痛，清胃散中也用之清阳明经血热。但有时不是肠胃的癥坚瘀血也用牡丹皮，如桂枝茯苓丸、犀角地黄汤等。这里突出留舍肠胃可能是突出瘀血化热的意思，因为肠胃属阳明，多气多血之腑，病后即容易化热，癥坚瘀血只要留舍肠胃一般都是属热性的，要用牡丹皮这种辛寒之药来对治。邹澍曾把牡丹皮和桂枝做了对比："大抵牡丹入心，通血脉中壅滞，与桂枝颇同，特桂枝气温，故所通者血脉中寒滞，牡丹气寒，故所通者血脉中热结。桂枝究系枝条，其性轻扬，故凡沉寒痼冷，未必能通；牡丹则本属根皮，为此物生气所踞，故积热停瘀，虽至成脓有象，皆能削除净尽"。

与牡丹皮一样能清血分热的还有紫草，李时珍认为紫草味甘咸而气寒，入心包络及肝经血分，其功长于凉血活血，利大小肠，故痘疹欲出未出，血热毒盛，大便闭涩者宜用之。我们看，也是治疗血分热结，肠胃热结，与牡丹皮似乎没有什么区别。刘潜江曾言简意赅地点出了二者的不同："丹皮本元阴之根与肾者，散其伏火以上奉；紫草则本相火之奉于心者，解其结热以下行也"。可见二者的区别是一个辛寒以向上，一个甘咸寒而向下。所以紫草治大便不通的痘疹，大便通下以后，体表的痘疹失去内在的依据，就容易透发而出；牡丹皮也有治疗痘疹的记载，但没有强调大便不通。同时，紫草寒而向下，其势较顺，力度就比较大，古方不仅用它清解血分热结，它更能解热结严重而形成的"热毒"；牡丹皮就没有这么大的力度，文献中基本看不到牡丹皮能解毒的记载。古方用紫草常用紫草茸，可能也是避免紫草行降令太过。

地骨皮和牡丹皮都能治疗骨蒸，也就是都能治疗里热，但里热也有不同的层次，应该说牡丹皮热的层次更深。首先，地骨皮是气分药，牡丹皮是血分药，血分自然要比气分深；其次，地骨皮治疗的骨蒸可以见汗出，虽然说这个汗出是里热蒸腾出来的，但见到汗出就说明热还难通过体表这个通路往外散，牡丹皮治疗的骨蒸见不到汗出，说明热只在里面煎熬，自己根本散不出来，所以要用牡丹皮这种辛寒药往外散。地骨皮没有散的作用。换句话说，牡丹皮治疗的热在阴中之阴，地骨皮治疗的热在阴中之阳。中药中柴胡和黄芩是一对调节少阳气分的药物；牡丹皮和栀子是一对调节厥阴血分的药物。因此有时可以把牡丹皮看做是入血分的柴胡，也就是柴胡在阳分疏通，牡丹皮在阴分疏通。

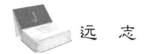

远　志

李时珍认为："远志入足少阴肾经，非心经药也，其功专于强志益精，治善忘，盖精与志，皆肾经之所藏也。肾经不足，则志气衰，不能上通于心，故迷惑善忘。"同时，朱丹溪又认为：其入心归血。二位先哲各执一词。究竟哪位更合理呢，我们认为二者都有些片面，还是卢之颐说的"藏于肾而用于心"比较中正。

我们先从远志主治健忘来分析，《黄帝内经》说："肾藏精，精合志，肾盛怒而不止则伤志，志伤则喜忘其前言"。所以记忆的好坏与肾关系密切，肾精充足就不会健忘，那么远志能补充肾精吗，能添补肾精的药物一般都厚重质润味甘，如地黄、枸杞、肉苁蓉等。而远志为阳草，缪希雍认为："远志感天之阳气，得地之芳烈而生，其味苦温，兼微辛"，如果把它当成添补肾精的药物显然不会令人信服。那么远志是怎么治疗健忘的呢。我们先用电脑做个比喻，电脑中有临时储存的内存，还有永久储存的硬盘。其中的内存相当于心，硬盘相当于肾。我们平时考虑问题，运算一些数据都在心，考虑成熟以后并不总是在心里存着，要把这些东西输送到肾，在肾中储存起来，在肾中储藏的东西叫"志"，当然在心中储存的东西就叫"神"了。地黄虽然能补肾，但它补充的肾精是不含"数据"的，像一个空的硬盘，只是为"肾藏志"提供了物质基础。从心往肾传送"数据"要靠什么呢，无疑要靠远志。古书记载，远志苗短根长，往下生长的趋势比较明显，应该能把心神输送至肾储存起来。所以能治疗健忘，健忘有远期失忆和近期失忆，由这个比喻我们就可以知道，远期失忆责之于肾，近期失忆责之于心。以前我在120急诊值班时遇到过一位老先生，这位老人被摩托车从后面撞了一下，我们问他出来干什么了，他能回答和老伴一起去超市，又问他被撞的部位及过程，他不承认自己被撞了，根本不知道有这么回事，这是典型的近期失忆，就好像正在运行的电脑突然断了电，再打开时它上次运行的程序肯定都没了，但在硬盘中存着的资料应该完好无损。换句话说这次撞击没有伤到肾气，只是伤到了心气。

那么远志又是治疗失眠的常用药，怎么来理解呢。首先，远志把心里"装不下"的东西都送到肾去了，心也就不用再那么"操心"了，没有这么多负担，自然就容易入睡；其次，远志并不是只往下传送数据，它既然是阳草，就有上达的能力，在心需要这些数据的时候，远志能从肾把它们提调出来供给心分析，往事浮现在心头就是由肾入心的过程，如果只能从心往肾输送，不能从肾往心提调，那这个人仍然是健忘的。所以，其实远志是一个交通心肾的作用，交通心肾也就能够帮助睡眠。

远志的交通心肾和其他方药的交通心肾有所不同，一般我们说交通心肾指的是水火既济，侧重于物质或能量的角度说的，远志的交通心肾是指的交通"数据"，侧重于精神的角度。所以说远志虽然起到帮助睡眠的作用，但也不能把它简单地归为安神药，和合欢皮、首乌藤之类的安神还是有区别的。一般安神药偏静，远志偏动。为什么归脾丸要用它呢，因为脾主思，思虑过多引起的失眠往往都是脾气郁滞的因素，用远志的辛味来醒发脾气，和酸枣仁的养血安神一开一闭。同时，远志常和石菖蒲一起用来开心窍；又能温通行血以治痈疽也证明它善于通行，不是镇静安神药。

由以上的分析知道，远志既不能认为是纯肾经的药，也不能认为是纯心经的药，它是连接心肾的一根"数据线"。所以它上面能利九窍，耳目聪明；下面能主小便赤浊及肾积奔豚。总体来说是一味通利药，基本没有补性。如《本草正义》曰："远志能利血之运行，而以为心家补益之品者，振动而流利之，斯心阳敷布而不窒滞，此补心之真旨也……又有远志能交通心肾之说，则心阳不振，清气下陷，及肾气虚寒，不能上升者，以远志之温升，举其下陷，而引起肾阳，本是正治。然人不察，每遇肾阳不藏、淫梦失精等证，亦曰此属坎离之不交，须以远志引之，使其水火交接，则相火愈浮，肾愈不摄，利九窍者适以滑精窍，益精者将反以失精矣。"所以既不能把远志看做补剂，也不能把远志治疗的坎离不交与一般的坎离不交混为一谈，我们一般说的坎离不交是指心火上炎，肾水下陷，交泰丸是标准方子。它需要黄连、肉桂在两端同时用力，单纯一味远志是解决不了问题的。远志虽然没有补性，但如果肾精很充足的话，它也可以带领精气上奉于心，朱丹溪说的"入心归血"或许就是指的这个意思。

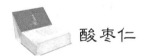 酸枣仁

酸枣仁能够补血已经没有什么疑问，缪希雍即认为补血无如酸枣仁也，它补的是哪一脏的血呢，我们认为首先是补肝血。因为酸枣仁有调节睡眠的作用，睡眠与觉醒是由阳气的出入引起的，肝正好又是阴阳出入的开关。而且《本草汇言》又认为它能治"筋骨拳挛，爪甲枯折"，也说明它能补肝血。但它补血又不像阿胶等药物那样滋腻，酸枣仁本身又有流通之性，如《神农本草经》记载它能主"邪结气聚，四肢酸疼，湿痹"。除了补肝血以外，它进一步会旁及心脾，治疗思虑过度伤及心脾的归脾汤就用酸枣仁。朱丹溪说："血不归脾而睡卧不宁者，宜用此大补心脾，则血归脾而五脏安和，睡卧自宁"。

酸枣仁与睡眠的关系很奇怪，古人认为它生用能使人不眠，炒熟用能使

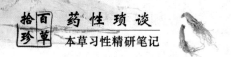

人睡眠。我们说药物经过不同的炮制会起到不同的作用，但生熟不同会引起相反的作用却是很少见的，这给我们临床应用带来很大不便，药房的酸枣仁经常是根本不分生熟，我们怎么使用？本来想给病人安神的，药房却抓了生酸枣仁，吃了以后失眠更加严重了，就没人敢开酸枣仁了。

我们来分析一下酸枣仁生熟品到底有没有这么大区别。阳入于阴则入睡，阳出于阴则觉醒，正常人这种转换很顺利，如果出现了阴阳的偏盛就会破坏这种平衡，下面的阴盛而结，阳气就不能顺利升出，导致病人多眠，上面的阳盛而结，就不能顺利入阴，导致病人失眠。酸枣仁能主"邪结气聚"，就能疏通阴结，使阳气出阴而治疗多眠；同时酸枣仁又能补心肝脾之血，阴血充足就能招阳入阴以治疗失眠。所以酸枣仁本身的作用是双向的，具体起到什么作用，要看病人是阳结于上还是阴结于下，不能简单地说生用就兴奋，熟用就镇静。

但古人的这种记载肯定也有一定依据，不能看成空穴来风，我们来比较一下生地黄和熟地黄，生地黄比熟地黄的流通性要强一些，酸枣仁应该也是这样，而且生酸枣仁蕴含生命，更能体现疏通性，炒熟以后就以滋补为主了。所以生酸枣仁以通阴为主，熟酸枣仁以补阴为主。我们再来看一下古人对生熟酸枣仁的用法：胆虚不眠，寒也，酸枣仁（炒）为末，竹叶汤调服；胆实多睡，热也，酸枣仁（生）为末，姜茶汁调服。这里失眠时用竹叶汤调服，是借竹叶引阳气下行入阴，与熟酸枣仁补阴虚相配合；多睡时用姜茶汁调服，是和生酸枣仁一起疏通阴气，并帮助阳气升发出阴。总之，因为酸枣仁既能补血又能疏通，使得它既治失眠又治多眠，炒与不炒并不起决定性的作用。生熟只是对它这两种特性的某一方面进行加强。

酸枣仁因为带个酸字，加上又能止汗、镇静，就被很多人当做酸敛的药物，和山茱萸、五味子归到了一起。我们通过上面的分析知道它能补能通，并没有敛性，如果认为它酸敛，就没法解释《神农本草经》记载的主"邪结气聚，四肢酸疼，湿痹"，那么它为什么能止汗呢？《本草述》里面有这样一段话："自汗，服诸药欲止汗固表而并无效，药愈涩而汗愈不收，止可理心血，盖汗乃心之液，心无所养，不能摄血，故溢而为汗，以大补黄芪汤加枣仁"。大补黄芪汤我们不知道是什么方子，但这里已经把酸枣仁止汗的机制说明了，患者已经服过敛固的药却没有效果，所以这里用酸枣仁肯定不是再用它酸敛。它之所以貌似能敛，是因为它能补阴血，阴血足则静，又能治疗惊悸，应该也是这个道理。

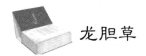

龙胆草

众所周知，龙胆草是一味清肝胆湿热的药物，然而在《神农本草经》中首先记载了它"主治骨间寒热，惊痫邪气"。都和肝胆邪热没有直接联系，我们怎么来理解呢，答案可能在最后一句"杀蛊毒"中。在《易经》中有"山风蛊"这一卦，上面是艮山，下面是巽风。风在山下被阻挡而不能畅达，并且风又很顺从，没有力量把山掀开，不像震卦一阳在下，能够奋起。时间长了就会因郁滞而腐败生虫，这就是蛊。肝就是机体的风，它需要舒畅条达，如果它在升达过程中受到了阻碍，可能会出现两种情况：一是肝阳力量很足，越有阻碍，它的反冲力就越大，最后冲破阻拦而上合于肺胃之阳，这就形成了风热；另一种情况是肝阳力量不足，它会被压在下面而曲直盘桓，下合于脾肾之阴而酝酿成湿热。

我们看龙胆泻肝汤的功用，正好是这两方面：上泻肝胆实火，下清肝经湿热。清肝经湿热和杀蛊毒只是语言表达的不同，本质应该是差不多的。那么主"骨间寒热"怎样来理解呢？骨间是代表了机体的深处，在深处的气机被压住，郁久形成寒热，和风在山下被郁是一个意思。蛊都是从内部开始腐败的，外部被山罩着，看起来完好无损，其实里面已经空了。《神农本草经》作者可能是为了说明这种变化是从里面开始的，所以用了"骨间"这个词。有个成语叫"蛊惑人心"，除了现在流行的含义外，它的本意或许就是说：蛊是先让人心里（内部）起变化。龙胆草的第二个主治是"惊痫邪气"，惊痫是心受到了侵犯，可能是肝风郁滞形成了蛊，然后"蛊惑人心"造成的。

清湿热的苦寒药很多，但是肝胆经的湿热就要龙胆草来治，因为从龙胆草这个名字就可以看出它和肝胆经的关系很密切。"胆"字就不用说了，"龙"是东方的代表，肝属东方，所以龙胆草肯定和肝胆最有亲和力。名方龙胆泻肝汤又进一步点出了它的功效能够"泻肝"。肝经湿热属"蛊毒"，除了要把下面的湿热除掉外，还要把上面的山掀掉，不然解决不了根本问题，湿热能形成一次，就能形成第二次，因为上面有东西阻碍，形成湿热的环境还在。龙胆草既然和肝胆有亲和力，就应该具备肝胆的疏通之性，而不像一般清湿热药只是苦寒直折。张锡纯认为："龙胆草味苦微酸，为胃家正药。其苦也，能降胃气，坚胃质；其酸也，能补益胃中酸汁，消化饮食。凡胃热气逆，胃汁短少，不能食者，服之可以开胃进食。"现在也有很多医家认为小剂量的龙胆草可以开胃，既然能开胃就可以看做是肝疏脾土的表现。

有学者发现龙胆草治疗脱发也有疗效。上海中医药大学张玉萍认为现代社会由于生活节奏的加快，工作压力加重，精神负担也随之加重，脱发患者越来越多见。作者用龙胆草9～12g治疗后，食欲改善，体质增强，面色红润，睡眠良好，脱发逐渐改善。我们看龙胆草对精神压力过大的疾病都起到了治疗作用，显然不是苦寒直折能够解释的。所以卢之颐认为它是少阳枢药。龙胆草除了以寒胜热以外，还有疏通性，当然它的疏通性不是特别突出，所以有时需要和柴胡配伍，帮助它把上面的山掀掉。比如我们熟悉的龙胆泻肝汤就配伍了柴胡。

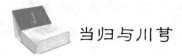

当归与川芎

民间有"十个先生九当归"的说法，可见当归应用有多广泛，越是这种到处都用的药物越难找出它作用的主线。古人也认为它"证治不能概定，唯在引用合宜"。因此，对它的论述也多是"其味甘而重，故专能补血，其气轻而辛，故又能行血，补中有动，行中有补，诚血中之气药，亦血中之圣药也"之类的套话，通过这些话我们看不出当归和川芎等药有什么区别，也就是说都没有抓住当归的本质。后来在读《本经疏证》的时候发现邹润安先生用一句话概括出了当归的本质，他认为对当归一言以蔽之："治阳气踬于血分"。踬的意思就是被绊倒，即阳气在血分的运行受到了阻碍，并且他认为，当归能"治羁留之风，不能治鼓荡之风"。意思是风没有入到血分，还在血外游荡的情况，当归是无能为力的。可见当归只在血分巡逻，阳气在血分运行时，可能会被一些邪气绊住而滞留下来，就像是人质被土匪扣留了一样，这时要解救人质，用防风、白芷等气分药肯定是不行的，因为它们不能进入血分，也就不能和人质接触，只能用当归这样在血分运行的药物。当归既然能"治阳气踬于血分"，就能把阳气从邪气的羁绊中解救出来，但事情还没有结束，邹润安先生进一步指出："亦止藉其托出血分，即继以他药推送使解"，就好像当归常年生活在深山里，深山里有伙强盗劫持了人质，当归把人质解救出来，往山外送，但当归又出不了山，就在山下把人质交给警察，由警察把人质安全护送走，警察就相等于气分的药物，可见各有各的分工。当归为什么出不了山呢，邹润安是这样解释的："当归体滑润，故不能升，气厚为阳，味薄为阴中之阳，阴足以挠阳，用不能违体，故遂展转牵率，只能上至于肺，外达于皮毛矣。"当归确实不能像川芎一样上达头部，可能就是因为它体降用升，所以它的升不能全升，而被限制在一定范围之内。我们看《神农本草经》首先记载了它"主咳逆上气，温疟、寒热洗洗在皮肤中"，也证明了它"只能上至于肺，外达于皮毛"。《神农本草经》还记载了当归治"诸恶疮疡、金创"。疮疡也是血分病，也可以用"治阳气踬于血分"来解释，但邹润安进一步指出，张仲景治疮痈的常见方子如葶苈大枣泻肺汤、桔梗汤、苇茎汤、薏苡附子败酱散、大黄牡丹汤等都没有用当归，他是这样解释的："当归于阳留血分，未与血相得者，能治之；已于血相得，而成脓者，非其所司也"。意思是说，人质刚被绑架时，适合当归去解救，时间长了土匪已经撕票了，"成脓了"，当归也没有办法了。

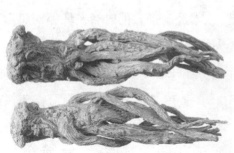

当归药材

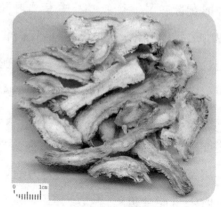

当归饮片

川芎也是行气活血的药物，辛苦温，和当归很相似，只是当归尝着有明显的甜味，川芎基本没什么甜味，说明川芎比当归要燥烈一些，所以川芎能上头部，是治疗头痛的重要药物，《神农本草经》中记载川芎"主中风入脑，头痛"。因为它善于上行，所以刘潜江认为川芎治疗的是"阳陷于阴中及阳不能畅阴之证"；这就和当归"治阳气颓于血分"有所不同，邹润安认为当归是"横散"；川芎是"升发"。换句话说，当归的治证是，阳气本来有力运动，但被东西绊住而走不了；川芎的治证是，阳气自身都无力运行了，自己就往下陷。这也看出川芎的运行动力确实要比当归强一些。当归解除阳气的羁绊以后，还需要其他风药进行二次接力，川芎就不需要了，它直接"主中风入脑"，能够把风排出。当归因为质润，往往忌用于一些湿重腹泻的疾病，川芎就没有这种忌讳，《左传·宣公十二年》中有对川芎的记载，是楚国人把它叫做"山鞠穷"，用它治疗"河鱼腹疾"，后世"河鱼腹疾"成了腹泻的代名词，因为鱼烂先自腹内始，所以有腹疾者，常以河鱼为喻。可见川芎在很早以前已经开始治疗腹泻了，李时珍治疗湿泻，常加麦曲、川芎二味药物，认为"其应如响"。当归和川芎一个是腹泻忌用，一个是能够治疗腹泻，这就看出了二者的区别。在《伤寒论》中，当归常出现在厥阴病的方子里，川芎也是厥阴经的药，同样能活血行气，为什么不用呢，我们说疾病到了厥阴的阶段，往往都有手足厥阴经阴血不足的情况，因为阴血不足，所以会厥热往来，或者会心中疼热，咽喉不利，唾脓血等。虽然当归和川芎都入厥阴经，但由于川芎过燥，不能养厥阴之血，张仲景才选择了当归而不用川芎。

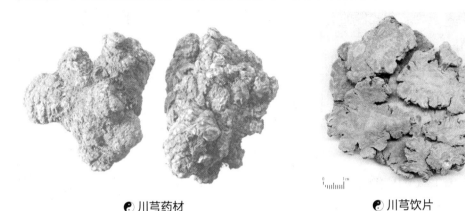

🜄 川芎药材　　　　　　　　　　🜄 川芎饮片

以前有一段时间瞧不起四物汤，认为四物汤比较俗，没有什么深意，后来读书看到古人认为四物汤对应于四季，在应用时倍当归以迎春气，倍川芎以迎夏气，倍芍药以迎秋，倍地黄以迎冬，用当归以生一阳，用芍药以生一阴。虽然这种按季节加倍的方法有些教条，但发现这四味药和四季相对应确实是独具慧眼。要想拿药物对应四季的气机特点，我想不出还有其他的药比这四味药更合适。四物汤可能只是给出了模式，让我们根据病人机体春、夏、秋、冬的情况进行取舍，古人本意并不是想让四味药一块用的。可见四物汤绝不是简单的养血活血四个字能概括的，说"一味丹参，功同四物"更属于梦梦之人。当然说四物对应于四季只是就血分来说的，如果带上气分的话，就不止这四味药物了。比如柴胡、当归都可对应春季，一主气，一主血；升麻、川芎都可对应于夏季，也是一气一血。所以柴胡和升麻常一起使用，当归和川芎也是常用配伍。

提到疏肝药物，我们自然就想到柴胡，而不会重视当归，其实肝是血脏，用入血分的当归或许比柴胡更合适，柴胡质硬，不像当归有柔韧性，在急性病需要疏肝时用它比较有力。在现代社会，中医治疗慢性病比古代要多，而且现在人的体质不如古人结实，就更适合用当归这些柔韧的药物来调肝，柴胡就像疾风骤雨，当归是和风细雨，疾风骤雨虽然猛烈，可是没有渗透力，

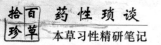

水都在地皮上，地下仍然是干燥的；只有当归这样的和风细雨才能把地湿透，解决比较深的矛盾。总之慢性病疏肝宜选当归、白芍、枳壳、陈皮等气柔和的药物，而古代疏肝的经典药物，像柴胡、桂枝等药物过于刚燥，只能短期应用。

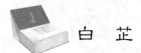
白 芷

白芷是阳明经的药物，有什么依据吗？大家知道，阳明是个大熔炉，藏污纳垢的系统，什么食物到这里都被转化成清洁的气血供机体利用，确实可以比成人世间的君子，即不论是善是恶到这里都能转化成善的。卢之颐说："《楚辞》以芳草比君子，而言茝为多，茝，白芷也……对待污浊者，齐之以洁。如女人漏下赤白，血闭，阴肿寒热，此一阴之下血浊及气浊也；如头风侵目泪出，此青阳之上气浊及血浊也。"白芷还能治疗毒蛇咬伤，古人认为是"白芷秉阳明之盛气，故凡阴蚀之邪干于阳明者自能除也，在物类之气化相应，固如是尔"。可见白芷和阳明的作用概括地说都是化污浊为洁净。所以被看做阳明本经药，如阳明经的头痛就用它作为引经药。

我们知道阳明对应于人体的胃肠，胃肠负责把饮食转化成能量，并向下排出残渣，这样看来阳明系统就像我们冬天烧的煤炉，煤炭就是我们的日常饮食。有过生炉子经验的人都知道，生炉子最重要的就是保持整个炉道的通畅，时间长了还要打一下烟筒，把里面沉积的烟灰去掉。白芷的作用就是使机体的炉道通畅。阳明主面，脸上的斑点往往从阳明来论治，斑点从哪来的，其实就是炉子生的不好，很多燃料不能完全燃烧，产生大量黑烟，这些烟灰沉积在烟筒上，面部就会表现得不干净，用白芷把这些烟灰祛除，颜面自然润泽。《神农本草经》中记载它"长肌肤，润泽，可作面脂"，卢之颐解释说"长肌肤即洁肌肤"。

白芷的美容作用好理解，不好理解的是《神农本草经》中的"主女人漏下赤白，血闭，阴肿"，因为这些功用和阳明看不出什么联系。我们还是用炉子来比喻，颜面的不干净相当于烟筒里面沉积烟灰，那么漏下赤白就是炉体中的煤炭不能充分燃烧，而从炉膛里面漏下来。这里有个疑问，既然把阳明（胃肠）比作炉子，那么漏下来的应该大便，怎么会是赤白呢，关键是燃料没有充分燃烧，如果燃烧充分了，煤炭都变成了炉灰，里面已经不含热量了，这才相当于大便。现在根本没有完全燃烧，漏下的东西还含有一部分能量，对机体来说还有利用价值，所以表现为漏下赤白。而且这些妇科症状都是冲脉受损的表现，冲脉本来就是和阳明相隶属的。邹润安说："阳明主肠胃……则其最相近而相隶属者，莫如血海，故其用为入冲脉为之行其阳。"那么主"阴肿"是什么情况呢，漏下赤白是燃料流失，阴肿是炉膛不通畅，虽然煤炭也没有充分燃烧，但并没有漏下来，而是在炉膛中堵着，与阳明相隶属的冲脉自然也就郁滞，最后导致阴肿。

在这里有点对阳明和冲脉的猜想，并没有什么依据，请方家指正。阳明如果比作机体的炉子的话，冲脉就好比机体的水暖系统。阳明虽然提供热能，但直接由火炉提供的热量不柔和，而且靠辐射供热走不远，拐不了弯；如果用这些热量给水加热，再由水携带着热量周游全身就柔和多了，还可以靠管道把热量输送到任何角落。冲脉的冲字可能就是冲和的意思，即起一个缓冲的作用。这个模式就像有些家庭烧的"土暖气"，炉子周围被水包绕着，水温上升以后自动往上运行就形成了循环，给整个家庭供暖。炉子里面的煤炭是不断往下走的，管道里的水则是不断往上走的。正好对应阳明下行，冲脉上行。这样，如果阳明系统出现了毛病，不能供热了，冲脉中的水也就不能上行，漏下赤白、血闭、阴肿也就顺理成章了。邹润安说："是白芷之用，为其致阳明之气于冲脉（阳明之气可以看做阳明产生的热能，炉子把水烧热，把热量传给水），善调冲脉之血随阳明（冲脉中液体随着阳明的热量运行）。"

白芷还能主"头风侵目泪出"，炉子点着以后就从炉底到烟筒形成一股气流，这股气流要和室外的风相对抗，室外有点微风不会影响烟筒往外排烟，但若是炉子烧的不旺、不通畅，外面的风就很可能顺着烟筒吹进来，形成"倒烟"，这时机体的表现可能就是"头风侵目泪出"，用白芷把炉道捅开，上行的气流强了，就可能把倒逆进来的风顶出去。

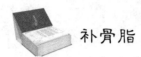

补骨脂

　　补骨脂辛温补肾，似乎与附子作用近似，但附子主通，补骨脂主收。我们知道晨泄一般都是肾阳不足，所以用补骨脂补肾阳，附子虽然常被看做是温肾的代表药，这里却没有使用，因为附子虽然被火神派说成是补阳，其实并不补，它是一员猛将，擅长的是进攻，能够破阴寒，想让它紧守大营它做不到，要想补充阳气并且把元阳固守在肾不太容易，因为阳气的本性是上行的、运动的。补骨脂能够"归元阳"，应该有一定的收藏作用，这从它的功效可以推论，它可以主治尿频，遗尿；肾不纳气，虚喘不止；脾肾两虚，大便久泻；肾冷遗精及坠胎等，这些都是附子多不具备的。

　　附子治疗的是阴寒盛，补骨脂侧重于阳气虚，所以二者一战一守，作用不同。当然古人的医案也经常把补骨脂和附子放在一起使用，我们认为这样使用的目的可能不是简单地使热性增加，而是为了避免寒热相激，巨寒和巨热的东西碰到一起，往往会因反差太大而产生格拒，达不到预期的目的，先用温性的补骨脂缓冲一下，然后附子慢慢地发挥作用，就把寒邪祛除了。这与白通汤加猪胆汁的作用机制不太一样，一个是用温性的药物进行缓冲，一个是用凉性的药物进行反佐，但最终目的是一样的，可见避免寒热格拒的方法不止一种。

　　补骨脂本身就是豆类的植物，豆类一般和肾有一定亲和力，并且色黑属水，补骨脂富含油脂，有资料说它含挥发油约

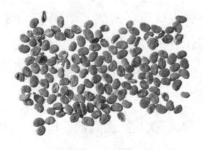

● 补骨脂药材

20％，所以才能温补肾阳而不燥烈。我们说阴为本体，阳为发用，在一定意义上说补阴相等于存钱，补阳相等于消费，补骨脂在消费的时候本身是带有一定本钱的（质润含油脂），附子就不行了，本身干巴巴的，还到处消费，机体的阴精能不被它消耗空吗。补骨脂和附子相比是润一些，但有时嫌它质润还不够，古人就再配伍上核桃，《韩氏医通》说："胡桃属木，润燥养血，血属阴恶燥，故油以润之，佐破故纸，有木火相生之妙。"众所周知，核桃本来是补肾的，应该属水，这里为什么说胡桃属木呢，应注意这里的木火并不是通常意义上的心与肝，说核桃属木是因为古代以木材作为燃烧的材料，核桃富含油脂，可以提供给补骨脂燃烧以产生能量，因此说核桃属木。如果是现代社会就不能说核桃属木了，可以说胡桃属汽油。这样核桃与补骨脂一个补充燃料，一个点火，发动机就可以启动了。二者缺一不可，所以很多人说补骨脂无核桃，犹水母之无虾也。

古人认为补骨脂"收敛神明，能使心包之火与命门之火相通，上焦有虚热者可引之归下"。以前我们讨论牡丹皮时也提到人体有心包与肾两个"都城"，这两个都城之间需要有使节以交通有无，肾在下阴精充足，心包在上阳气充足。要想使肾精上朝，需要辛寒的牡丹皮，不能用辛温的桂枝，因为桂枝性热会消耗阴精；同样，要想使心包之阳气下降也不能使用寒凉药，寒凉药虽然下降，同时也会损耗阳气，所以选择温而能收的补骨脂。牡丹皮的辛寒与补骨脂的辛温都能够连接心包与肾这两个"都城"，不过一者上行，一者下行，牡丹皮性寒，通的是阴精；而补骨脂性温，通的是阳气，它就能把上面的阳气摄入水中，阳生阴长，补充了坎中之阳才能使肾精充盈，肾精充盈以后又能利及肾所主的骨，使骨髓得补，或许这就是补骨脂的含义吧。一般我们说"气归精"是指气通过肺气的收敛凉降而下行入肾收藏，必须有寒冷之气才能完成，补骨脂却不是这样，既温热又能归气化精，可能它的特点就在于此。

补骨脂毕竟没有厚浊之气，不像地黄那样具有物质基础，虽然说阳生阴长，没有阴长的物质基础，阴是长不出来的。所以用补骨脂单独作战还不行，往往要配伍核桃、肉苁蓉等肉厚质润的东西，补骨脂好比是将，核桃好比是兵，缺少了核桃，补骨脂就成了光杆司令。不知道古人说的虾和水母是不是兵和将的意思。

补骨脂的引虚热归下与肉桂的引火归原含义也不同，肉桂和附子都是破阴寒的药，适合于寒邪过盛，下焦被阴寒占据以后，真阳被迫上逃，附子负责在下面战胜阴寒，肉桂也可以破寒，同时又辛温上窜，可以从下焦往上联系到真阳，真阳看到同类就和它一起回家了，是同气相求的原理；补骨脂的治证不是阴寒过盛，是真阳不足，就像是并没有强盗入侵，只是家里太贫穷了，补骨脂辛勤地把阳气从外面往家里收敛，让家境富足起来。所以它和肉桂一个收、一个散，虽然都可以叫引火下行，但其内在的机制截然不同。我们如果吃肉桂过多或过久，就会出现咽燥咽痛等上火现象，吃补骨脂相对来说就比较平稳。当然如果本来就是阴虚火旺的体质，虽然说补骨脂能引热下行，但也不适合服用。

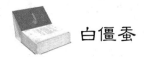

白僵蚕

东汉郑玄说："蚕与马同气。"马在十二地支中属午，这说明蚕秉火气。当然，午马只是十二地支对马的归类，我们知道，十二生肖的五行归类并不十分严密，有时不能自圆其说。但在《周易》中马和龙都是阳气的象征，既然蚕与马同气，把蚕看做阳虫总是可以的。李时珍就说："其虫属阳，喜燥恶湿"，而且蚕变化出的蚕蛾本身就是一味补阳药，可以治丈夫阴痿、遗精白浊。因此可以认为蚕禀受的是木火之气。

蚕禀受木火之气并不代表白僵蚕也属木火。大家知道白僵蚕是受风而死，这种受了风的蚕不会再腐烂了，而是以僵蚕的形式被固定下来，可见这种风不是我们通常意义的东方之风，而是一种属金的敛固之气，可以说是西方之风，并且僵蚕色白，也证明了它禀受金气。刘潜江说："夫风木尽化为燥金，是木从之矣。故其僵者，金所化之木也；其色白而不朽者，木所从化之金也。"因此白僵蚕是一味具有金木二性的药，但是因为木已经成为"过去时"，而金正是"现在时"，所以它的性质以金为主。这里的金性主要表现为破结，而不以敛降为主。木柔金硬，既然叫僵蚕，肯定就比正常死亡的蚕要硬一些，质硬的药物往往可以破结，僵蚕也就成为了一味散结的重要药物。凡是结滞的气机似乎都需要木气来疏通，其实不然，比如一团线缠绕在一起，如果缠的不太实的时候，我们可以小心地把它解开，这是木气的疏通；如果缠的太结实了，无论如何也解不开的时候，只能是软的不行来硬的，快刀斩乱麻，用金气把它砍开。所以对一些瘰疬痰核，疏肝理气已经无济于事的时候，就用僵蚕之类的药进行开破。僵蚕是一味治疗喉痹的常用药，可能是因为喉痹是影响呼吸道通畅的急性病，不急治会有生命危险，用木气来疏通缓不济事。必须进行开破，所以我们看治疗咽喉疾病的药物大都有开破性，如半夏、桔梗、射干等。《神农本草经》记载白僵蚕能"主治小儿惊痫夜啼"，也可以用祛痰来解释，总之僵蚕善治痰结。

在杨栗山的名方升降散中用到僵蚕，一般对升降散的解释是僵蚕、蝉蜕主升、姜黄、大黄主降。这样简单地把僵蚕当成升散药恐怕不太严密，既然僵蚕有金的开破之性，就不能单纯以升来解释。而且姜黄也不主降，姜黄通行气血，可治风寒湿痹，卢之颐认为："姜黄行升出之机，夺土之郁者也"。因此不能看到姜黄和大黄都有"黄"字就认为它们同主降；也不能因为蝉蜕与僵蚕都是虫类就想当然地认为它们同主升。不过僵蚕、蝉蜕的组合是杨栗山本人的解释，把僵蚕看成升性药肯定也有其依据，我们前面说了僵蚕具有金木二性，是用金性把木性封住了，好比孙悟空用定身法把对手定住了，但定身法并不是永久有效的，等金性发挥完作用后，其木火之性就表现出来了。所以僵蚕是先金后木，先用金来开破，破碎后的残渣不能在体内永久呆着，要靠紧接着表现出的木火之性把残渣推出来。所以说僵蚕是可以疏散邪气的，如《日华子本草》曰："治中风失音，并一切风疾"，《医学启源》曰："去皮肤间诸风"，现在还把僵蚕作为美容的常用药，因为它可以"灭黑黯"，这些都不能用金气的散结作用来解释，金气散结只能针对有形的东西，歌词里面唱了"哪有快刀能砍水，哪有利剑能斩愁"，所以对皮肤间诸风、面部黑黯是不可能靠散结来祛除的。

廖厚泽先生认为僵蚕可使阴证转阳，常在阴证中使用，也说明了僵蚕有"发"的作用，我们知道阴证如果不转阳，因为目标不明确，很难用药力进攻，我方在明处，敌方在暗处，本来是想攻邪，结果用完进攻的药物以后徒伤正气，只有想办法让邪气暴露才能把它消灭。用药无疑要用阳性的升发药，能够升发的药物很多，升麻、柴胡、葛根等，为什么要突出僵蚕呢，因为一般药很难打入邪气内部（这里不是指普通的邪气，而是指一些在机体深处扎根已久的邪气，或者很残暴的瘟疫之气，很容易把正气或药气排斥在外），僵蚕就不同了，它是受了邪气入侵而形成的，本身在外表上就打着邪气的旗号，只是内部还是正气的本质，因为它外表上像邪气，所以像杨子荣一样很容易蒙混过关地打入敌人内部，然后在适当的时机再起义，这样敌人就会暴露，就使一个深藏在内的阴证转阳了，这时再用大军消灭病邪。所以僵蚕是一个善于潜伏的地下工作者。其实，僵蚕并不是只适用于阴证，在一些瘟疫中也经常用到它，因为古人看到蚕得病往往都是一筐皆病，像人类得瘟疫一样可以传染，所以认为僵蚕和疫毒有同气相求的作用，可以用它深入浅出，带领药物进入疫毒内部。像李东垣的普济消毒饮就用到僵蚕，该方治疗的大头瘟无论如何也不能看做阴证，但同样需要僵蚕来做间谍工作。总之，阴证用僵蚕的目的是想让敌人暴露，瘟疫用僵蚕是因为敌势太凶猛了，不好正面攻击。二者的共同点都是让僵蚕打入敌人内部起义。

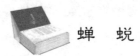

蝉 蜕

蝉蜕也是升降散的一味药物，它在方子里面主升是毋庸置疑的，那么它的升有什么特点吗，蝉的幼虫在地下度过它一生的头两三年，或许更长一段时间。在这段时间里，它吸食树木根部的液体。因为长期在地下生活，所以它禀受的是浊阴之气，然后在某一天破土而出，作为一个浊阴的储存体爬出地面。但是一旦它出了地面，很快会发生质的变化，到了夜间，它会顺应天地阳气的初生。由浊阴化为清阳。李时珍说："蝉乃土木余气所化，饮风吸露，其气清虚。"综合来说蝉就是体阴而用阳，这就和薄荷、荆芥等发散药有了不同，一般发散药只是用阳，没有体阴，为什么升降散用它呢，升降散是治瘟疫的方子，疫毒之气不同于一般外感，没有由表入里的过程，刚一得病就打入机体内部了，就是还没有经历表证的阶段已经火势燎原了，没有表证用薄荷等药散邪肯定是散不出去的，因为这些药物的作用部位在表，病邪的位置在里，药力带不出病邪，只好选择了由阴出阳的蝉蜕，蝉蜕咸甘寒，并且禀受浊阴，这样就能和机体内部的疫毒搭上界，又因为蝉能由阴出阳，这样也就自然地带领疫毒外出。由此可以看出蝉蜕和僵蚕治疗疫毒的共同特点都是要先深入敌人内部，是欲出先入的方法。

由阴出阳的气机在体内正好对应于肝，所以它治疗的疾病往往都和肝有关，如小儿惊痫、破伤风、目昏翳、头风眩晕、小儿夜啼等。这里有个特点是止小儿夜啼，传统有一种解释是蝉昼鸣夜息，因为它夜间不叫，所以对治小儿夜间啼哭。这种说法虽然说是取类比象，用的是中医常用的思维方法，但这样类比有点太笼统了，说服力不强。昼鸣夜息的动物很多，很容易举反例。不像王好古对蝉蜕去翳膜的解释："取其蜕义也"，这是比较成功的取类比象，因为能蜕皮的动物有很多都能去翳膜，如蛇蜕、蛴螬等。有时我们不能无限地类比，就像以前有位名医用驴蹄子治疗心律失常，他的依据是驴子走路稳当，用它的蹄子来对治心律不稳当，这位老先生的错误就在于他对百分之九十九的不像视而不见，只盯住了那百分之一的像。那么蝉蜕治疗小儿夜啼应该怎么来理解呢？我们认为小儿夜啼的病机并不单一，蝉蜕也不是适用于所有的情况，它是对阳气升发不足的情况有治疗效果，小儿阳气力量薄弱，属少阳，夜间又是阳气初生的时候，如果阳气升发的力量不足，就会被郁住。这时小儿可能要借助哭啼来振奋阳气，来帮助阳气的升发。白天得到天阳的帮助，阳气可以畅达开，孩子也就不再哭了。小儿哭啼并不像成年人是因为悲伤，他们没有什么伤心事。所以小儿的哭啼有时会像成年人唱歌一样，起到舒畅气机的作用。蝉蜕的气机由阴出阳，对应于少阳之气，正好帮助小儿阳气的升出，气机畅达了，小儿也就不哭了。当然，也可以有别的解释，如夜间啼哭是因为肝经有热，蝉蜕甘寒入肝经，可以清肝热。但我们感觉蝉蜕总的基调应该定义在"升"，由升降散的方名就可以体现出来。

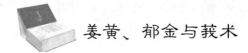

姜黄、郁金与莪术

在升降散中有一味姜黄，一般认为它与大黄主降，但我们知道姜黄是调味料咖喱的主要成分，咖喱的香味是很窜的，这么辛香的一味药怎么会是降呢，它是活血行气的药物，应该以通行为主。《本草纲目》记载："古方五痹汤，用片子姜黄治风寒湿气手臂痛。戴原礼《要诀》云，片子姜黄能入手臂治痛，其兼理血中之气可知。"古人对姜黄生长习性的记载是："其花先生，次方生叶，不结实"，从这里能看出什么奥妙呢？我们常说绿叶配红花，即绿叶和红花有个主辅关系，绿叶是陪衬，红花才是精华，所以一般植物都是先发绿叶，后开红花，把精华留在后面，但姜黄不同了，它是急性子，一下子就把精华提前推出了，再看它"不结实"，也反映了它"寅吃卯粮"，只顾挥霍，根本不为后代着想，是个花花公子之类的人物。试想，具有这种习性的植物肯定是以通行之性为主，而不可能敛降。所以卢之颐说："姜黄行升出之机，夺土之郁者也，土用行而黄中理。"现代药理学认为姜黄是一味降血脂的药物，可能和它能理脾气有关，因为高脂血症是由脾的运化功能减退导致的一些浊腻沉积。把脾气运化开了自然也就把血脂这种浊气升成清气。

关于姜黄与郁金的区别，刘潜江的观点是："姜黄本于卫之阳以入血，宣血中结滞之邪而利之也；郁金本于营之阴以入血，畅血中精微之化而行之也"。

可见二者比较，姜黄偏阳燥，郁金偏阴润。燥烈的东西不适合入心，而郁金可以入心祛邪，如白金丸就是用郁金入心去恶血，明矾化顽痰。所以李时珍说"郁金入心治血，姜黄兼入脾并治气，莜药（莪术）则入肝，兼治气中之血，为不同尔"。这里又引出了莪术，莪术行气活血的力量比前两味都大，常被用为破血药，因为它质地比较硬，撞击一下可以发出比较清脆的声音，所以和前面两味药物相比，莪术更显得血气方刚，是一个"愣头小子"，那么古人为什么说它入肝呢，因为肝对应于春天，比心、脾之气都要年轻，用力量强大的莪术对应它正合适。

如果按照温和程度来排列三味药的话，应该是郁金、姜黄、莪术。郁金辛苦寒，张元素认为其："气味俱厚，纯阴，凉心经"。从这里已经可以看出一些凉降的性质来了，所以它可以治疗失心癫狂、热病神昏、吐血、衄血。如果把莪术的气比做少年的话，郁金的气已经是中老年了，因此姜黄、莪术都是性温，独有郁金是性寒凉。但把它看成纯阴也不对，毕竟还要看到它和姜黄、莪术的亲缘关系。因为纯阴的药物不可能解郁。古代祭祀、宴饮会用一种叫做鬯的香酒，这种酒是用郁金草合黑黍酿成，古人认为："灌（一种祭祀的仪式）用鬯，阴达于九渊，阳彻于九天，故曰条畅于上下，致气于高远，所以降神也"，可见郁金有畅达的作用，朱丹溪说："郁金无香而性轻扬，能致达酒气于高远，古人用治郁遏不能升者，恐命名因此也。"既然姜黄和莪术都是性温，那这两味药就更接近而不容易区分了，在《新修本草》的姜黄条中说"西戎人谓之莜药"，说明在早期，莪术与姜黄是混称的，后世才慢慢地有了区分。

总之，这几味药物从植物学上来看，植株形态非常近似，而且都是花先于叶而出，所以共同点就是都能畅通气血，只是莪术的气最壮，所以入肝；郁金气最柔和，所以入心；姜黄介于中间，并且色黄，正好入中土。另外从用药部位来看，姜黄与莪术是用根茎，郁金是用块根。根茎毕竟还是属于茎部，以疏通运输为主，所以姜黄与莪术都偏于温通；块根则属于根了，根是植物的归宿，所以郁金性微凉，除了解郁以外还有凉降的意思。

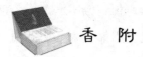

香 附

在《神农本草经》中还没有香附这味药，它首见于《名医别录》："主胸中热，充皮毛。久服利人，益气，长须眉。"众所周知，香附是一味理气的药物，怎么能除胸中热呢，虽然香附性微寒，这里也不是简单地以寒除热，因为如果用以寒除热来解释的话，下面的"充皮毛""益气"就不能自圆其说了。这里的胸中热是由气聚造成的，因为气聚则热，气散则寒，我们拿打气筒打气，反复对气进行压缩，相当于气聚，不一会儿打气筒就发热了；乙醇挥发相当于气散，会让人感觉到凉。香附可以把胸中的郁气散开，自然也就除胸中热；气散开以后充斥于周身，自然就"充皮毛"；后面的"益气"应该说也不是真正的益气，只是把"压缩饼干"泡开了，变得松软以后好像是气变多了。其实只是气的状态的改变。

由于香附的质地比较坚硬，它又不像一般理气药那么辛燥，《本草正义》说："凡辛温气药，飚举有余，最易耗散元气，引动肝肾之阳，且多燥烈，则又伤阴。惟此物（香附）虽含温和流动作用，而物质既坚，则虽善走而亦能守，不燥不散，皆其特异之性，故可频用而无流弊。未尝不外达皮毛，而与风药之解表绝异。未尝不疏泄解结，又非上行之辛散可比。"可见香附虽然辛散，但散的比较从容，劲力比较深长，所以有人把香附归属于血中之气药，我们知道血分比气分的层次要深一些，那么血中之气药似乎就可以理解成：可以理气，但理的是比较深层次的气，已经和血分搭界了。朱丹溪说："凡血药必用之，以引至气分而生血，此阳生阴长之义也。"意思是要想生血，必须用香附，以前我们都知道补血必先补气，如著名的当归补血汤，用黄芪配当归，把这叫做阳生阴长，为什么配香附也叫阳生阴长呢？因为血药偏静，吃进去以后只是一些静态的原料，怎么把它生成真正的血呢，就是朱丹溪说的"引至气分而生血"，需要把这些静态的药引到动态的气分，相当于把原料放到生产线上，然后才可以进行组装。香附相当于一个传送带，可以连接气分与血分。

李时珍把它称作"女科之主帅也"，正是因为女子以血为主，有些情志的抑郁，不仅会导致气滞，还会伤及血分，所以不适合用木香之类纯气分的理气药，而要用香附这种血中之气药。《本草求真》曰："香附，专属开郁散气，与木香行气，貌同实异，木香气味苦劣，故通气甚捷，此则苦而不甚，故解郁居多，且性和于木香，故可加减出入，以为行气通剂，否则宜此而不宜彼耳。"

 ## 藿香与香薷

　　提到藿香就和正气联系到一起，因为藿香正气散这个名字已经家喻户晓，虽然方中还有许多其他药物，但藿香无疑是起主要作用的君药。所以说藿香肯定能助正气，去邪气。其实正气与邪气是相对的，都是自然界存在的气。怎么把它们分出正邪呢，和我们人体差别小、容易被人们接受的是正气；反之，与人体之气反差大、容易被排斥的就是邪气。古人常把藿香放入衣物中，充当香草，有香味，人就会本能地喜欢它，说明它的气与人体的正气接近。香和臭也是相对的，我们闻着有香气的植物，能驱赶蚊蝇，而我们闻着臭的粪便，苍蝇闻着很香，所以臭气对于我们来说是邪气，对于苍蝇来说却是正气，假如说苍蝇也会制造一种"正气散"的话，它们造的这种药肯定是臭味的。所以，藿香有香气、有正气的功效都是站在我们人类的角度说的。

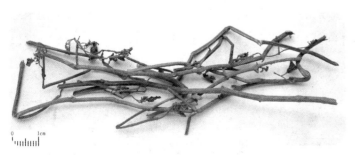

☯藿香药材

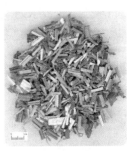

☯藿香饮片

由此而论，凡是我们闻着香的植物都应该有正气的作用，为什么要突出藿香呢，藿香的道地药材是广藿香，产于岭南，在我国范围内已经接近最南方了，在后天八卦中属离卦，孔子《说卦传》："帝出乎震，齐乎巽，相见乎离""离也者，明也，万物皆相见，南方之卦也。"《尔雅注疏》："东方为岱者，言万物皆相代于东方；南方为霍，霍之为言护也，言太阳用事护养万物也；西方为华，华之为言获也，言万物成熟可得获也；北方为恒，恒者常也，万物伏藏于北方有常也；中央为嵩，嵩言其大也。"《风俗通》："霍者，万物盛长，垂枝布叶，霍然而大。"从这些典籍中可以看出，霍是一种非常光明正大的状态，奸邪隐匿之气在这种状态下是不敢抬头的。所以藿香治病是以己之正来正彼之不正。比如它能治霍乱，霍乱是腹中的气机紊乱，像一间教室中没有老师维持纪律，乱成一团。藿香就像一位很有威严的老师，到了教室以后，调皮的同学马上各归各位。因此藿香善于治疗乱气。表面上看藿香与薄荷、荆芥等唇形科植物都差不多，都能辛香发散，但藿香是阳气最舒展的状态，可以说是年富力强，再过一点就走下坡路，古人在它未抽穗时采割，过时则性缓无力，也是重视它的巅峰状态。像薄荷、荆芥因为都能入肝经，所以偏于少年的状态。那么偏于中老年状态的药物是什么呢，应该说是香薷。

香薷在《名医别录》中记载为："味辛，微温。主治霍乱、腹痛、吐下，散水肿。"前面治霍乱等似乎和藿香没什么区别，但后面多了散水肿。就是说香薷和藿香一样能辛散，但藿香是处于顶峰，而香薷已经有些升极而降了，香薷的生长及采割时期基本比藿香要晚 2～3 个月，所以藿香是火土之气，香薷已经和金水之气有衔接了。朱丹溪说："香薷属金与水，而有彻上彻下之功，治水甚捷，肺得之则清化行而热自降。"邹澍也认为："独香薷者，偏以四月感相火而生，历届湿土，燥金以畅茂条达，至寒水得令，乃告成功，一似输脾归肺导入膀胱之旨。"再联系到《肘后方》用它治舌上忽出血如钻孔者，《外台秘要》治吐血如涌泉等，也反映了它不是单纯的辛散，还能够降下。

香薷向来被看做是治暑的专药，当然治疗的是阴暑，香薷有辛散之性，可以解除表寒，同时又有金水之性，可以清降以解决内热内湿，暑往往兼湿。

阴暑虽然也是体表受寒，好像和冬日伤寒没什么区别，但其实体内的气机不一样，冬天是少汗多尿，水往下行为主，受了寒邪，对水液的代谢影响也不大；夏天是多汗少尿，水液以外散为主，如果体表被寒邪郁住，水外行的道路被阻，就很容易形成水湿停滞体内。香薷既可以散表，又可以利水，有一举两得的作用。但对香薷治暑也不必拘泥，其他的药物照样可以治暑，李时珍说过："盖香薷乃夏月解表之药，如冬月之用麻黄。"好像夏天只能用香薷，冬天只能用麻黄，其实他本意是想强调阳暑不能用香薷，"若用香薷之药，是重虚其表，又济之以热矣"。香薷可以辛散解表，适用于乘凉饮冷造成的阴暑，不适用于大热大渴、汗泄如雨的阳暑，阳暑应当用白虎汤之类。我们说阴暑如果受凉轻微的话可以用香薷来解决，但"物莫能两大"，既然香薷兼具两方面的作用，肯定两方面的作用都不强，如果受凉较重，特别是现代社会比古代多了空调病，患者有明显的恶寒无汗，香薷可能冲散不开这个表寒，这时即使是暑天照样也能用麻黄。同时，考虑到季节，可以配伍石膏、滑石以清内热利湿。

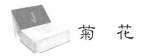

菊 花

菊花是平肝的药物，李时珍说它"得金水之精尤多，能益金水之脏也。补水所以制火，益金所以平木，木平则风息，火降则热除，用治诸风头目，其旨深微。"因为菊九月开花，确实可以对应于秋金之气，但另一方面也要看到它与一般平肝药物的不同，大部分能够平息肝旺的药物或者是质重坚硬，通过重镇之性来平息肝阳，如龙骨、牡蛎、代赭石；或是甘寒质润，通过滋阴来平息肝阳，如天冬、地黄。用花来平肝的好像只有菊花，花一般都有升散的作用，菊花除了平肝以外是不是也有升散作用呢，我们在方剂中找一下依据，如治疗风温初起的桑菊饮中就用到菊花，这里肯定不是用它来平木，而是用来疏散外风的。因此，"得金水之精尤多"似乎不够全面，菊花还应

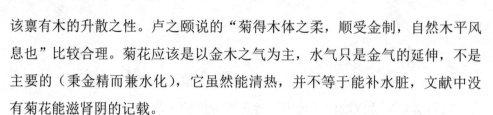
该禀有木的升散之性。卢之颐说的"菊得木体之柔，顺受金制，自然木平风息也"比较合理。菊花应该是以金木之气为主，水气只是金气的延伸，不是主要的（秉金精而兼水化），它虽然能清热，并不等于能补水脏，文献中没有菊花能滋肾阴的记载。

《神农本草经》中记载菊花能"主诸风，头眩，肿痛，目欲脱，泪出；皮肤死肌，恶风湿痹。"能"主诸风"就是内风外风都能治，治内风是靠它以金制木，治外风是靠它升散。"头眩，肿痛，目欲脱，泪出"一般可以用肝风来解释；"皮肤死肌，恶风湿痹"显然不是肝风，应该是有外邪，要靠菊花散邪。《本草正义》："又治皮肤死肌，恶风湿痹者，则血热而络脉不洁，渐以积秽成腐。菊花苦辛宣络，能理血中热毒，则污浊去而痹着之死肌可愈。"如果认为菊花只是"得金水之精尤多"，就不能解释它主"皮肤死肌，恶风湿痹"。

总之菊花是金与木的统一体，既能散邪又能平肝。就像我们以前讨论的僵蚕是木火之气受到金气的侵袭而形成的，菊花也有些类似，菊花得木体之柔，经受秋霜以后又赋予了金气的特征。不过菊花与僵蚕的不同处在于，僵蚕受金气的侵袭是被动的，蚕本身不想得病，只是不幸才感染了这种传染病；而菊花应该是天性就喜欢金气，不然不会选择在秋天开花，也就是说菊花是主动地接受金气，卢之颐说它是"顺受金制"，那么僵蚕肯定就是"逆受金制"。被动接受的有可能口服心不服，其金木之气结合的不紧密，因为木气可能时刻想反抗金气的统治；主动接受的就没这种情况，其金木之气会结合的比较协调。结合不紧密时，其气的发挥就可能有先后，僵蚕因为金气处于统治地位，到体内起作用的顺序肯定是先金后木，先有金的开破或引入，金气作用过去以后有木气的散出；菊花因为金木之气结合的协调，发挥作用也就没有先后之分。有时甚至难以区分到底是它的木气起作用还是金气起作用，比如菊花有明目的作用，有人认为是因为它能散风热，有人认为是因为它能平肝火，到底是因为什么，成了打不清的官司。

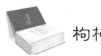 # 枸杞子与地骨皮

中药学一般认为植物的实（包括果实和种子）主收藏，根主升发。其实也不全面，实虽然是植物存储能量的地方，但得到水土却能生发；根能够给植株提供养料是属于升发，到了秋季却又退藏。因此说实与根是往返运动的两个端点，实是由藏而生；根是由生而藏。都能起到拐点的作用。但要注意根这个拐点并不都典型，因为根一年四季都有，是伴随植物生命全程的，就不好体现它的升极而降；而实一般到了秋季这个收藏的季节才有，就能很好地体现它收藏之中蕴有生发这个特点。所以普遍认为枸杞子是阴中含阳，地骨皮主要是甘寒滋阴清热。也有人解释为本乎天者得阳气，本乎地者得阴气，因此枸杞子阴中有阳，地骨皮纯阴。有人吃枸杞子过多会造成鼻衄，还有些阴虚体质的人吃枸杞子可能会出汗不止，这都证明了枸杞子含有阳气。所以我们一般认为生地黄补的是肾阴，枸杞子补的是肾精，阴是静态的，肾精则要阴中含阳，五子衍宗丸中就用到它，也证实了它填补肾精的作用。枸杞子是由阴出阳，或许这就是它与地黄等药物的不同。由阴出阳很像工地上用的打夯机，把它砸到最底下以后，它"腾"的一声反弹上来。如果是地黄就只是像一摊泥砸下去，墩在地上，没有后面的反弹劲。所以地黄显得死板，没有枸杞子活泼。在机体内，肝是由阴出阳的脏器，当然和枸杞子的气机最接近，因此枸杞子常应用在补肝名方一贯煎中。

枸杞子有一个最佳拍档就是菊花，这两味药组合在一起养生很好，古代有个方子即"枸杞子与甘菊花相对蜜丸，久服则终身无目疾，兼不中风及生疔疽"。枸杞子是水中升木，菊花是木受金制，恰好是处于两极的两个转折点。虽然可以用升降来概括二者配合的作用，但又不是纯升纯降，一个是降极而升，一个是升极而降。可以说是升中有降，降中有升，非常含蓄，像阴阳鱼一样，黑鱼里面有白眼，白鱼里面有黑眼。并且两味药都不燥烈，枸杞子又有很好的补益作用，久服无弊，调理肝气非常合适，所以能够终身无目疾，

兼不中风。有人把它们和地黄丸组合在一起，就给地黄丸家族又增添了一个成员，杞菊地黄丸。

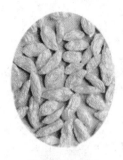

☯ 枸杞子药材

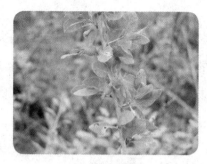

☯ 地骨皮原态

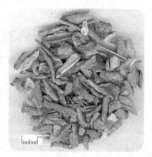

☯ 地骨皮药材

四逆散也是调理肝气的好方子，但里面的升降没有互相包容，柴胡只升不降，枳壳以降为主，而且柴胡伤阴，枳壳破气，不适合久服，因此不如杞菊组合显得王道。当然，如果想较快地调整气机的话，还是需要四逆散的霸道，用杞菊肯定缓不济事。

与枸杞子相比，地骨皮以滋阴清热为主，治虚劳潮热盗汗、肺热咳喘、吐血、衄血等。和一般滋阴药物不同的是，地骨皮补的阴是流动性的，王好古认为地骨皮入足少阴、手少阳经。入足少阴经好理解，因为肾是阴气的大本营。手少阳是三焦经，是气机由下向上、由内到外的通路，入手少阳经意思是地骨皮补的阴可以在体内流动，不像地黄都沉在下焦。像泻白散用地骨皮，说明它可以上行入肺；李东垣又说它"治在表无定之风邪，传尸有汗之骨蒸。"说明它既能外出达表，又能深入骨髓，可以说是畅达表里。所以王绍隆说："以地中之骨皮，甘寒清润，不泥不滞，非地黄、麦冬同流。"它为什么能不泥不滞呢，这要看一下枸杞这种植物的特点，枸杞产于我国的西部，西部是收藏的方位，在那里的植物应该生长比较缓慢，而且不会太茂盛，地下部分大于地上部分。枸杞却很反常，一年要发三次叶子，结果实也是一茬接一茬，生机非常旺盛。所以邹澍说它"木气最畅……于秘密中行升发"。《外科精义》记载："地骨皮不以多少，杵为细末，每用纸燃蘸纴疮口内，频用自然生肉。"现代有人用它治疗口腔溃疡及上消化道溃疡有效。由这些生肌疗疮的作用，可以看出它不仅滋阴清热，还能使机体生机旺盛。既然木气最畅，当然也就补流动之阴，而不是死水一潭。不过，即使它能流动畅达，也还是没有辛散之性，在道路通畅的情况下，它能来回驰骋。如果道路不通畅，地骨皮也就无能为力了，这时就要用牡丹皮。因为地骨皮疗有汗之骨蒸，牡丹皮疗无汗之骨蒸。

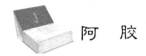

阿　胶

阿胶能补血可谓妇孺皆知，好像广告词里就有。至于为什么补血，有人说阿胶富含蛋白质及矿物质，包括铁元素，能够为造血提供原料，这样解释虽然什么人都能听明白，但过于粗俗，中药西用，丝毫没有牵扯到中医的医理。

我们先来看一下中医讲的血是怎么生成的，一般认为下焦阳气出阴生成气，上焦阴从阳降以生血。血是阴中含阳，周易说卦中提到坎为血，为赤，可以说血是水中插入了阳气（颜色变红）形成的。饮入于胃，通过脾气散精上归于肺，肺把这些水分配一下，一部分下输膀胱，水精四布，另一部分水用来生成血液。这部分水只有在上焦接受阳气才能生成血（阳入阴中），也有人说是肺阴下降入心能生血（阴入阳中），不管是阳入阴中还是阴入阳中，总之就是需要阴阳和合，孤阴孤阳都不能形成血。所以上焦的心肺是血的加工厂，肺提供阴，心提供阳。只有两者都正常工作并且协调配合才能加工成血，如果由某种原因引起阴阳不平衡，阳气过强甚至生成火了，肯定造血功能减退而形成血虚。治疗当然是抑阳补阴甚至清火。具体用什么方法要看阳亢到什么程度，如果已经到了上火的程度，那肯定是用栀子、黄芩、石膏等清热药；但有时只是阴虚，火热不明显的时候就不适合用清热药，因为投鼠忌器，用清热药有时是破坏性的，就像失火时屋里屋外已经都燃烧了，这时不管有什么值钱的东西也要拼命拿水浇；如果只是屋里太热了，或者只是烧了一点东西，这时也从屋外拼命浇水就得不偿失了。不如把水运到屋里去降温或灭火。

这时就用到了阿胶，阿胶可以潜入到内部去养阴，它善于潜行。为什么说阿胶能潜入内部呢？这要从它的产地说起。

我们知道中国有江、河、淮、济这四渎，四渎就是四条能独立入海的河流。其中江、河、淮都很熟悉了，不用解释，唯独济水奇怪，地图上找不到它。因为它是一条暗河（也不完全是暗河，是三隐三现），据说发源于河南省济源市王屋山上的太乙池，途中经过东阿县，再往后好像济南的泉水都和它有关。从表象上说流在地下的水肯定比地上的水要重，从实际上说济水也确实比较重，因为它流淌过程中溶解了很多矿物质，1994 年，山东地质局的化验结果表明，东阿地下水矿物质含量高于一般水质几倍乃至几十倍，比重高，为 1.0038，用这种水做成的阿胶当然也就像济水一样善于潜入内部。同时，它是用驴的皮熬成的，皮和肺有联系，所以它首先能入上焦（当然也能入大肠）。这样综合起来说，阿胶可以潜入上焦心肺以滋阴，对上焦阴虚阳盛造成的生血不足也就起到了治疗作用。所以阿胶是从源头生血，生成的血可能首先存储在心包络里，心包络再向下流到肝，因为二者都属厥阴，肝又为藏血之脏。

由上面的讨论可以知道，说阿胶补血没有错，但并不是适用于所有血虚，只有阴气不足的血虚才适合用它，如果是阳气不足的血虚肯定要用补气药。阿胶生血是由上而生，当归是由下而生，当归性温质润，能够上行，阳气不足的血虚适合用它，其他温热的药物如附子、肉桂、补骨脂等，因为燥烈不能用来生血，只有当归性温而又富含汁液，和血的性质正好吻合。所以当归和阿胶这两味补血常用药，一温一凉，一升一降，要区别不同的病机进行使用。用每一味中药都要有中医理论的支持。

其实，确切地说，把阿胶归结为补上焦心肺之阴比较合适，它补血只是结果，不是原因。《小儿药证直诀》中有补肺阿胶汤，以阿胶作为君药，用来养阴补肺，清热止血，也证明了阿胶和肺阴的关系。王好古说："肺虚损极，咳唾脓血，非阿胶不能补。"因为肺与大肠的表里关系，阿胶又成了治疗大肠疾病的要药。如老人虚秘，用阿胶、葱白为方，即是以阿胶益阴，葱白达阳气。同时它又能治疗痢疾滞下，这里指的痢疾当然不是痢疾初起，肯定是长期痢疾造成的阴液耗伤，如果湿热未尽，还应该配伍清热利湿药物，如驻车丸里面就有黄连。

总之，益阴药物很多，但阴性亲下，导致了补阴药的功能多集中在补下焦，如地黄、玄参、龟甲等，上焦滋阴的也有，如天冬、麦冬、沙参等，但不善于潜入阳中以滋阴，就像救火时在建筑外面喷水，而不是把水运到建筑里面，所以使用时多少会有些伤阳（这时阳是外壳，相等于建筑）的顾虑，唯有阿胶取质重之水熬乌驴之皮（由皮做成所以补肺），可以潜入阳中补离中之阴（离中之阴也就是肺阴，因为肺贯心脉），滋阴而不伤阳，这或许正是它的可贵之处。

至于阿胶是不是黏腻生湿，这个不能一概而论，和用量有很大关系，就像煮饭，放一两米和放半斤米黏稠度肯定不一样，怕它滋腻的话不妨减少用量。像我们平时吃的肉皮冻，感觉肯定有甘寒滋阴的效果，但如果把肉皮冻做的像木工用的水胶一样黏稠，恐怕就没有这种效果了，而会变得滋腻碍脾。

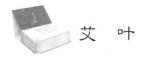

艾　叶

在《伤寒论》第 116 条提出了："微数之脉，慎不可灸。因火为邪，则为烦逆；追虚逐实，血散脉中；火气虽微，内攻有力，焦骨伤筋，血难复也"。如果是用普通的火烤一下，应该也没有这么大的危害，但用艾叶来烤就不行了，这说明艾叶确实善于"内攻"，《名医别录》说它"利阴气"，是能进入阴分流利地运行。李时珍说："服之则走三阴而逐一切寒湿，转肃杀之气为融和。"很明显是一味温阳逐寒的药物。

既然是温阳逐寒，那它与附子有区别吗？我们知道庖丁解牛是"依乎天理，批大郤，导大窾，因其固然……恢恢乎其于游刃必有余地矣"。艾叶也类似于庖丁解牛，它不是硬碰硬，而是善于游击作战，所以才"火气虽微，内攻有力"，钻入到内部起作用；附子是用重型武器作战，狂轰滥炸，虽然很猛烈，但破坏性过大，对于沉寒痼冷比较适合，如果是血分中有寒，用附子来逐寒的话就有可能伤及阴血。妇科方子中用附子的少，用艾叶的多。就是因为艾叶能游刃有余地进入到阴血内部去驱寒。刘若金说："阴中生阳，阳在阴中而畅其气，然后阴血乃生，即漏下乃固。"附子就不是这样，附子祛阴寒就像推土机一样大刀阔斧，像庖丁说的"族庖月更刀，折也"，不管有没有骨节，只是粗暴的砍开，而不是像庖丁一样"以无厚入有间"，所以族庖的刀坏得快。这样可以把艾叶比做庖丁，附子比做族庖，妇人以阴血为本，当然不适合附子这种摧枯拉朽的气势。

古人常把阿胶与艾叶放在一起，因为这二者一味滋阴，一味温阳。可以阴阳搭配，但这不是什么高明之处，最巧妙的是阿胶在上焦潜入到阳气内部去滋阴；艾叶在下焦钻入到阴血内部去温阳。这样药虽只有两味，却有很丰富的内涵，《金匮要略》中的胶艾汤就是这两味药加上四物汤和甘草。我们知道四物汤对应于血分的春夏秋冬四季，再加上胶艾阳中生阴，阴中生阳，最后用甘草稳定中土，药虽只有七味，用来调理妇人病、血分病却是一个非常完美的模式。说是巧夺天工也不为过分。当然具体应用中，可以根据患者的寒热虚实情况，对这个模式或增、或减，病机偏阳虚多加艾叶；偏阴虚多加地黄、阿胶；气机不升为主加重归、芎；不降加重芍、地，等等。如果仅仅调整药量还嫌不足，那就加入其他药味或减去某味进行配合。我们说原方这种四平八稳的模式是体，治病靠的不是体而是用。体是正的，用是奇的。只知道正，不知道出奇就会很呆板。大家都知道打人是用拳头打，而不是把身体固定成一个间架去撞人。伸出拳头就是形体破出一个尖，这个尖就是用。方子治病时也是要突出一个方面，破出一个尖。如果不出尖，拿原方整体去碰撞，就显得太笨拙。另一方面，打出前面拳头的时候，后拳就要往后收，才能维持机体的平衡。如果是只出前拳不收后拳，这种打法当然要比拿整体去撞击先进多了，但前拳的力度明显不足，而且身体不容易平衡。所以仲景方往往都是加药的同时就减药，和我们目前只知道加不知道减有明显不同。

中医界有"经方以不加减为贵"的观点，对这种观点要灵活看待，经方中的原配比量肯定是针对大多数人最合适的，这时确实以不加减为贵，但这种配比并不代表对所有人都合适，现在连西医都提出个体化治疗的观点了，我们还抱定"以不加减为贵"，有时明明看出原药量配比与病机不吻合，还不敢稍微变通一下，那就太死板了。

 青蒿与茵陈蒿

　　张锡纯把青蒿和茵陈蒿当做一味药物，认为"茵陈为青蒿之嫩者，得初春少阳生发之气"。然而茵陈蒿和青蒿确实不是一味药物，茵陈蒿是多年生的，青蒿是一年生的。连张锡纯这样的先哲都误认为二者是一物，说明它们的功用应该是很相近的。总的来说，都是味苦性寒凉，气味芳香，得少阳之气，能够生发。分开来说茵陈蒿主要治黄疸，青蒿主要清热。

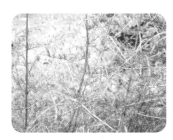 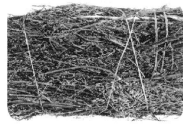 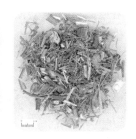

☯ 青蒿原态　　　　　　　☯ 青蒿药材　　　　　　　☯ 青蒿饮片

　　我们可以从这两种植物生命周期的不同来探讨其药性的不同。青蒿是一年生植物，从一粒种子白手起家，所有的东西都是自己挣来的，因此它里面既有生发的阳气，又有积攒的阴气；茵陈蒿就不同了，古人说它是因陈，卢之颐说"因者，仍也，托也；陈者，故也，有也"，陈是它往年的旧根，它每年春天都是在这个陈根上发出来新芽，可见它不是白手起家，而是仗着祖上的基业，就好像刚开始做生意就有很多本钱，自己光有开拓性就行了，不像青蒿那么注意积攒阴气。但要注意，茵陈蒿的本钱在哪呢？在老根上，我们用药时是去掉老根的,只用嫩芽。这就等于把它的阴气都扔掉了,只留下它的生发之气。我们也可以这样来理解,事物总是阴阳的平衡体,青蒿中的阴与阳是平衡的,茵陈蒿中的阴阳也是平衡的,但茵陈蒿中阴阳分布的部位却不均匀,它的阴气主要存储在老根里,嫩芽以阳气为主,这样一来茵陈蒿明显不如青蒿含有的阴气多,因此造就了它们的主治方向不同。

青蒿含阴气多,又能芳香外达,也就善清骨蒸劳热。《神农本草经》记载它主"留热在骨节间"。骨蒸一般是由于阴血虚少,阳气又陷入阴分进行煎熬,使人感觉热从里面发出来,治疗如果单纯升提阳气,用一些阳药,可能对阴血更加伤害;如果单纯滋阴,阳气陷在里面出不来,将来还会消耗阴血,所以必须寻找既能滋阴又能散邪的药物,青蒿无疑是非常适合的。《本草新编》:"青蒿,专解骨蒸劳热,尤能泄暑热之火,泄火热而不耗气血……因其体既轻,而性兼补阴……青蒿能引骨中之火,行于肌表,而沙参、地骨皮只能凉骨中之火,而不能外泄也。"著名的青蒿鳖甲汤就是治疗"治疗温病夜热早凉,热退无汗,热自阴来者",吴鞠通本人说是从小柴胡汤变化来的,用青蒿来代替柴胡引邪外出(可能是担心柴胡伤阴)。因为青蒿含阴气较足,和茵陈蒿比起来就偏于血分,所以又常被用来凉血止血。总之青蒿是散热而不伤阴。

茵陈蒿因为含阴气较少,其功效以散为主,正像张锡纯说的"得初春少阳生发之气"。《神农本草经》记载它"主风湿寒热邪气,热结黄疸"。黄疸是湿热结滞形成的,用茵陈蒿可以把它散开。一般有黄疸就会有湿,它是湿邪乘脾造成的(土属湿而还病于湿),茵陈蒿阴气较少,不会助湿邪,同时又寒凉疏散,助肝疏脾,因此几乎成了治疗黄疸的专药,即使阴黄也可配伍温阳药而使用。青蒿虽然也能芳香疏散,却很少在治疗黄疸的方子中出现,可能是怕它助湿。张元素认为茵陈蒿入膀胱经,《名医别录》记载它能治小便不利,可见它有协助膀胱气化的作用,与桂枝的区别可能是一寒一热,但都能够辛开。当然,小便不利也可能由湿热引起,用茵陈蒿散开湿热以后小便自然通利。文献中还有茵陈蒿"去伏瘕""通关节"的记载,都说明了它善于疏通散结，青蒿对这种有形的结滞是散不开的。茵陈蒿是在早春采药，正是愣头小伙子的阶段，所以敢四处闯荡而疏散；青蒿的采割到初夏了，相当于人生中很成熟的阶段，又加上它是白手起家，因此就显得保守的多。

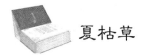 夏枯草

　　夏枯草和半夏都是夏季枯萎，其功效肯定有一定的相似性，比如古人常用两味组合起来治疗失眠，就是因为它们都能引阳入阴。下面再探讨一下两味药的个性。

　　半夏能够散痰结，夏枯草也能治疗瘰疬鼠瘘。虽然都治疗结聚，但原理不同，半夏治痰湿是因为它秉有金气的开破之性，夏枯草质地疏松轻散，不像半夏那样质硬，所以应该不具备开破之性。不能开破怎么治疗瘰疬呢？我们说它治疗的瘰疬鼠瘘是集中在少阳经，治疗眼病是集中在厥阴经，因此是一味和肝胆关系密切的药物。肝胆具有一团生生之气，可以说肝胆的气是聚集在一起生长的，又很旺盛，势头很冲，所以这团气贵在运行畅达，像计算机中的程序不能被卡住。但因为肝胆之气不像心气那样开散，所以稍微受到一些影响又往往会有结滞。如果我们的电脑同时开的程序过多，有可能造成死机，这时怎么点电脑也是没反应，因为里面的程序结滞了，少阳经的痰核也是这个道理，它是由于少阳的这团生气运转不开了，逐渐地结滞成形。这时怎么办呢，对电脑就是强制关机，用药就是夏枯草，夏枯草在其他植物正茂盛生长的时候就提前收藏了，和季节不符，有点强制收藏的意思。但它也是提前把气机理顺再收藏，而不是只知道收，不知道顺，那样的话就成了收敛固涩的药物了。像五味子、五倍子等收敛药就是强行收敛，好像直接给电脑拔电源，当时是看不出什么危害，等到下次开机就会发现麻烦找你来了。用固涩药也是当时有效果，但是给身体留下隐患。所以高明的医生都是谨慎使用收敛药的，而且用的时候也常配伍辛散药。

我们分别用了强制关机和关闭电源来比喻药物的敛藏作用，那么有没有正常关机的情况呢，正常关机的应该是芍药。一般都把芍药当做酸敛苦破的药物，而忽视了它疏散的一面。芍药和牡丹外形非常相像，牡丹皮以辛散为主，芍药不可能只是收敛。邹澍说它能"破阴结，布阳和"。试想，有表证的时候是不能用五味子等收性药的，但不忌芍药。就说明了芍药不是愣收，而是先"布阳和"，把程序整理完以后再收。它是一味调肝的要药，总的来说是收肝，但又不同于龙骨、牡蛎、代赭石、石决明等强制把肝气压下去，芍药平肝旺的同时还能疏通肝的气机，强硬压制肝气和强制收敛一样没有好处，因为不是出于自然，气机条顺以后自己就会降会收，是自然而然的过程。有一个方子叫甲己化土汤，用芍药和甘草，甘草无疑是汤中的己，那么芍药就是里面的甲，甲属阳木，肯定是能疏通的。所以说芍药是在电脑没有死机的情况下正常关机，先把程序整理完以后再稳稳当当地收起来；夏枯草是电脑的程序结滞不能运行了，就强制关闭程序然后关机。它虽然整理程序没有芍药那么细致，但也不至于对下次使用造成严重影响，因此和强拔电源是不同的。

芍药属肝，夏枯草属肝胆，都是属于少阳厥阴这个系统的，能够调理少阳厥阴的气机，但芍药做事比较斯文，对运行不畅的程序还尽力疏理；夏枯草做事大刀阔斧，对不能运行的程序干脆舍弃，这个舍弃可以说是一种更大力度的疏理。因此夏枯草可能缓肝急的作用比芍药还强，像现代人常用它治疗肝阳上亢的高血压就是证明。总的来说都是以疏理为手段，以收敛为目的。像用夏枯草为末，治疗血崩不止，就是用它收，治疗失眠也是用它的收。《简要济众方》补肝散治"肝虚目睛疼，冷泪不止，血脉痛，羞明怕日，用夏枯草半两，香附子一两"。这两味药都是调肝的，一味善于收藏，一味善于疏通，正好收发配合。

要注意夏枯草不是把痰核硬砍下去的，那就成了半夏，夏枯草应该是先在无形之气的层面解决了结滞，然后有形的痰结就无法存在了。夏枯草既能散又能收，同时又不同于半夏的能战能守（在半夏篇已经讨论过），它的作用非常抽象，不用电脑关机这个比喻恐怕很难表达清楚。半夏也能引阳入阴，但半夏主要和肺胃的关系密切，有痰湿阻在肺胃而不降时用半夏合适，夏枯草属肝胆，在肝胆气机上升时遇到壅阻用夏枯草。半夏性燥开破，善于治疗湿痰，可以说半夏的作用就像挖土机翻开烂泥一样；夏枯草性寒，瘰疬痰核，多由肝气郁结，久而化火，痰火结郁而成，所以夏枯草治疗的是火痰。

半夏有时会因为其性燥而限制了应用，这时可以考虑用夏枯草来替代，像古人有一则医案，治失血后不寐，本来想用内经中的半夏汤引阳入阴，但半夏性燥对血证不合适，结果就用了夏枯草，同样收到了效果。这也证明了治疗失眠不一定非要二味合用以交接阴阳，古人说半夏午月生，夏枯草午月便枯，正好实现阴阳交替，构思虽然巧妙，但半夏确实不是午月才生。这种说法也就没有依据了。

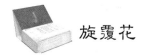

旋覆花

"诸花皆升，旋覆独降"，再联系旋覆代赭汤治疗嗳气，旋覆花的降气功能已经很明显了。《神农本草经》记载它："主结气胁下满，惊悸。除水，去五脏间寒热，补中，下气。"总的来说，可以行胸胁痰水下行。但它毕竟质地轻散，应该不是单纯的下降，和葶苈子的直泄不同。它的味综合起来是苦、辛、咸。咸当然是降下的，苦、辛就有发散的作用，所以风寒咳嗽常配用它。《本草正义》："旋覆花，其主治当以泄散风寒，疏通脉络为专主……以治风寒喘嗽，寒饮渍肺，最是正法。"可见它有一举两得的作用，既能祛痰，又能宣散风寒，感冒后常遗留咳嗽，而且比较缠绵难愈，有时十天半月才能好，可能是因为大部分宣肺药物对无形之气有作用，对有形之痰力度不够，感冒是外邪侵袭肌表及肺，往往影响肺的通调水道功能而形成痰饮，所以感冒好了咳嗽还不断，即使不吐痰也应该有隐藏的痰饮，不然怎么解释宣肺止咳的药物效果这么慢呢，余国俊先生力挺金沸草散治疗咳嗽，照原方试验果然很有效，可能就因为它既能宣肺，又能祛除痰饮。正因为它降中有散，好像和胸胁特别有亲和力，葶苈子是直降，顾及不到两胁，而旋覆花靠着散力，就把药力作用到了两侧胸胁，两侧及前胸都达到了。

《金匮要略》的肝着汤，治"其人常欲蹈其胸上"，是邪结在胸壁，它和新绛一个散痰饮，一个散血分之瘀；《温病条辨》中的香附旋覆花汤是治疗胁痛之类的疾病，吴鞠通说："此因时令之邪，与里水新搏，其根不固，不必用十枣汤之太峻"，可见他把本方用于十枣汤证之较轻者，能够泻胸胁的水饮。在经方中有葶苈大枣泻肺汤和十枣汤都能泻水，但前者是泻肺的水，以呼吸系统的咳喘为主，如喘不得卧、胸满胀、鼻塞、清涕出、不闻香臭酸辛等；后者是泻胸胁之水，以胁痛为主，如咳唾引胸胁痛、心下痞硬、胸背掣痛不得息等。旋覆花好像能兼具这两种作用，既善治痰饮阻肺的咳喘，又善治饮停胁下的胁痛。虽然作用不如前两个方子力度大，但比较安全平和。前两个方子在表邪未解时不能用，旋覆花就不忌于表证。因旋覆花味咸，它又能够治疗比较黏的痰，《名医别录》载："消胸上痰结，唾如胶漆，心胁痰水。"有咸味的药物不少，像海浮石等都能治疗老痰，但是咸味还兼有苦辛的就不多了，咸能软，只是把痰结软化或稀释，进一步的排出就要靠苦辛之味了。总之，既能辛散又能润降或许就是旋覆花的特点。

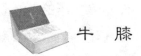

牛　膝

牛膝能够下行，常被归结为引火下行、引血下行、引药下行。这里首先讨论一下引火下行，因为肉桂也能引火下行，从字面上看没什么区别，但其内涵大不相同。肉桂用于真阳上浮的情况，靠肉桂把阳气引回到下焦收藏起来，牛膝虽然也用于虚火上炎，如口疮、咽痛等，但不是主要方面，它主要把火引到身体下部起疏通作用。火具有开破作用，可以用来疏通结滞不通，但它的本性是炎上，对下部的瘀滞难以起效。大部分性下行的药物只是向下沉降，缺乏开通的能力，只有牛膝能向下疏通，它是把火搬运到下部进行疏通，当然火的作用方向仍旧是向上。刘潜江说："唯此本木火之宣，成于金之降，以归水而致其顺下之用……是其顺下为功，原不离乎木火之化。"可见即使它性善下行，在下面还是起的木火的作用。如果没有木火作用，只有下降的金水的话（只有阴，没有阳），一些瘀滞是通不开的。所以牛膝的特点可以概括为：金水之中含有木火。外阴内阳，凡是阳气在里面含着的都有疏通作用，因为外阴内阳正好组成坎卦，坎为通（在麦冬篇讨论过），反过来说，从牛膝善通可以推断它肯定含有阳气。在《本草纲目》中有这么一句话："牛膝所主之病，大抵得酒则能补肝肾，生用则能去恶血。"（《本草备要》等许多文献也有类似的论述）这里有个奇怪的地方，虽说是药物都有生行熟补的性质，但没有用酒炮制后善补的，因为酒善通行。用它的目的就是增加运行能力，一般药物都是用酒以后行的更快了，这里为什么反而变成补性了呢，我试着强做一下解释：牛膝是阴中含阳，阳不如阴稳定，耗散比较快，用酒以后加速了它的耗散，最后只剩下阴，所以表现为补养作用。总之引火下行就是阴带领阳下行，让阳在下面起作用。引血下行可以分为两方面，一是针对瘀血阻滞、妇人经闭、产后诸疾等，实际上就是活血下行；二是针对张锡纯所说的"脑充血"，他说："然《别录》又谓其除脑中痛，时珍又谓其治口疮齿痛者何也？盖此等证，皆因其气血随火热上升所致，重用牛膝引其气血下行，并能引其浮越之火下行，是以能愈也。愚因悟得此理,用以治脑充血证"。至于引药下行并没有什么深意，只是古人偶有提及，如朱丹溪曰："牛膝，能引诸药下行，筋骨痛风在下者，宜加用之。"

　　牛膝可以治疗小便不利，古人记载的小便不利往往不好区分是尿生成的量少还是尿道不通畅，那么牛膝是治疗的哪种小便不利呢？应该说两种都有，比如济生肾气丸里面有牛膝和车前子，这里牛膝可能是帮助生成尿的，古人说它理膀胱气化迟难；《本草通玄》谓："按五淋诸证，极难见效，惟牛膝一两，入乳香少许煎服，连进数剂即安，性主下行，且能滑窍。"这里无疑是针对尿道不通的。

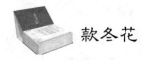

款冬花

有人说一般的花都是采摘的，而要获取款冬花则需要挖掘，而且是在冬天挖，10月下旬至12月下旬在花未出土时采挖，摘取花蕾。可见款冬花是非常与众不同的，它可以在冰天雪地中开放，很明显是禀受阳气充足，不畏阴寒。进入人体也就可以散寒宣肺以治疗咳喘。《本草正义》说："款冬花，主肺病，能开泄郁结，定逆止喘，专主咳嗽……于寒束肺金之饮邪喘嗽最宜。"但这样一来款冬花的作用就仅是辛温宣散了，与麻黄、细辛等药物相比，看不出什么特点。其实以温散寒只是款冬花功效的一部分，款冬花治疗的疾病远远不限于寒邪束肺，《药性论》说："主疗肺气心促，急热乏劳，咳连连不绝，涕唾稠黏，治肺痿肺痈吐脓。"可以看出对于肺热也不忌用款冬花。那么这味寒热皆宜的药物作用机制是什么呢，如果说因为它不畏严寒所以能散寒；又因为它在冬季禀受阴气充足所以能治肺热，这样解释就太支离了。

《黄帝内经》中有一个基调就是反复强调天气和地气的关系，如地气上为云，天气下为雨之类的。我们知道天气和地气不断交流才能保持健康，一些肺系的疾病往往都是由于天气不降，气机也是"礼尚往来"的，地气一看天气不下来了，干脆我也不上去。这样一来上下就产生了隔阂，痞塞不通了。在先秦诸国中常常有交换人质的现象，两个国君互相把自己的儿子送给对方，以打破僵局而保持两国的友好关系。就像阴阳鱼一样，单纯把一团阴气和一团阳气放在一起是不会运转的，只有阴中放上阳眼，阳中放上阴眼，这个阴阳鱼才会周流不息。一些咳喘疾病也是上焦阳气壅滞，下焦阴气壅滞，机体的气机转不起来了。需要用药物打破这种僵局，我们既可以让上焦的阳气先下来，用桑白皮、百合之类的药物；也可以让下焦的阴气先上去，这就要用款冬花。阴气本来是亲下的，怎么才能逆流而上呢，当然是靠载体，必须是阳气先透出，然后带领阴气上升。款冬花能在至阴之中透出至阳，无疑是非常合适的。它能带着阴气上行入阳以充当鱼眼。上焦一看下焦的人质来了，自己也派人下去吧，它的下行无疑是靠阴气先行，阴气带领阳气下降，和下焦的阳领阴升正好是对称的。这样一来上下隔阂的僵局就打破了，天气下降，咳喘自然平息。所以款冬花是以升为手段，最终达到降气的目的。缪希雍说它"阴中含阳，降也"可能也是这个意思。不然的话，阴中含阳正好对应于少阳，怎么会是降呢。

在《济生方》中有个方子叫百花膏，是款冬花和百合的配伍，治疗喘嗽不已，或痰中带血。这里用百合益天气之阴，然后带领阳气下降；款冬花益地气之阳，以带领阴气上升。配合非常巧妙，它还有个变化方，即加乌梅，名加味百花膏。乌梅是一味入厥阴的药物，一阴为独使，所以这里乌梅起到使节的作用，为天气地气做绍介。总之，款冬花治疗咳喘既不是因为它抵抗严寒而性善温升，也不是因为它禀受阴气充足而寒凉下降。是因为它阳引阴出以交通阴阳。刘潜江说："不可谓其独能治热，亦不可谓其不治热也。试观诸方用寒药治嗽与用温药治嗽者皆取之，则其义可知。"应该注意款冬花毕竟是偏温的，常配伍一些偏凉的药以达到平衡，如上面提到的百花膏。

麻黄也是由下向上升达，但麻黄比较轻健，只是阳气独自运行，不善于载重。所以麻黄是先行官，比较善战但不带粮草，外邪束表犯肺，用麻黄去打头一阵。款冬花能在严冬的时候把花先发出来，说明它不但是阳气透出，同时还带有了阴气，花就是阴气，一般的植物都是"初开绿叶阳先倡，次发红花阴后随"（《悟真篇》中的诗句）。款冬花是先开花，因此说它是阳气带领阴气同时升出的，也可以说是带了粮草打仗，可以持久作战。正是因为它带领阴气一起上升，古人说它"虽温而不助火，可以久任"。如果只是阳气上去的话，时间长了肯定助火。另外，麻黄是秋季采药，款冬花却在入冬以后，从时令上也可以看出它更能由阴透阳。

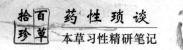

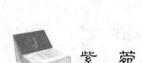

紫 菀

　　紫菀和款冬花经常配伍使用，款冬花是阴中透阳的一味升性药，那么紫菀是升是降呢？联系到它能通利大小便，应该是可以下气的。款冬花是帮助地气上升，紫菀帮助天气下降。所以《神农本草经》记载它可以治疗"咳逆上气，胸中寒热结气"。《名医别录》说它可治"咳唾脓血"。

　　下降的药物一般都是寒凉滋润，味甘或咸，紫菀却是味苦性温。看来它的下降和甘寒药是不同的。紫菀的根非常柔细，可以编成小辫，说明这味药确实滋润不燥。李时珍说它是手太阴血分药，为肺病要剂。肺是主气的，手太阴血分药是什么意思呢，这提示它不仅入肺，还与心或心包有一定的联系。我们知道天气是由心肺主管的，肺虽然主肃降，但必须火金相合才能降，因为心是君主，肺是相傅。心要正常地克制一下肺金，肺金才能正常工作，这就是不克不生。《黄帝内经》中有"毛脉合精，行气于府"的记载，一般解释为气血相合以行于血脉之中。其实也可以理解为心和肺主持上焦，只有它们配合工作，才能使气血正常运行。心肺的配合其实就是火克金的关系，不能看到相克就认为不好，肺金如果没有心火相克就会表现为肺寒金冷了，五行是不克不生。但要注意必须是少火克肺金才是健康的状态，如果是壮火刑金就是病态了，那会出现肺热叶焦，咳唾脓血，更严重的会有肢体痿躄等情况。刘潜江说："是亦心包络之真阴损而气化有伤，致火不能为金用而反以刑金也。"我们也可以这样来理解，心火虽然有防止肺冷的作用，但火需要通过心或心包里的血来给肺金加热，就像蒸馒头需要锅里有水，如果像吊炉烧饼一样干烤，那肺金肯定是受不了的。紫菀的适应证正是这种肺金被干烤的情况，它味苦辛，入心肺，又质润能益心包之血，使火不刑金。肺金自然就能下降。它虽然不如天冬、麦冬、沙参之类药物含的汁液多，但却作用到关键地方，就像机器里的机油一样，量不多却起到巨大的作用。而且肺金下降又能生血，生血又进一步防止壮火克金，这样就形成了良性循环。有时给生锈的机器上油，它可以先活动一点，动一点以后就有一个良性循环，越活动就越容易，最后豁然一下都通开了。一般滋阴药就像下雨一样，是直接补给机体下降的力量，紫菀是让肺金恢复健康，然后由它自己运转起来进行肃降。

　　上面说的是火热刑金的情况，还有一种情况是心火不旺，不能正常地温煦肺金，形成金冷肺寒的状况，这时也会表现为肺气不降而咳逆上气。用紫菀治疗也非常合适，因为它本身就是性温。可见它不论肺寒肺热都能应用。邹澍说："紫菀色紫质柔，为水与火合"，我这里粗浅地理解为既能起到水的作用，又能起到火的作用，要看肺金是寒是热而定。但物莫能两大，应该说紫菀的水和火都不太足，所以刘潜江说："虽然，兹味所主治有上之热壅而心包络之阴伤者，则宜清热为主，有下之真阴受伤而相火并于心包络者，则宜益阴为主。若肺之阴气不足而阳气益微者，则宜补虚为主，乃俾兹味投之，不致罔功也。"

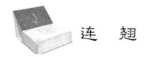

连　翘

　　连翘主寒热，鼠瘘，瘰疬，痈肿恶疮，瘿瘤，结热蛊毒，从这里基本可以看出它是一味和少阳联系密切的药物。卢之颐说："连翘，《神农本草经》所列主治是和阴阳内外而言，诚开阖之枢键也，故主热结在中，为寒热鼠瘘瘰疬。其本在脏，其末在颈腋间也……其功力与夏枯草相等。"前面我们曾经讨论了夏枯草和芍药的作用是疏理气机以后收藏（电脑整理程序以后关机），连翘在疏理气机上与它们是相同的。不同的是夏枯草是当夏季枯萎，连翘是秋季成熟的果实，所以连翘的收藏是自然从容的，

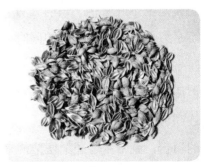

⚫连翘饮片

不像夏枯草那样强收。虽然连翘辛凉对应于秋气，它还是以芬芳解郁为主要作用。它的性凉是解热用的，不是用来敛降，因此如果也用电脑来比喻一下连翘的话，它就是整理完程序以后没有关机，连翘总的趋势就是疏理疏散。

张锡纯认为连翘有发汗的作用，虽然不是特别猛烈，但是很绵长。并且认为它善理肝气，说有一个妇女在辨证用药的基础上，"每剂加连翘四钱……其家人谓媪从前最易愤怒，自服此药后不但病愈，而愤怒全无"。为什么会有这种情况呢，我们来比较一下这三味药物，夏枯草能够散结，但它是以收藏为目的的，散了以后马上就收了，所以对肝阳过亢合适，对肝气郁滞就不太恰当（肝气郁滞只需要疏通，不需要收敛）；芍药也是疏理气机以后要收的（总的来说芍药属阴），而且芍药不能散结，只能对无形之气起作用，这样就疏肝来说，明显不如连翘力度大（连翘连瘰疬、瘿瘤都能散开，更不用说无形之气了）。因此三味药物中，平肝作用最强的是夏枯草，疏肝作用最强的是连翘，芍药是介于二者之间的药物（既不能像夏枯草一样强制收藏，也不能像连翘一样疏散有形的结滞）。

总的来说不能把连翘的作用局限于疏散风热，由于成药"双黄连"的宣传作用，连翘简直成了治疗上呼吸道感染的专药了。其实它的特长是散诸经血结气聚，特别是肝胆经的结滞。王好古谓其："与柴胡同功，但分气血之异尔""治气闭火炎，耳聋浑浑"。常有些病人描述头胀面热，耳朵堵的慌，恨不得能在头上扎个眼把气放出去，这可能就是王好古说的"气闭火炎"，很明显是由于肝气往上顶的太厉害了，用龙骨、牡蛎、石决明硬向下压制当然不是好办法，应该平肝的同时往上疏散，其实病人的主观感觉有时就能指导医生治疗，病人想在头上扎个眼放气，我们就可以用些风药，把气放出去，但用羌、防、柴等风药又会有风火相煽的顾虑，弄不好会加重病情，这时用连翘应该是一个不错的选择，因为它疏肝的同时又辛凉散火。胆经郁热造成的口苦，就常用连翘配伍柴胡来治疗。

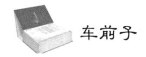

车前子

　　一般说来利水的药物都有升清降浊的作用，如茯苓、泽泻、车前子等，只是侧重点不同，泽泻以降浊为主，车前子以升清为主。为什么这么说呢，是从它们对眼睛的作用推论出的。泽泻久服令人目盲，说明它降泄精气；而车前子有明目的作用，说明它能输精于目。这就看出了二者的不同。水饮泛于心下可以引起心下水痞，继续往上行可以引起水饮眩冒，这都能用泽泻来治疗，因为泽泻是挺水植物，它生活在水中，为了不被水淹死，要拼命地往上挺，像白素贞水漫金山一样，法海要对付这些水，首先是让金山不断往上长，这就是升清，但光靠往上长还解决不了根本问题，他还要想办法把水排下去，这是降浊，升清和降浊看似两方面，其实目的都是为了避免受淹。所以泽泻治疗的水可以用《尚书》中的一个经典句子来表明："汤汤洪水方割，荡荡怀山襄陵，浩浩滔天。"

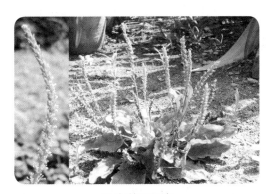

🌀 车前子原态

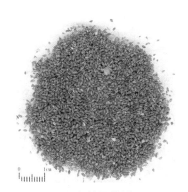

🌀 车前子药材

　　那么车前子治疗的是什么水呢，不是这种汤汤洪水，它是下焦清浊不分，导致小便不利，也就是水在下面不能流动了。《神农本草经》记载它："主气癃、止痛，利水道小便，除湿痹"，看起来是下焦气化不利，导致了气癃。卢之颐说它"行肝之用，肝之气分药也，利而不泻，故益精，用壮气化。"可见它是一味帮助肝气疏泄的药物，和桂枝在五苓散中的作用类似，能够协助气化，使木之清气上升，浊气自然下降，从而起到利小便的作用。

这里要探讨一下车前子治疗泄泻的问题，我们对车前子治愈欧阳修腹泻的故事已经很熟悉了。《苏沈良方》载："欧阳公尝得暴下病，国医不能治，夫人买市人药一帖，进之而愈，力叩其方，则车前子一味为末，米饮服二钱匕。"一般常把这种治疗叫做利小便而实大便（这种说法始于何人何时不得而知）。有人更简化地理解一下就成了：小便把水都排出去，大便里面水自然就少，也就不泄泻了。这样理解恐怕有些过于粗浅，如果反问一下，泽泻也能利小便为什么不治疗泄泻呢，就不能自圆其说了。其实泄泻不是因为尿少造成的，经常可以见到那么多水肿尿少的病人，泄泻的却很少。泄泻的真正原因是下焦的清浊混淆，《黄帝内经》中说："清气在下，则生飧泄。"车前子能够升肝木之清气，清气一升达，浊气自然下走，清浊分离以后，泄泻存在的原因去除了，自然不泻。可见清浊并不是指的小便和大便，其实小便和大便都是浊，小便虽然较大便清，但也只能算浊中之清，升上去能明目的精气才是真正的清。如果把小便当成清气，大便当成浊气，无疑就会导致"利小便而实大便"的错误理解，如李时珍这样的明哲都认为"水道利则清浊分，而谷藏自止矣。"这里很明显是把水道当成清，谷道当成浊，可能也算是智者千虑之一失吧，如果把李时珍的前半句颠倒过来说的话，就比较合理了："清浊分则水道利"，意思是说清气升达以后，浊气就会通过水道而利，这也正是车前子的治疗作用。泽泻治疗的是上泛之水，和泄泻关系不大。可见车前子和泽泻虽然都能利水，在机制上却存在很大的不同。

怎么知道车前子能升肝气呢？除了上面说的明目以外，还可以有其他解释，车前子有个别名叫当道，即好生道旁，任牛马践踏而不死，可见它生命很顽强，富有生生之气，这种生生之气自然就是肝的生发之气。

车前子又有固精气的说法，一般解释为下焦有两窍，一窍通水，一窍通精，二窍不并开，车前子通水窍，水窍开则精窍闭，所以能固精气而无漏泄。其实车前子哪有这么高的智商还能区分水窍和精窍，它之所以只泄水不泄精，是因为精和水闭藏的深度不同，精是不能轻易散失的，所以机体把它保存在很深的层次，一般的疏泄涉及不到它。就好像水窍外面只设了一道锁，而精窍却是加了层层保险，车前子想撬也撬不开它。因此，车前子总基调应该还是卢之颐说的"肝之气分药"，以疏利为主，补益作用恐怕不大，虽然五子衍宗丸用了车前子，但正像《本草新编》中说的："因枸杞、覆盆过于动阳，菟丝、五味子过于涩精，故用车前以小利之。用通于闭之中，用泻于补之内，始能利水而不耗气。"可见车前子在该方中的作用仍然是通泄。

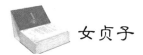

女贞子

　　女贞子也是一种凌冬不凋的植物，我们曾经讨论过，冬日不凋的植物有两类，一是阳气非常充足，能够抵抗得住阴寒，如松树就是；二是阴气充足，冬季对于它来说也是春季，如麦冬、女贞子都是这种情况。所以女贞子能补益肝肾之阴，乌发明目。地黄也是滋阴的重要药物，但地黄是一种收藏之阴，女贞子是一种贞定之阴。地黄给人的感觉是什么东西都往家里敛，女贞子是宠辱不惊，淡泊名利。

　　历代文献对女贞子的论述不多，唯有邹澍独具慧眼，从女贞树能够放养蜡虫的特点中发现了玄机。其大意是：一般的树木都怕虫类侵袭，被虫啃咬之后大部分都会枯萎，但女贞子则能任蜡虫蠹蚀（女贞树是放养蜡虫的主要作物，中国古代有两种蜡，一种是黄蜡，即蜂蜡；另一种是白蜡，即蜡虫产生的），仍然不耽误它开花结果，只需停放三年，又会完好如初，对虫子毫不畏惧。因此他在《本经续疏》中论述说："女者，如也。贞者，定也。精定，不动惑也。定于中而不动惑于外，犹之湛然朗照之中，自有道以御夫物，任物之奔驰变幻而无容心焉，则所耗不能敌其所生，病虽百变，不能为人大害。"可见女贞子有一种不为外物所惑的特性，抗干扰能力特别强，并且蜡虫从它身上吸取养分以后能够产出白蜡，也表现出这种树木富含阴精。所以在火热侵蚀阴精的时候，可以用女贞子来对治。但要注意女贞子虽然贞定，不等于是呆板不动，它凌冬不凋，没有一个明显的收藏之象，因此它的阴气不是只待在肾不动的，而是可以由肾至肺，输阴精于上下，这从它乌发明目的作用可以看出来，熟地黄虽然也有乌发的作用，却不善于输精上行，因此乌须发不是熟地黄的特长。不像女贞子、墨旱莲简直就是乌发的专药。

墨旱莲不见于《神农本草经》，它最早可能就是以乌发剂的面目出现的，据说本品入药首载于《千金月令》，名金陵草。原书中有金陵煎，由金陵草、生姜、白蜜组成，功效"益髭发，变白为黑，其效神速"。女贞子和墨旱莲常在一起组成二至丸，它们的功效很近似，如果要找区别的话，似乎墨旱莲清热作用强一些，女贞子补益作用强一些。因为墨旱莲还能够清热凉血，治疗血痢、血尿等，而女贞子的明目作用是墨旱莲没有的。至于为什么叫二至丸，我实在看不出什么深意，猛一看这个方子以两个很重要的节气命名，会不会有些阴阳互补对称的意思，但这里确实找不出一阴生与一阳生之间的配合。分别在冬至和夏至采收，可能仅仅是因为它们成熟的季节在那个时候，就是说即使女贞子不配伍墨旱莲它也是要在冬至前后采收，墨旱莲也是一样，它是一年生草本植物，在夏至前后应该是它最旺盛的时候。

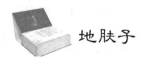

地肤子

地肤子可以清热利湿，祛风止痒。用于小便涩痛、风疹、湿疹、皮肤瘙痒。小便不利和皮肤瘙痒之间有什么联系吗？不难看出它们都和足太阳膀胱经有关系，太阳主表，如果膀胱中有湿热，不仅会造成小便淋涩，也会影响到太阳所主之表，使皮肤中也产生湿热。所以地肤子应该以除膀胱经湿热为专长，由于它味苦性寒，可以清热利湿，治疗膀胱湿热引起的小便不利也就不足为奇了。《本草求真》说："地肤子，治淋利水，清热，功颇类于黄柏。但黄柏其味苦烈，此则味苦而甘，黄柏大泻膀胱湿热，此则其力稍逊。凡小便因热而见频数，及或不禁，用此苦以入阴，寒以胜热，而使湿热尽从小便而出也。"

而黄柏不能外达皮肤,《名医别录》记载地肤子:"去皮肤中热气"。能不能治疗皮肤疾患或许就是地肤子与黄柏的区别。这里的皮肤中热气应该是从膀胱发出来的,足太阳膀胱经主开,膀胱中有湿热,可能会随着它的开达把湿热散到皮肤中,黄柏没有散性,它只能把大本营的湿热祛掉,已经流窜在外的邪气,黄柏就无能为力了。地肤子为什么可以呢?地肤子又名扫帚子,它的植株可以用来做扫帚,古人说它去根寸许而即分枝,且茎叶周遭而出,层拥而上,很明显有一种散开之象。因此它不仅可以在膀胱清利湿热,还可以追踪流窜到体表的湿热。

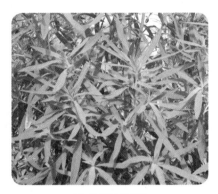

☯ 地肤子原态

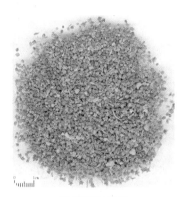

☯ 地肤子饮片

地肤子不仅能达于体表,还能治疗头目的疾病,《圣济总录》中治雷头风肿用地肤子,同生姜研烂,热酒冲服,取汗愈。《太平圣惠方》地肤子散治肝虚目昏,用地肤子、生地黄为散,空心以温酒调下,这都说明地肤子可以上行宣散,卢之颐说:"地肤子能使人身生气敷布在表,有宣义,有开义,当入太阳,太阳为开故也。"

地肤子又不是纯开散,它是阴清而阳开,通过祛膀胱湿热而起到达阳的作用。卢复说:"故地肤之功,上治头而聪耳明目,下入膀胱而利水去疝,外去皮肤热气而令润泽,服之病去,必小水通长,为外征也。"《医学衷中参西录》中有宣阳汤和济阴汤,分别治疗阳虚气弱和阴虚血亏引起的小便不利,这两个方子中共同的药物只有地肤子。《神农本草经》中也是首先记载了它"主膀胱热,利小便"。可以看出地肤子的主要作用位点还是在膀胱,膀胱受到湿热后会影响其气化功能，或者造成太阳不开，或者虽然能开，却带出了许多湿热之邪，对机体其他部位造成不利。这时用地肤子可以起到三个方面的作用：一是直接清利湿热，祛除致病的根本，湿热消失以后阳气自能发越；二是可以协助太阳开发，使机体生气敷布（第一条是解除阳气的束缚，这里是给阳气以资助）；三是可以追捕流亡在外的湿热。后面两点可以说是它和黄柏的区别。

菟丝子

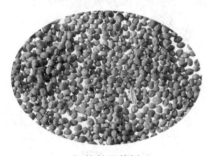

菟丝子药材

菟丝子是一种寄生植物，它本身不合成养分，靠吸取其他植物的营养生活，如果拿社会现象来作比喻的话，它类似不劳而获的剥削阶级。剥削阶级凭借什么剥削呢，当然是土地或资金等固定的东西，靠这些东西来吸取劳动力，如果把资金和劳动力按照阴阳来分一下类的话，当然资金是实实在在的，属于阴；劳动力是活动的，无形的，属于阳。所以说资本家剥削工人实际上是一种以阴吸阳之象。菟丝子也是这样，它本身含有阴气比较多，然后凭借这个资本去吸取宿主的阳气，阴阳相合以后当然是阳生阴长，植株逐渐长大。为什么宿主的阳气能被它吸走呢，因为它阴气充足，卢之颐说菟丝子："设内无阴，则纤微之物安能受气以生"，就是说菟丝子虽然微小，却含有丰富的阴气。

《太平惠民和剂局方》中有个方子叫茯菟丸，由菟丝子、茯苓、石莲子组成，能够养心补肾，固精止遗。

治疗心肾俱虚、真阳不固、溺有余沥、小便白浊、梦寐频泄等。这个方子的配伍很巧妙，菟丝子在肾以阴吸阳，茯苓在心以阳吸阴，让心肾互利合作，再加上莲子补脾作为媒婆运转中焦，很明显可以交通心肾，和交泰丸相比显得更王道，能够久服无弊。这个是在心肾范围内交通阴阳，还有一个方子在肾内部交通阴阳，即玄菟丸，出自《侣山堂类辩》，用来潜消痘毒，对痘毒的病机我们不太熟悉，但即使只分析这两味药物的作用也会发现配伍的巧妙。这两味药物都是补肾的，性质却是一阴一阳，玄参不像地黄，它可以由阴出阳，是枢机之药，玄参是侧重于阴出，菟丝子则是侧重于阳入，从这个角度来说，它们是在肾内部调整阴阳出入，虽然现在天花不见了，完全可以把这个方子借用到别的疾病。

　　总的来说，菟丝子作用虽多，只要知道它是由阴吸阳就算抓住了主线。当然菟丝子在生长中是以阴吸阳，并不等于在体内也是以阴吸阳，说不定到体内由于环境的改变而变成了由阴吐阳，以前论述茯苓时说过，药物在体内的气化就是一个可逆反应，平衡点有时会向分解方向移动，有时会向合成方向移动，一般是取决于病机和方剂的配伍。其实这也不影响对它的理解，比如茯菟丸中，如果菟丝子是由阴吐阳，那么茯苓就是由阳吐阴，还是交通阴阳，互通有无。

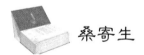

桑寄生

　　桑寄生和菟丝子有些类似，也是寄生植物，我们前面说了，寄生植物都是剥削阶级，是以阴吸阳，那么桑寄生的作用就和菟丝子没有区别了吗，其实也不是，古人用一药就有一药之理，很少有雷同的。

　　寄生植物包括两类，一类是全寄生，一类是半寄生。全寄生的没有叶绿素，完全靠宿主供给营养，菟丝子就属于全寄生，全寄生植物对宿主危害非常大，因为它本身不劳而获；半寄生的植物不同，它含有

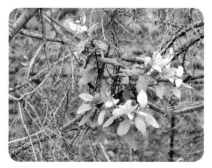

● 桑寄生原态

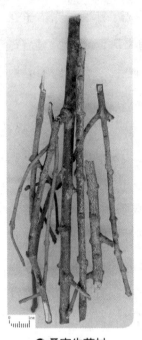

☯桑寄生药材

叶绿素，可以自己合成养分，只是从宿主吸取水分和矿物质，所以也叫"水寄生"，桑寄生就属于半寄生，这种植物对宿主危害不是特别大，在某种意义上其实可以看成是"天然嫁接"。桑树供养桑枝和桑寄生就像养育自己的孩子和侄子，并没有把桑寄生当成敌人，桑寄生也不像菟丝子那么"自私"，

拼命地剥削它的宿主。所以桑寄生的抽吸能力不如菟丝子，补肾作用也就比不上菟丝子，在现代的中药学里，桑寄生没有归类于补肾剂，而是归于祛风湿药。我们知道桑枝就是一味通利关节、治疗肢体疼痛的药物，桑寄生生长在桑枝上，可以得其气。缪希雍说："桑寄生感桑之精气而生……详其主治，本于桑而抽其精英，故功用比桑尤胜。"刘潜江说："此之转化为寄生者，即以转化为优，而功懋于血脉……其功胜于桑者，故不独治风，而并疗风湿为脚腿疼痛者。"

陕西名医杜雨茂先生对桑寄生有很深的理解，曾有一篇文章介绍他运用桑寄生的独到经验，该文指出：桑寄生具走散之性，入肝而调畅气机，开通三焦。得其散性，化液而泉源不竭，虽散而津液无伤，最能推动气化，复原升降，是以三焦不通诸疾，用之辄效。若气血亏虚者，常合八珍汤；气机郁滞者，每伍逍遥散。因桑寄生可通达四末，杜先生常用之作为引经之药，以治疗四肢末梢神经炎。另外还认为它有较强的利尿作用，用来治疗肾病及心力衰竭引起的水肿。原文还有许多精彩之处，不能一一摘录，总的精神是桑寄生以疏通为主，然后有补肾作用。能补肾或许就是它和桑枝的区别，因为它毕竟是寄生类植物。《神农本草经》记载："主腰痛，小儿背强，痈肿，安胎，充肌肤，坚发齿，长须眉。"从这里可以看出，前半部分表明它能够通，后半部分表明它能够补。独活寄生汤用它可以说是一物两用，既能通经络，又能补肝肾。

桑寄生既然善通，为什么还能安胎呢？菟丝子也能安胎，而且张锡纯通过实践得出菟丝子安胎作用最强的结论。既然这两种药物都能安胎，看来是和它们都属于寄生植物有关系。其实胎儿也是寄生的，他本身不吃饭，只能靠母亲提供营养，可以说与寄生植物非常相像。由于同气相求的原因，寄生类植物能安胎也就成了顺理成章的事了。

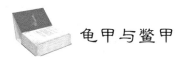

龟甲与鳖甲

龟和鳖都属于爬行纲龟鳖目，它们的外形很像，很多人甚至不会区分。而且龟甲和鳖甲功效也很接近，都是滋阴的常用药物，但如果把二味进行比较的话，又可以分出阴阳，其中龟甲偏阴，鳖甲偏阳。二者都是骨质的药物，骨属肾水，有坚冰之象，所以都能潜藏入肾，以补肾阴。龟上下都有甲，只露出四肢、头尾，可见它封固得很严实，所以是阴中之阴。鳖只有上甲没有下甲，当然我们也不知道龟和鳖为什么分别进化成这样，但却可以这样来理解它们的区别：龟像冻得很结实的一块坚冰，鳖像很久很久以前也是一块坚冰的，但因为它的秉性属阴中之阳，阳气要破阴而出，也就是要融化坚冰，在进化过程中逐渐把下面的一半冰融化掉了，所以变成只有上甲，并且我们知道鳖甲的四周有裙边，质地比较柔软，这就像是冰水混合物，介于冰和水之间，是将要融化还没完全融化的状态。由阴转阳在机体脏腑中正

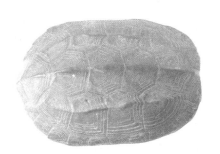

龟　甲

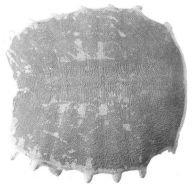

鳖　甲

好对应的是肝胆,所以鳖甲色青入肝,主劳疟寒热,胁下癥瘕等。龟甲在《神农本草经》中也"破癥瘕",但在后世的应用较少,主要还是用它来补肾滋阴,治疗腰痛、骨痿、阴虚风动、小儿囟门不合等。其实三甲(龟甲、鳖甲、牡蛎)都能破瘕软坚,它们的共同原理是因为三者都是味咸质硬,而鳖甲破癥瘕又有它独到之处,即阴中出阳,无形之阳能把有形之阴融化掉,就像它的下甲逐渐退化一样。正是因为阳要摆脱阴的束缚,破阴而出,和少阳和厥阴的关系比较相近,所以它更善于治疗肝胆疾患造成的胁下痞坚,如治疗疟母的鳖甲煎丸就是鳖甲用量独重。

吴鞠通有个名方青蒿鳖甲汤,治疗邪热内伏证,表现为夜热早凉,热退无汗,舌红少苔,脉数。这里需要注意的是热退无汗,邪热折腾一晚上以后,并没有通过体表出去,它又退缩到阴分潜藏起来了。一般的药物还入不了那么深,接触不到邪热,所以选择了鳖甲,能够潜入阴分以逐邪,为什么不用龟甲呢,龟甲入而不能出,虽然也很深入,能够接触到邪热了,但和邪热一起潜伏下来,那样就更麻烦了。鳖甲就能直入阴分,同时又由阴出阳,搜捕到邪热以后把它往外拉,但鳖甲达表的能力还是不行,因此要进行接力赛,把邪热交给青蒿,青蒿芳香清热透达,进一步引邪从体表透出。就是吴瑭说的:"此方有先入后出之妙,青蒿不能直入阴分,有鳖甲之领入也;鳖甲不能独出阳分,有青蒿之领出也。"总的来说鳖甲偏刚,龟甲偏柔。鳖甲在滋补的同时有祛邪的功能,阴虚而有邪热的,都要用鳖甲,龟甲只用于纯虚无邪的情况。

我们再通过龟和鳖生活习性的不同来比较二味药物,龟的习性喜阴,最喜欢待在墙角等暗无天日的地方,把它放在地上,它准往沙发底下、床下爬;要是把它放在室外,它会尽量躲在阳光少的地方,不喜欢待在明亮的地方。鳖的习性是喜阳怕阴,喜温怕寒。它不怕光,夜间有手电筒照它都不会逃离。鳖一般喜欢生活在阳光充足、通气较好的环境中,尤其是晴天丽日时,它喜欢在阳光下晒背,进行日光浴,直到背甲上水份干涸为止,俗称"晒壳",每天进行 2 ～ 3 小时,在环境安静而无危险感觉时,晒壳时间更长。它的这一生活习性在众多喜欢生活在阴暗、凉爽、潮湿环境的两栖爬行动物中显得很是特别。经验证明，自然环境中凡植物茂密的水域或藕叶等水生植物满塘的水中是很少有鳖的，甚至时常发现鳖向它处迁徙的现象。乌龟性情温和，相互间无咬斗；鳖就不同了，常常相互撕咬，如果大小不同规格的鳖混养在同一池中，同类可互相残食。这种种习性都证明了龟与鳖偏阴偏阳的不同。

我们这里论述了龟甲为阴中之阴，鳖甲为阴中之阳，但朱丹溪认为龟甲是"阴中阳也"，怎么来理解呢？龟为真武大帝，居于北方，即后天卦的坎卦位置，坎为两阳夹一阴，从这个角度来说，龟甲是阴中含阳，但这里突出的是阳气的潜藏，阳气正藏在里面休眠，没有发用，所以表现出寒冷的水象。鳖甲入肝胆，对应于东方的震卦，震是下面的阳气要努力破掉上面的坚冰，以转冬为春。因此龟甲与鳖甲虽然都是阴中含有阳气，但其阳气的状态和位置是不同的，这也造就了它们药性的不同。

与龟甲经常搭配的还有鹿角，古人说龟首常藏向腹，能通任脉，故取其甲补心补肾补血，皆以养阴也；鹿鼻常反向尾，能通督脉，故取其角以补命门补精补气，皆以养阳也。前面说了龟甲是将坎中的一阳收敛入内，那么鹿角的作用正好相反，它也是阴中含阳，不过突出的是将阳外放，这从它的生长速度可以看出来，古人做过计算，鹿角一日夜能长数两，没有其他动物的骨头能长这么快。我们知道骨是通于肾的，骨头能长这么快，说明是肾中精气通过督脉顶到头顶上并且放出来了。乌龟是以生长慢而著称的，鹿角是以生长快而著称，所以龟甲和鹿角一个是存款，一个是取款，方向正好是相反的。不过鹿角胶又和鹿角有所不同，鹿角的特性是锐意进取，如果久熬成胶，则阴阳合化而形成比较中和的气，缪希雍说："鹿角熬成白胶，则气味甘缓，能通周身之血脉，又气薄味厚，降多升少，阳中之阴也。"正因为如此，龟鹿二仙胶才可以作为滋补药方常服无弊，如果是鹿角或鹿茸长期服用的话，恐怕是没好处的，它们能透阳外出，短期内虽然表现的精力旺盛，却对身体造成透支。

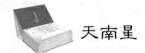

天南星

　　天南星和半夏都是天南星科的植物，功效也比较相近。一般认为天南星专主风痰，半夏专主湿痰。我们知道痹症有风寒湿痹，其中风痹善行，湿痹固着不动。所以表面看起来湿痰也是静止的，风痰是运动的，静止的痰比较顽固，活动的痰应该比较好祛除，这样半夏的豁痰作用好像比天南星要强。其实不然，《神农本草经》中半夏是有毒，天南星有大毒，可见天南星比半夏还要燥烈。那么风痰怎么理解呢？卢复说："第可平诸疾生风，不可平风生诸疾。"就是说这个风只是其他疾病产生的结果，天南星只能对产生风的原因进行干预，不能直接对风起作用。刘潜江说："南星所主治，非阴虚而阳不能化之风，乃阳虚而阴不得化之风……是阳郁之为病，非阳淫也。"这个风是由阳气郁阻造成的，由于痰结的比较紧，阻碍了阳气的运行，结果郁极生风。说天南星治疗风痰是因为它破结能力比较强，而不是说它善于息风，它辛温燥烈，绝对不适合平息肝风。既然不能平肝风，怎么还说它能治风痰呢，它是去除了产生风的条件，把结滞开破掉以后，阳气运行畅达，自然也就不会郁而生风了。

　　为什么说它治疗风痰就比半夏治疗湿痰的破结作用强呢？半夏治疗的是湿痰，像一块泥没有干，比较容易把它破开；天南星治疗的风痰已经干硬了，当然需要更大的力度。半夏是以硬破软，天南星是以硬破硬，打的是恶战，所以说它有大毒，性烈于半夏。既然如此辛燥，当然不能用于阴虚的燥痰，只能用于阳虚的燥痰。也正是由于它的燥热之性才限制了其使用范围，李时珍说天南星得牛胆则不燥，所以目前基本都是使用胆南星。

　　对于天南星治疗痰核痈肿、伏梁积聚等病证比较好理解，但破伤风的方子也用到它就不太好理解了，因为破伤风有角弓反张、卧不着席等痉病的表现，而痉又是由筋脉得不到濡养引起的，用天南星这么燥烈的药物不怕加重筋脉的干枯吗？我们认为天南星用在这里只是治标，不是治本。这和它治疗中风口噤的作用相似，并不是为了祛风，只是为了开闭，无论是中风还是破伤风，往往都有口噤目瞑等表现，这些表现其实不代表风，而是代表气机的闭阻，这时用天南星开破启闭，可以起到救急的作用。

天南星和半夏的不同不仅体现在破结力度的大小上，它们还有质的不同，李中梓说："半夏辛而能守，南星辛而不能守。"我们以前讨论过半夏，形容它能战能守，能战是说它善于开破，能守是说它午月而枯，提前收藏，能够引阳入阴治疗失眠。天南星只有辛温破散，没有守藏的意思。半夏因为能守，本身就能下行，比如用它可以治疗呕逆等；天南星辛而不能守，一往直前，自身无法下行，朱丹溪说："天南星，欲其下行，以黄柏引之。"

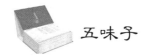

五味子

《神农本草经》中记载五味子："主益气，咳逆上气，劳伤羸瘦，补不足，强阴，益男子精。"首先突出它的益气作用，其实益气和它的收气作用是一致的，把分散的气力集中起来，就显得气比以前强壮些。补中益气汤也叫益气，和五味子的作用正好相反，一个是补充兵力，并把兵力布散开；一个是向内退守，把兵力抱成团。孙思邈说："五月常服五味子以补五脏气。遇夏月季夏之间，困乏无力，无气以动，与黄芪、人参、麦门冬，少加黄檗煎汤服，使人精神顿加，两足筋力涌出。"为什么夏季适合服用五味子呢，正是因为夏季人体之气比较松散，不然怎么会得阴暑呢，古代又没有空调，有时仅仅是乘一下凉就得了阴暑，如果是冬季，西北风吹着也不一定感寒，因为冬天人体气机比较紧凑，抱成一团而不容易被侵入。所以五味子适合在人体之气比较松散、密度较小时使用，如果气本来不散，也用五味子来收的话，无疑会导致气聚生热，有人反映用五味子上火，倒不是五味子本身有多热，而是因为它把气压缩了。

"主益气"下面紧接着说主"咳逆上气"，这个作用在仲景方中有不少应用，如我们最熟悉的小青龙汤，里面有干姜、细辛、五味子的组合（有人认为这个组合还包括半夏）。我们常解释为这是散敛结合，用干姜温肺，细辛散邪，五味子一是直接收敛以止咳喘，二是监制姜、辛以避免过散。这里再结合肺的特点来分析一下，肺的位置处在五脏的最上端，但它的用是向下的，所以说肺体阳而用阴，它之所以能够由宣散转而向下，靠的是阳中之少阴，也就是天一生水，这点阴气虽然量不多，却是肺最珍贵的东西。肺感受热邪无疑会伤及阴气，感受寒邪也会损伤这点真阴，都是邪气伤正的意思，所以治疗咳喘除了用相应的药物祛除外邪，还用点五味子照顾肺的本性，能够阳中生阴，帮助肺气完成转关，由过散的状态转而向下，然后流入肾，形成天水一气。因此说小青龙汤中用五味子不仅是治标的意思，也可以调整肺的气机以治本。当然这就看五味子和辛散药物的比例了，如果用大量的五味子，那无疑是起到了敛固的作用，只是治标，把咳喘暂时压住，容易把邪气收入体内留下宿根；如果五味子的用量明显小于辛散药，那可以认为它起到了阳中生阴的作用，是治本。

在《神农本草经》中接着"咳逆上气"的就是主"劳伤羸瘦，补不足"。其实五味子不止是在治疗咳喘时要用小量，在补益时也用不着大量，因为它的补益不像人参、黄芪，参、芪是直接给机体补充现成的气，量小可能达不到所需，五味子不能补充现成的气，它没有这个物质实力，不然的话生脉散就不用人参了，它的作用是从肺到肾顺流而下，像江河一样，发源地的水流是很小的，但是有了这点开端就会越积越大，越往下就越充沛，在途中也灌溉了其他脏器，所以说它能补不足，最后进入肾算是水流归海。陈士铎说："天一生水，原有化生之妙，不在药味之多也……盖补肾以生水难为力，补肺以生肾水易为功，五味子助人参，以收耗散之肺金，则金气坚凝，水源渊彻，自然肺气足而肾水亦足也，又何必多用五味子始能生水哉。"

这样五味子补肺以生水，到了肾应该结束了，其实不然，后面还有"强阴，益男子精"，这里的"强阴"陈修圆及邹澍都认为是治疗阳痿的意思，说明五味子不仅是由阳入阴，还能够由阴出阳。五味子是皮肉酸甘，核内苦辛，药房里面都是干货，分不出肉和核，尝一下鲜五味子就知道确实如此。因此五味子的皮肉是酸收的，核却是苦辛发破。张锡纯说："盖五味子之皮虽酸，其仁则含辛味，以仁之辛济皮之酸，自不致因过酸生弊，是以愚治劳嗽，恒将五味捣碎入煎，少佐射干，牛蒡诸药即能奏效，不必定佐以干姜也。"邹澍也有类似的论述："以其皮肉之甘酸咸，为敛五脏之气归肾，其核以苦发之，以辛窜之"。李东垣认为五味子有止渴生津的作用，如果它只是让水顺流而下的话是无法止渴的，只有津液升上去才能止渴，升上去无疑需要阳气，这也说明五味子是敛和散双向调节的，只是以酸收为主，因为核的成分不易煮出，张锡纯就强调要把五味子捣碎，其辛味才能发挥作用。

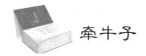

牵牛子

牵牛子能够泻气分湿热，和它对应的有大黄，能够泻血分湿热。湿邪还分气分与血分，这确实是个挺抽象的问题。需要先讨论一下气分之湿与血分之湿的形成机制。

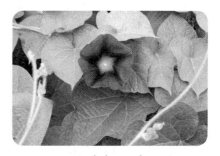

☯ 牵牛子原态

气为血之帅，就是说气在机体的气血运行中起一个带头作用，我们一般认为气的不正常有气滞和气虚两种情况，气滞和气虚都会造成血液的运行不畅。这些都是气的量发生变化，另外还有一种情况是气的质发生改变，即气由正气变成了邪气。比如有一团气逐渐由弱小发展到壮大，它可能就想脱离控制，率领它领导的血"起义"了，这时候的血并不是死血，在质地上还和血一样，只是血改换了旗帜以后就

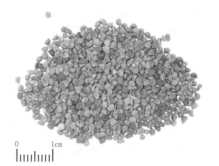

0　　1cm

❀ 牵牛子药材

143

变成湿了，这时可以把它叫做气分之湿，因为它是气领导的队伍，气在里面起到主导作用。

由于它们和机体对立，得不到机体的支持，还要受到正气的进攻，这些起义队伍的成员逐渐就会有伤亡，伤亡之后又会现出血的原形（就像孙悟空打死的妖精都会现原形），不过已经是死血了，因为队伍已经溃散，气不能当领导了，只剩下一些血的残骸，湿到了这个阶段可以叫做血分之湿。黄疸就是湿热进入血分，属于血分之湿，是气分之湿的进一步发展。因为《金匮要略·黄疸病脉证并治》中有"脾色必黄，瘀热以行"的记载，有医家就认为气分之湿与血分之湿的区别就是看黄疸的有无，如唐容川说："瘀热以行，一个瘀字，便见黄俱发于血分，凡气分之热不得称瘀……故必血分湿热乃发黄也。"这种认识是非常有道理的，我们借用一下现代医学的理论，黄疸虽然有多种原因，但都是由胆红素过高引起的，胆红素又来自于红细胞的崩解。用中医的观点来看，这些崩解的红细胞都是脱离中央领导的瘀血，它们崩解释放出了胆红素，是起义军溃败以后丢盔弃甲的表现。当然，湿热由气分入血分只是黄疸形成的一个原因，不能概括所有的发黄，如抵当汤证也发黄，却和湿热关系不大，所以本文不做讨论。

血分之湿用大黄，如茵陈蒿汤就是用大黄把这些残骸清理走。那么气分之湿为什么用牵牛子呢，气分之湿是气带领血占山为王了，气还有领导权，它们有战斗能力，大黄清理死血可以，如果让它清理这些还有活力的东西，有可能会遭到抵抗，我们来看一下《本草述》中记载的一则医案："一老者因冒雨感寒，未经发汗，至春初内热烦躁，胸膈紧满，十日不大便，用清解二剂，入口即吐其强半，加熟大黄利之，下咽即吐去殆尽。盖因痰热凝结胸膈，以治血分者，反拒而不受也，因用牵牛大黄丸缓缓服之，而大便通后乃服清气化痰药十余剂，以致渐安。"这就明显地反映出气分之湿是有活力的，负隅顽抗，想用大黄这种直接打扫战场的方法来解决是行不通的。那么牵牛子为什么能清理气分之湿呢？现代战争流行一个词叫做"斩首行动"，我们古代叫做"擒贼先擒王"，气是领头的，我先不管血，派剽悍迅疾的牵牛子直接把气击垮，血是从犯，自然也就散去了。可见牵牛子简直像个刺客一样，可以钻入到比较深的层次行动，所以李时珍说它能走精隧，在《本草纲目》中记载这样一则医案"外甥柳乔，素多酒色，病下极胀痛，二便不通，不能坐卧，立哭呻吟者七昼夜。医用通利药不效，遣人叩予，予思此乃湿热之邪在精道，壅胀隧路，病在二阴之间，故前阻小便，后阻大便，病不在大肠、膀胱也。乃用楝实、茴香、穿山甲诸药，入牵牛加倍，水煎服，一服而减，三服而平。牵牛能达右肾命门，走精隧，人所不知。"通过这两则医案我们基本可以看出牵牛子的作用特点，它是直接除掉领头的气，所以王好古说它破血中之气。总体来说，牵牛子要比大黄迅疾一些，因为气动血静。古人考虑到它性比较急，都说它大破元气，要谨慎使用。

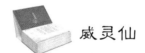

威灵仙

威灵仙归类到祛风湿药物当中，能够祛风除湿，通络止痛，在治疗肢体的风湿痹痛上很难看出它和羌活、独活等祛风湿药物有什么区别。那么它的独到之处是什么呢？可能就是《开宝本草》中的"宣通五脏，去腹内冷滞，心隔痰水，久积癥瘕，痃癖气块，膀胱宿脓恶水"，从这里可以看出，它不仅走四肢，还能对心腹五脏的痰湿癥瘕进行清理。

有时候单独通行四肢经络来祛风除湿可能疏通不开，这是因为肢体麻木、风湿痹痛仅是表面现象，我们只看到了痰湿在四肢胡作非为，没有看到它在躯体中央有后台，即朝中有人。它的后台也就是前面说的"腹内冷滞，心隔痰水，久积癥瘕"等，由于有了这些积痰的支持，使得在四肢流窜的衙内（风痰湿等）有恃无恐，对羌活、独活、桑枝等药物根本不放在眼里。这时就可以

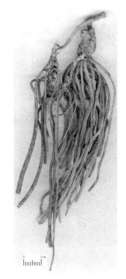

● 威灵仙药材

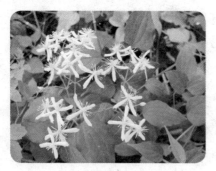

❀ 威灵仙原态

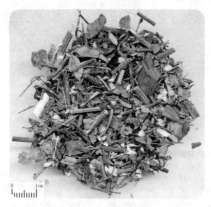

❀ 威灵仙饮片

用上威灵仙了，威灵仙的威可能有威严的意思，它不畏权贵，可比汉之董宣，宋之包拯，敢拿皇亲国戚开刀。把中央的奸邪去掉以后，四肢的痰湿就更不在话下。《证类本草》曰："威灵仙去众风，通十二经，朝服暮效，疏宣五脏冷脓宿水变病，微利不泻人。服此四肢轻捷，手足温暖，并得清凉。"这里基本把威灵仙的特点概括了，朝服暮效说明它雷厉风行，对黑暗势力绝不姑息，请注意这里的"微利不泻人"，一般祛风湿药物是不会利的，就是说其他祛风湿药不走五脏，只能在地方行使权力，对中央的奸臣根本无能为力，威灵仙能使人微利，也就证明了它能"疏宣五脏冷脓宿水"，铲除朝中奸佞。我们再来看几个方子。威灵仙散，以一味威灵仙为散，每于食前温酒调下一钱，逐日以微利为度。放杖丸，以威灵仙末为蜜丸，梧子大，温酒服八十丸，平明微利恶物如青脓胶，即是风毒积滞。可见威灵仙确实有逐下冷积的作用。所以刘潜江说它："勃然若草木之怒生，沛然若水之归壑""盖其宣木火之气以达金水之用，故善就下而之水脏诸病"。这里突出了它既有木火之气，又有金水之气。木火之气是宣通外周痰湿的，金水之气是在中央直接逐痰。

杀脏除恶仅有疾恶如仇之心还是不够的，还要有雄厚的实力，威灵仙能治疗诸骨鲠咽、脚跟骨刺等，民间有"铁脚威灵仙，骨刺软如棉"的说法，连骨头都敢碰，可见其威力之猛。所以威灵仙除了正直无私外，它还很有实力，邹澍对威灵仙总结到："是五脏者不得率尔宣通，诸风者又难迟迟责效，惟威灵仙既具贲育之勇，复有庆忌之捷。"不熟悉先秦典故的可能对这几个人不熟悉，这里的贲育是指孟贲和夏育两个人，都是力能扛鼎的人物；庆忌是吴王姬僚的儿子，这位王子非常勇猛，不少猎人和力士都愿投靠在他的门下，很可惜的是被要离刺死，临死还放过要离，是位了不起的大英雄。把威灵仙比喻成这几位人物，无疑是对它实力的充分肯定。

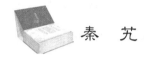

秦 艽

秦艽是中药治疗风湿痹证、关节疼痛必不可少的药物，被称为风药中之润剂，其善走四肢，无论寒热、新久痹痛都可应用。像羌活、独活治疗风湿，是靠风把湿吹干的，药性都偏燥；桑枝、桑寄生等虽然不燥，但都是直通，没有螺旋力，效率不高。秦艽就不同了，它又叫麻花艽、辫子艽，因为秦艽的根在生长时有一股拧劲，造成它长出来像麻花似的，有了这种拧劲，再通经络就和直通不同了。疏通下水道有一种特殊的工具，用一根软的弹簧样的东西连接到电钻上，打开电钻旋转起来以后，就能把劲传到曲折的地方，如果用一根直棍是起不到这样的作用的。这是它的疏通性比较高效，可以解释治疗风湿痹证。

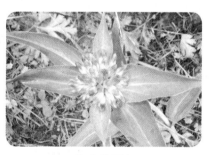

🔯 秦艽原态

无论是辫子还是麻花，都是左右交叉的，秦艽的外形既然类似这些东西，它就能交通左右，一些中风病的半身不遂、口眼歪斜等都和左右气血不能很好地交通有关（可以参考王清任对补阳还五汤的解释），所以秦艽常被用来治疗手足不遂、言语不利等病症，如大秦艽汤。

秦艽又是治疗黄疸的药物，它和龙胆草都属于龙胆科，龙胆草就能治疗黄疸，

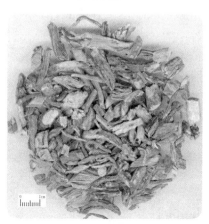

🔯 秦艽饮片

秦艽和龙胆草比较起来应该是苦寒之性较差，但疏通性比较强，黄疸是湿热结在一起形成的，所以疏散结滞比苦寒直折更重要，有时单用秦艽就能起到退黄的作用，如《海上集验方》治黄："秦艽一大两。细锉，作两贴子，以上好酒一升，每贴半升，酒绞取汁，去滓。空腹分两服，或利便止。"秦艽又是退虚热的药物，《太平圣惠方》治消渴、除烦躁，用秦艽与甘草配伍。这也证实了它润而不燥，称为风药中之润剂当之无愧。

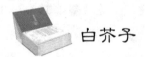

白芥子

白芥子是一味祛痰药，古人说："痰在胁下及皮里膜外，非白芥子莫能达"。可以看出它祛痰的部位与一般祛痰药不同，西医经常把疾病分为中枢性与外周性，这里我们借鉴一下这种分法，把痰也分为在中央的及在地方的。在中央的痰即五脏之痰，如肺、脾、胃之中的痰，大部分祛痰药，如半夏、天南星等，都是去除脏器之痰的；在地方的痰就是和脏器关系不大的痰，如白芥子去除的胁下之痰及皮里膜外之痰都属于这一种。胁下虽然也属于躯干，但它明显不属于躯干的中央，而是属于躯干中比较偏远的地区，一般的祛痰药达不到这个地方；白芥子最突出的特点就是除皮里膜外之痰，我们经常对这一点很疑惑，白芥子有什么癖好吗？它为什么偏偏能到达这么一个古怪的地方？其实仔细思考一下，祛除皮里膜外之痰只是说明白芥子能够到达机体最边远的地方。因为痰不可能存在于皮外，它只能在皮内，皮内紧挨着的就是膜外了，所以说痰在体内最偏远的地方就是皮里膜外，只有白芥子这么辛窜的药物能达到，治疗四肢关节麻木疼痛也是这个道理。

虽然说祛除外周之痰是白芥子的特

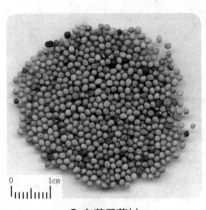

🌀白芥子药材

性，但并不等于它不能治中央之痰，应该说它既然能祛远端的痰，对近端脏器的痰就更不在话下。《本草新编》中说："或疑白芥子止能消膜膈之痰，而不能消胃肺之痰，似乎消肺之痰必须贝母，消胃之痰必须半夏也。而谁知不然……白芥子消膜膈之痰，是有痰之处无不尽消，况且肺、胃浅近之间，岂有反不能消之理。"如我们熟悉的三子养亲汤，就用它来祛肺中之痰。

其实白芥子不仅仅能祛脏器之痰，因为它辛窜走散，既能向外达到皮里膜外，向内又能够达到筋骨，如阳和汤治疗贴骨疽，就用到它，以祛除极内的寒痰。所以白芥子的作用趋势是双向的，既可以向外，又可以向内。我们看作用向外的辛散药，如麻黄，涂抹到皮肤上是没有什么感觉的，喝到体内可以发汗，这就证明了它的作用方向向外；作用向内的一些药物，如冰片、麝香，涂抹到皮肤上会有一些刺激性的感觉，所以很多外用药中都用到它们，以引药力入内，一些闭证也要用到它们开窍，同时冰片口服以后不会出汗，也证明它们作用向内。白芥子口服后既有发汗的作用，同时涂在皮肤上又能引起发疱。就证明了它既能发外，又能入内，来回运动，就像巡逻的保安一样，发现坏人（痰湿）就去处理。所以古人常用"搜剔"一词来表达它的作用，如《本草求真》曰："白芥子专入肺。气味辛温……得此辛温以为搜剔，则内外宣通，而无阻隔窠囊留滞之患矣。是以咳嗽反胃，痹木脚气，筋骨痛毒肿痛，因于痰气阻塞，法当用温用散者，无不藉此以为宣通。"

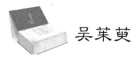

吴茱萸

吴茱萸色青绿，很明显是一味入肝经的药物，能够疏通肝木。疏肝补肝的药物有很多，如柴胡、桂枝、黄芪等都是顺从肝木的上达之性的，吴茱萸的特点是能够除掉有形的湿浊阻碍。

柴胡、黄芪对肝的作用是：肝的气机并没有受到阻碍，只是由于自己运行力量不足，造成肝气郁滞或肝气不升，用柴胡或黄芪给肝加一把劲，肝就

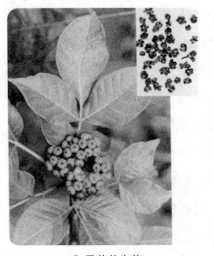

🍂 吴茱萸生药

运行开了。用吴茱萸的情况是：浊阴占据清阳之位，导致清阳不能生化，就像大石块压住了小树苗，仅仅给树苗加点能量，它还是力不从心，不如用吴茱萸的开破之性把石块撬开。

吴茱萸有下气的作用，可能并不是因为它本身性下行，而是气机流通的表现，湿浊阻于胸腹，气机不能周流可能导致阴气壅于下，阳气淫于上。阴气壅于下可以形成脚气、下腹阴冷等下寒表现，同时阳气不能下归而浮于上会导致目赤、牙痛、口舌生疮、嘈杂、反酸等症状。用吴茱萸开破湿浊滞气，中焦通畅，阳气自然得以下行。从而表现出下气作用。所以对吴茱萸的下气及引火下行也应具体分析，如果在中焦没有寒湿的情况下就用吴茱萸治疗目赤、牙痛、口舌生疮，这种辛温走散之性未必适合。

吴茱萸也可以和附子、肉桂一样回阳，但其主治中强调有湿邪，善治寒湿，包括湿热也能治。湿热当然以黄连等清热燥湿药为首选，用吴茱萸有"以热治热"之嫌。不过黄连缺乏开破疏通之性，只有和吴茱萸配伍才能事半功倍。而且湿热并不是真阳有余，它也是真阳不足，用吴茱萸补充阳气也有利于湿热的祛除。

吴茱萸破湿浊并不局限于胸腹部，还可以包括经络中的湿痰瘀血，所以《神农本草经》记载它可以除湿血痹，逐风邪，开腠理。吴茱萸和半夏、射干都有开破之性，可以冲开痰浊的黏滞，但作用方向不同，半夏与射干都属金，类似于斧子的劈劲，吴茱萸属木火，是向上的钻劲，所以能够逐风邪，开腠理。我们体会金和木的区别，金虽然开破痰浊，但对经络也是破坏性的，有可能砍断经络，服用生半夏可引起口舌肿胀就是证明；木的开破就不同了，它不但不会砍断经络，反而还能疏通经络，所以吴茱萸除了能破痰湿外，还能治疗各种痹。

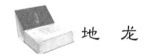

地 龙

地龙性寒，味咸。能清热定惊，通络、平喘，利尿；用于高热神昏惊痫抽搐、关节麻痹、肢体麻木、半身不遂、肺热喘咳、尿少水肿等。一般认为地龙是水土合德而成，它吃土便土，行动迟缓，说明有土德；同时因为性寒，能自化为水，说明它质本为水。朱丹溪又认为它有木性："蚓属土，有木与水，性寒，大解热毒，行湿病。"既然性寒属水，当然就善于清热，可治疗高热神昏惊痫等，其实它的息风止痉作用也是由清热作用延伸来的。它息的风属于热盛生风，清热是去除了病因，但既然出现了风，完全靠清热也就难以制止，因为已经和肝有关系了，地龙不单纯是清热，也能疗肝风，不过它这里不是平肝，而是缓肝。对于肝的急迫地龙能起到缓急的作用。因为它性含水土，从五行来说，水能生木，水为木之父母；木能克土，土为木之妻财。水充足就相当于肝木天生处于一种优越的环境，土敦厚就是肝木后天可以支配的财物比较充沛。有了这种先后天的保证,肝木生活地悠然自得,自然就不急迫了，所以地龙清热的同时还能息风。地龙在古代并不用于呼吸系统疾病，而在现代常用来平喘、治疗支气管哮喘等。哮喘虽然不属于风，但发病急迫，也是和肝有关系的，而且哮喘是支气管平滑肌的痉挛，肌肉在中医属筋，也是归肝所主，因此地龙的平喘作用也可以看做是它缓肝急的作用。地龙又可以治疗尿少，李时珍解释为："其性寒而下行。性寒，故能解诸热疾；下行，故能利小便，治足疾而通经络也。"以上这些功效都是用它禀水土之性来解释。朱丹溪认为它还有木性，我们知道地龙可以疏松泥土，这就是木性，它的木性治疗什么呢？木主疏通，当然是用来治疗关节麻痹、肢体麻木、半身不遂等。所以地龙也不是纯阴寒的药物，它阴中含阳。刘若金说："夫

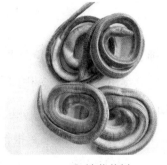

地龙药材

土本主湿，而更能行湿，岂非质阴而气阳，为土之精，乃能畅木化乎。"

在《神农本草经》中，地龙的功效主要集中在杀虫上："主蛇瘕，去三虫，伏尸，鬼疰，杀长虫，仍自化作水"。需要注意最后一句"仍自化作水"，蚯蚓有个特点，撒上糖或盐以后能化作水，从一条有形的虫子化为水，古人可能认为它也能把体内的虫子化为水。今天已经没有人用它来"去三虫""杀长虫"了，倒是常用它来治疗血栓性疾病，一般认为蚓激酶有溶栓的作用，水蛭素有抗凝的作用，抗凝只是能预防血栓的形成，溶栓才是把形成的血栓去掉，蚯蚓能自化作水，和血栓溶解掉化为水是一致的，所以它有溶栓的作用。

地龙和蛇虽然都是靠细长的身躯在地上爬行，但很明显是一急一缓，地龙属土，因此行动非常迟缓；白花蛇属风，因此行动迅疾。性缓的适合平内忧，性急的适合驱外患。所以地龙用来清热息风，白花蛇适合治疗疬风疥癣、偏正头痛等外风。如古方中有白花蛇膏，取白花蛇、天麻、狗脊，治疗营卫不和，阳少阴多，手足举动不快。有时白花蛇的性温急与地龙的性寒缓能形成互补，用于通络效果更为显著，安徽名医唐福舟先生喜欢用地龙和白花蛇组成药对，他认为"白花蛇性温属阳、主火、性燥烈主动；地龙性寒属阴，阴主水，性寒凉、主静。二者同用，则白花蛇得地龙之性而不燥烈，地龙得白花蛇之性而不寒凉，起相辅相成之作用，俾阴阳调和，无偏寒偏热之弊，用以通经走络，无微不至，而使湿痰无容留之地。"

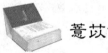 ## 薏苡仁与缓急

《神农本草经》记载薏苡仁："主筋急，拘挛，不可屈伸，久风湿痹，下气"。这里突出了它的缓急作用，对肌肉的痉挛有疗效。我们来分析一下它为什么可以缓急。很多本草书都记载薏苡仁五月、六月结实，但收获却要到九月、十月，刚看到这一点时感到很诧异，其种子竟然要生长一百多天才能成熟收获，查了一下有关资料，原来并不是因为每一粒种子都生长这么长时间，而

是因为它的花期长，个体成熟不一致，过早收获出米率低，过迟收获容易掉粒，所以一般选择十月下旬 80% 颗粒变褐色时收获。这种特性可以告诉我们什么呢，薏苡仁的成熟是排着队的，有一种节律或次序性。我们可以这样来理解，在薏苡仁的生长过程中，突然一天有一个穗开花结果了，这时它的遗传基因（或者说自然本性）告诫它的植株：太着急了，要稳住，不要抢

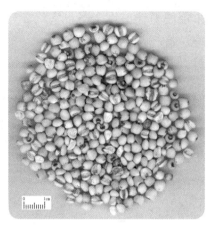

🔘 薏苡仁药材

节奏。那么以后的种子也就顺次成长，而不是像小麦等作物，在几天内齐刷刷的全部成熟。用我们中医的观点来看一下，一起成熟就是急，因为都扎堆了，先后成熟就是缓，因为它们都不急不慢排着队呢。这种特性和筋急、拘挛有关系吗？我们知道如果一块肌肉不做收缩活动，仅用来维持姿势时，它的纤维不是同时收缩的，而是轮流值班，在肌肉内有肌梭等感受器，可以把张力的情况传递给中枢神经，然后发出指令决定该肌丝是收缩还是松弛，如果没有了这种次序性，所有肌纤维同时收缩了，那就会形成筋急拘挛，薏苡仁的作用就是让同时进行的活动变成顺序进行。这样肌纤维的同时收缩又变回了顺序收缩，痉挛也就解除了。薏苡仁对癌症也有治疗作用，癌症也是由于细胞的分裂没有了制约，细胞之间毫无规章制度，本来已经很拥挤了，还要不断分裂，这也是一种急象，所以用薏苡仁迫使这些细胞恢复秩序从而变缓。

其实我们也没见过薏苡仁的生长过程，不知道它成熟的顺序是否就非常规律，不过可以肯定的是薏苡仁从结实到收获这一段时间比较长，这里面的基本信息就是：它结实很容易，但要真正成熟却又须费一番周折。就像孙悟空一样，孙悟空在刚学本事的时候进步非常快，远远超过他的师兄弟，到了大闹天宫的时候，好像他很快就能成佛作祖了，但事情恰恰相反，正因为他前期进步太快了，后面经历了九九八十一难才成正果，是先快后慢，如来佛帮助他压住了节奏，薏苡仁是它本身的基因帮助压住了节奏。因此薏苡仁的

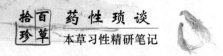

本能就是使事物变得不慌乱，有条不紊。

肺在体内属相傅之官，相傅日理万机，也是负责协调气机的次序的，所以薏苡仁和肺关系密切，再联系到它色白，收于秋后，也是秋金之象。治疗肺部疾病的方子常用到它，如我们熟悉的苇茎汤；《济生方》治肺损咯血，以熟猪肺切，蘸薏苡仁末食用。既然有补肺金的作用，肺又能肃降、通调水道，当然薏苡仁也就可以"下气""消水肿"。邹澍说："夫胜湿以燥，驱热以凉，敛胀以肃，且筋属于肝，筋病则肝病，肝病者必以肺胜之，是薏苡仁之色白气凉性降者，可不谓肺之象形？惟其像肺，是以又能下气耳。"这里又提到了它能够祛除湿热，所以《神农本草经》说它能主"久风湿痹"。

或有人说：主久风湿痹可以用祛湿热来解释，主筋急拘挛照样也可以用祛湿热来解释，没有必要搬出前面讨论的"恢复秩序说"，显得过于迂回。我们说用祛除湿热的功效当然也能解释它治疗筋急拘挛，因为《黄帝内经》中有"湿热不攘，大筋软短，小筋驰长"的记载，前辈医家对此也有专门的论述，但是很多清热利湿的药物并没有治疗筋急拘挛的作用，而薏苡仁好像是一味治疗拘挛的专药，如《黄河医话》中王新午先生有一则医案："1945年秋，孙君之妻，产后4日，无寒热，四肢皆向外反折拘曲，壮妇4人按之不能直，稍定，诸如常人，移时复作，痛极啼号。注射西药镇静剂数日，迄无效，举室惶惶。余诊其无他病，嘱以薏苡仁5两煎汤滋饮，饮后即止。乃复疏补气益血方，加薏苡仁5两，服之再未复作，余于大筋拘挛症，予以薏苡仁无不获效。"这里没有提出湿热的征象，说是"无他病"，只有大筋拘挛，可见薏苡仁对筋急有专工，所以《神农本草经》把它记在首位，而不是现在常用的健脾利湿。

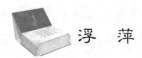

浮 萍

浮萍也是水生植物的一种，泽泻属于挺水植物，浮萍属于浮水植物。水生植物大部分都有利水的作用，但利水的侧重点不同，泽泻扎根于泥土中，张志聪说它："独茎直上……肾之肺药也"，所以《名医别录》记载它能"逐膀胱三焦停水"。可以看出它侧重于直上直下，浮萍就不同了，它有发散作用，能够横向作用于皮肤，因此可以治疗外感风热、斑疹不透、皮肤瘙痒等。

浮萍完全是从水中生长的，自然禀有水气，同时它的繁衍特别迅速，甚至会成为水中的有害植物，李时珍说它："一叶经宿，即生数叶"。可见它生机旺盛，刘潜江说："盖禀寒水之旺气，乘风木之出机，故其生也最易，而化生也亦繁。"这样，浮萍正好是寒水之中升起的一股阳气，不恰恰对应于太阳寒水吗？太阳又主表，所以浮萍善于透发表邪。太阳属膀胱经，浮萍对膀胱气化不利造成的小便不通也有作用，《千金要方》记载："治小便不通，利膀胱胀，水气流肿；水上浮萍，暴干，末，服方寸匕，日三服。"

因浮萍毕竟在水中生出，禀寒水之气，所以它是辛寒，不同于麻黄的辛温。同时浮萍的生长只是与水相平，不往上挺，所以叫做萍，说明它的生发之气只是适中，不会太过，这样就不必有过汗的担心，《本草正义》说："虽曰发汗，性非温热，必无过汗之虑。"既然是辛寒，当然就能去除皮肤中热邪，其实它不仅仅是去热，因为它有利水的作用，更确切地说是去湿热。泽泻能够升清降浊，是因为它拼命地往上挺，往上挺的过程就是升清，浮萍也有类似的作用，并且浮萍是浮在水面的，和泽泻相比更不怕水，泽泻只能生长在浅水中，水位一上涨就能把它淹死，浮萍却像船一样，时刻能保证阳气在上，水气在下，所以它既不怕被水淹死，也不怕被太阳晒死。不怕水淹，体现在能利水上，不怕日晒，是因为它贴水生长，禀受阴液充足，体现在它能治血证、消渴上。

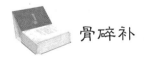

骨碎补

骨碎补是一味补肾的药物，但补肾药物大都是味甘，或有兼咸、兼辛的。

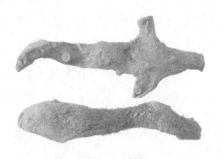

🔵 骨补碎药材

像骨碎补这样味苦的基本没有，味苦怎么补肾呢，我们都知道卧薪尝胆的故事，越王勾践天天尝苦胆，使他更加坚强坚定，最终战胜自己的对手。这就是我们常说的苦味能坚，勾践没有失败以前可能是一个比较骄奢的人，让他吃点苦头，就会把这种骄奢收敛起来，让自己的精神抱成一团，然后奋发图强。但仅仅是苦也不行，比如黄柏，我们只说它能坚阴，不说它能补肾，因为黄柏是苦寒，骨碎补是苦温。苦寒是只有打击，让对方回缩自我保护，并不能使对方积极向上。苦温因为有温性的少阳之气，在让对方收敛骄奢之心的同时，还要鼓励他努力奋斗。骨碎补的生气是很旺的，邹澍说它"倒插亦生，横埋亦生，虽切之成块，暴之至枯，摘其一叶，分其一瓣，无不可生者"。可见骨碎补在用苦味坚肾的同时，又用自己的生气对肾气进行鼓励，这是苦温和苦寒的区别。勾践能够复仇应该不完全是因为尝苦胆，肯定还要有大臣们的不断鼓励。

麻黄也是苦温，为什么不补肾呢，因为麻黄质地干枯，没有补益的本钱，不像骨碎补根茎肉质肥厚，并且好生于阴处，秉受阴气充足，邹澍说它"处处折之，处处有汁"，含有丰富的阴津，所以能够补肾。《开宝本草》记载它："主破血，止血，补伤折"。既能破血，又能止血，破血是因为它生气旺盛，性温，自然能够使结滞者流通；能止血是因为它味苦能坚，靠苦味的打击让气血收敛，达到止血的目的。补伤折是说它能接骨续筋，这也是它和地黄补肾的区别，地黄补肾是补充本钱然后储存起来，骨碎补是补充以后还要应用，不是存着不动。它富含阴津，能够补肾精，但进一步还要把这些肾精输送到筋骨中去。

骨碎补为什么和筋骨有亲和力呢，我们可以用肾主骨来解释，补充了肾精自然对骨也有补益作用，但地黄补肾效果这么好，为什么对骨折没什么疗效呢，所以骨碎补治疗伤折不能完全用补肾来解释。我们看一下它的生长习性，骨碎补并不是生活在土地上，而是附生在岩石或树干上，中医学常拿自然界和人体类比，岩石和土地相比的话，岩石坚硬，相当于大地的骨干，类似于人体的骨骼，土地当然就是肉，那么树木呢，质地坚韧，能够生长，在五行中自然属木，对应于人体的筋。骨碎补喜欢生长在树上和岩石上，就说明它对质地坚硬的和质地坚韧的东西有亲和力，到了人体内它的本能还是要找有这两种特性的东西，那自然就会跑到筋骨上，能够接骨续筋，补骨生髓也就成了顺理成章的事，骨碎补还有一个别名叫连岩姜，叫姜是因为它长得像姜，连岩应该是因为它生长在岩石缝里，靠它的根茎把两块岩石连接了起来，在体内就相当于把两块骨头连接起来。

《药性论》记载它："主骨中毒气，风血疼痛，五劳六极，手足不收，上热下冷。"主"骨中毒气"，可能是因为补充正气，邪气自不能容。"五劳六极，手足不收"反映出机体亏虚，并且很缓怠松懈，正需要骨碎补的苦温让它收敛一下，而且给予补充一定的精气。"上热下冷"反映的是大本营的实力不足，而又很骄奢浮躁，就是我们老百姓说的"又没本事，又想逞能"，这种情况光用甘味来哄它是不行的，更需要用苦味刺激它一下，让它吃点苦头，上热自然就下敛而不浮了。骨碎补还是治疗牙疼、耳鸣、耳聋的特效药，因为牙和耳都属肾所管，一般的补肾药怎么没有这么好的效果呢？这正像前面说的，骨碎补补肾不是呆补，它补完之后还要应用，把补充的肾精进一步输送到肾所管辖的地方。所以说骨碎补不是一味纯补肾的药，《本草汇言》治肾虚耳鸣耳聋，并齿牙浮动，疼痛难忍，用骨碎补又加上六味地黄丸去山药，可能也是因为骨碎补补性不专，加上地黄等药物给它增加实力。

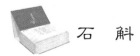

石 斛

石斛和一般植物不同之处在于它要依靠石头生长，以其密集的须根附着于石壁上吸收岩层水分和养料，裸露在空中的须根则从空气中的雾气、露水吸收水分，因此石斛能够成活的要素就是石头和水，一般植物靠的是土和水。

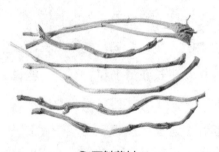

☯ 石斛药材

石头和土明显是不同的，石头质地坚硬洁净，在五行中应该是属金，这样石斛就是禀金水而生，自然也就具有金水之性。我们常说金水相生，既金能生水，水能润金，能使阴津形成上下循环，在人体内可以说是肺肾相生，肺能使阳气下降，阳归于下以生肾水，肾能够启阴气上朝以润肺。所以邹澍论石斛说："是其功用究竟为助肺降而泄阳使下，引肾升而交阴于天……调处阴阳，交联上下。"可见石斛的作用可以概括为阳降阴升。我们知道，阳气都是从下面长上来的，阳气越接近幼稚的状态就越处于下面，震卦是一阳初生，生机勃勃，就像小孩一样，小孩都喜欢跑来跑去就是因为他们下面阳气充足，随着年龄的增长，阳气逐渐往上走，下面阳气越来越虚弱，走路就越来越慢，俗话说人老先老腿，就是因为随着机体的老化，浊阴都沉积于下，阳气都跑到了上面。人即使老到不能走路，往往手还可以灵活动作，这就是阳气在上、阴气在下的结果。这是人自然的老化过程，石斛也不可能逆转乾坤，但如果是病态的情况，石斛应该可以起到一定的升阴降阳作用。

有什么可以证明它的升阴降阳作用吗？我们来看《名医别录》中的记载："逐皮肤邪热、痹气，脚膝疼冷痹弱。"请注意这里皮肤的状态是热，脚膝的状态是冷，皮肤代表外，外和上是一致的，脚膝代表下。很明显这是阴浊沉积到了下面，阳气浮到了外面。如果仅仅把石斛当做一味滋阴药来看，可以解释逐皮肤邪热，却不能解释治疗脚膝疼冷。因此我们只能理解为石斛可以帮助金水循环，使阳气收摄于下，阴气转输向上。古方记载，在夏月酒蒸石斛，泡汤代茶，顿健足力。我们都有体会，夏天更容易没劲，懒得抬腿走路或上楼，可能就是因为夏天阳气容易上浮，石斛能够使足力增强，无疑是使阳气下行于腿足了。

我们一般把石斛作为滋补胃阴的药物使用，和这里说的石斛能够帮助金水相生有矛盾吗？胃处于肺和肾的中间，肺肾之间形成循环，胃也理所当然受到灌溉；而且，脾胃虽然属于中焦戊己土，其实从另一方面看，胃又属于阳明燥金，石斛能够润金，当然就能滋胃阴，《神农本草经》中记载"久服厚肠胃"无疑是因为它滋补了肠胃之阴。在机体内除了肺肾的循环是交联上下，心肾既济也是交联上下，但心肾侧重于先天，是真水与真火的互换。肺肾的循环侧重于后天，后天需要在上下循环中积累一定的物质基础，因此石斛在金水相生中"补五脏虚劳羸瘦，强阴"。正因为它有补五脏的作用，后世对它的应用也就不局限在养胃阴上，如石斛夜光丸，是其在眼科中的应用；它还能够清利咽喉，一些文艺工作者常用它来保护嗓子。石斛虽然说是交联上下，但因它善于滋阴，应该说还是以下行为主，所以《神农本草经》中明确记载了它能"下气"，《名医别录》虽然没有直接提到"下"字，但提出它能"定志、除惊"，可以说和下气的含义差不多。

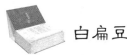

白扁豆、赤小豆与黑豆

豆类都和肾有一定的联系，这是它们的共性，另外各种不同的豆又有自己的个性。如白扁豆色白，"白露后实更繁衍，秋热便不易生"，很明显禀秋金之气较多，味甘又能入脾土，所以刘潜江认为它是土中之金，既然属土，自然就是补脾胃的良药，如参苓白术散中用到它；又有凉金之气，能够右迁而降，也就比较善于清暑热、湿热，与香薷、厚朴等同用在香薷饮中。李时珍说："硬壳白扁豆，其子充实，白而微黄，其气腥香，其性温平，得乎中和，脾之谷也。入太阴气分，通利三焦，能化清降浊，故专治中宫之病，消暑除湿而解毒也。其软壳及黑鹊色者，其性微凉，但可供食，亦调脾胃。"

我们当然不能完全凭植物的生长季节来推测药性，因为季节不过春夏秋冬十二个月，而植物的药性却千差万别，但如果同是豆类的话，应该说生长季节的不同可以在一定程度上反映其药性的不同，白扁豆一般在二月（阴历）种植，从夏到秋可以不断开花结果；赤小豆是夏至前后种植，到深秋结实，有资料说赤小豆即使种植时间提前，也不能提高产量，只能使植株生长更加旺盛。从这里可以看出，白扁豆赋有夏秋之气，和脾肺的联系比较密切；赤小豆主要秉秋金之气，邹澍说："凡豆均钟生气于晚春，告成实于早秋，独此则布种生苗于中夏，成实必至秋尽，是其色红体小，禀气于火者，偏徘徊凉风清露之中而成其质，则其偏能引火气达于火退之处，而拨火气之正盛以转就凉爽之区。"属肺金就能入心以配心火，阴阳得配则天气下降，其利水作用恐怕就在于此。上焦之阳如果过盛而没有肺阴的匹配，就可能郁而化热并进一步生成湿，从而形成热中消渴、泄痢、小便不利等，若进一步波及血分就可能形成痈肿、脓血。用赤小豆以后，阳气得阴气匹配就可以恢复正常功能，阳气的正常功能是使阴气畅达，阴气畅达以后则痈肿得消，湿热得化，上述病症也就得以纠正。所以赤小豆的基本作用就是使上焦心肺的阴阳得以协调配合，然后肺气得布，通调水道，使水用下行，正符合《神农本草经》中"下水肿"的记载。

关于阴阳的升降，《本草述》中有一段论述非常有道理，节录于下："故患于阳之不化而不能降，止欲导气不可也，即苦寒降阳亦属权益，惟使金为火之用则阳降矣；患于阴之不化而不能升，止欲化血不可也，即以辛热达阴亦属权益，惟使木为水之用则阴升矣。"这段话很好地解释了"金木者生成之终始"，强调了升降要出于自然，直接用苦寒或辛热来强升强降是不行的，也就是说直接用水火来升降的想法太单纯，弄不好会使阴阳相格拒，正确的方法就是"金为火之用""木为水之用"，单独看这两句话不太好理解，如果联系赤小豆的作用来看，"金为火之用"应该就是指以金之辛凉配火之热，这样肺金与心火就都能行使自己正常的功能。所以说欲使气机下降，用苦寒的芩、连，不如用属金的赤小豆、桑白皮；同样，欲使气机上升，用辛热的桂、附，不如用属木的当归、柴胡。因此说生成的终始不在于水火，而在于金木。

黑豆据说有两种，有青仁黑豆、黄仁黑豆，一般认为青仁黑豆是正品，不过这两种都属于大豆类，作用应该有相似性。我们知道豆类分为两大类，一是大豆类，特点是含蛋白质丰富；还有一类是绿豆、小豆之类，特点是含糖类比较多。所以做豆腐乳、臭豆腐、豆瓣酱、豆豉等需要发酵的食物都用大豆；而做豆沙馅一般都用绿豆或小豆，就是因为它们的成分不同。在这里我们认为含蛋白质丰富的大豆与肾关系密切，理由是什么呢，从上面大豆所做的食物可以看出，蛋白质含量多的食物容易"腐败"，《素问·金匮真言论》中说："北方黑色，入通于肾……其臭腐。"大豆既然容易发酵，自然就比其他豆类更能入肾。虽然说中医的肾与西医的肾概念不一样，但多少也应该有一定的关系，我们都知道肾功能不全、尿毒症的病人要限制蛋白质摄入量，在中医看来就是因为蛋白质气腐，与肾有亲和力，摄入过多增加肾的负担。而富含糖类的食物因含氮量少，不容易腐变，自然也就和肾关系不大。

　　上面论述说明黑豆是一味入肾的药物。但入肾与补肾毕竟还是两回事，补肾的药物必须味浓厚才行，像地黄这种重浊的药，熬出来黑乎乎、甜丝丝的，能够补充肾精，黑豆如果熬水肯定是很平淡的，只能熬出它的气，而不能熬出味。中药里也有只靠气起作用的药物，像石膏，也是微溶于水，药汤里基本含有不了多少石膏的成分，但加上它就能明显使麻黄发汗力量减弱，是因为它的寒凉之气起到作用，注意这种寒凉之气只能清无形之热，对有形之热都起不了作用。同样黑豆熬出来的水很平淡，也是只含有无形之气，这种无形之气怎么能补有形之精呢？所以在理论上黑豆与肾关系很密切，实际作用上补肾效果应该有限，看古今医案，很少有用黑豆补肾的，可能也是这个原因。有些研究保健的人学中医过于教条，认为黑色本来就属肾，大豆的形状又那么像肾，黑豆肯定是补肾的最佳食品了，其实黑豆的补肾效果肯定是比不了地黄、黄精等药物的。在《圣余医案》中常能看到黑豆，李子俊解释它的作用是"若纸鸢之有系"，可能只是利用它下降之气，以制约升散药，避免过于上浮，而不是用来补肾精。像磁石、牡蛎等药物也是用其重坠之气，从这个角度来说，黑豆可能和它们的作用是相近的。

　　黑豆作为一个种子，可以说是闭藏与生发的结合体，豆瓣中储存了丰富的营养，体现了它的闭藏，同时里面又含有嫩芽，体现它的生发。怎么把这种生发之性分离出来呢？应该说有两种方式，一是让它发芽，即变成大豆黄卷，《神农本草经》记载它："主湿痹，筋挛，膝痛。"体现了它善于疏通；在一些温病医案中经常把它作为解表药使用，《本草便读》曰："豆卷，即黑豆浸水中生芽者也，其性味功用，与黑豆大同。然其浸水生芽，则有生发之气，故亦能解表。"除了大豆黄卷，其他芽像谷芽、麦芽都有生发的木性，能够疏通脾胃，起到理气消食的作用。让大豆的生发之性体现出来还有另外一种方法，即发酵，制成豆豉。邹澍说它能"于极下拔出阴翳"，就是因为黑豆本来是下沉入肾的，经过蒸煮发酵以后，把它的生发之性激发出来，就有了拔出阴翳的作用，所以它能够发汗、开腠理，治伤寒头痛、寒热及瘴气恶毒。同时又能治胸中懊恼、饥不欲食、虚烦不得眠，服用后甚至出现呕吐的结果，也是借它的宣达之力。它和栀子的泄热下行正好形成交流。

发酵以后能够疏达气机也是植物种子的共性，不是豆豉所独有。酒就不用说了，它是粮食酿造成的，喝完以后面红目赤。还有一种发酵食物是醋，一般认为醋味酸，是一味收敛的药物，其实不全面。醋首见于《名医别录》，谓其可"消痈肿，散水气，杀邪毒"。《本草拾遗》谓其可"破血运，除癥块坚积，消食，杀恶毒，破结气。"可见它除了收敛以外还能消能散。

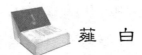

薤　白

薤白的特点如果一言以蔽之的话，可以用"辛温兼有滑泽"来概括，据《本草纲目》记载，薤白是八月栽根，五月收获。邹澍对此解释说："薤之为物，胎息于金，发生于木，长成于火，是以其功用能于金中宣发木火之气。"能够宣发木火之气，说明了它的辛温；那么滑泽之性呢？《临证指南医案》中说："古有薤露之歌，谓薤最滑，露不能留。其气辛则通，其体滑则降，仲景用以主胸痹不舒之痛。"《名医别录》记载它"归于骨"，骨字加上三点水就是滑字，所以骨在体内是很滑的器官，由于薤白也很滑，二者有亲和力，所以薤白归于骨。

一般辛温的药物，像桂枝、干姜等都有偏燥的特性，而薤白却能把这两种看似矛盾的性质集于一身，既能因为辛温而上行，又能因为滑泽而下行。这样就能把气机颠倒的情况恢复正常，如"胸痹，喘息咳唾，胸背痛，短气，寸口脉沉而迟，关上小紧数"。这里寸脉沉迟，关脉紧数，很明显上焦偏寒，中焦偏热，我们一般认为上热下寒是天地否，而上寒下热是地天泰，寒性向下，热性向上，正好相互交流，应该不算病理状态。但这里既然叫胸痹了，就说明里面有痹阻不通，即使是上寒下热它们也不能对流。这时就要借助薤白的辛温复有滑泽，一物兼备二性，来使上下的寒热进行交通（邹澍称作"令阴阳巽而相入"），从而化开胸痹。《素问》中曾说"心病宜食韭"，而张仲景治疗胸痹却选择了薤白，这是因为心病和胸痹不完全一样（胸痹除了心病还应该有肺的问题），又因为韭只有辛温通阳的作用，不像薤白还能滑泽利窍，这是二者的区别。

薤白又是治疗泄利的药，这里的泄利当然不是普通的腹泻，否则的话用这么滑泽的药物只能使病情加重，所以《伤寒论》中的四逆散证在"泄利"后面有"下重"二字，下重说明里面有瘀滞，用薤白是为了去除瘀滞，不是它直接能够止利。另外，按照黄元御的说法，泄利下重是木金交争，即木要疏通，金要闭合，二者不能协调统一，所以患者既想大便，而又排不痛快，薤白能于金中宣发木、火之气，就能把金木的纠结解开，从而使下重消失。

薤白既然是于金中宣发木火之气，它所入的部位当然就是肺和大肠，所以在仲景方中好像只有胸痹和泄利用到它，泄利当然是大肠病，胸痹有喘息咳唾，和肺关系密切。《长沙药解》说："肺病则逆，浊气不降，故胸膈痹塞；肠病则陷，清气不升，故肛门重坠。薤白，辛温通畅，善散壅滞，故痹者下达而变冲和，重者上达而化轻清。其诸主治：断泄痢，除带下，安胎妊，散疮疡，疗金疮，下骨鲠，止气痛，消咽肿，缘其条达凝郁故也。"

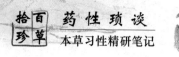
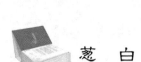

葱 白

陶弘景认为："葱亦有寒热，白冷青热，伤寒汤不得令有青也"。邹澍解释说："既出为叶则温，未出内含则平……盖内苞者为阳涵于阴，既已透达则纯乎阳……葱茎中饱具从阴达阳之叶，直至根底，其数难稽，跃跃欲透而仍未透，乃复中含稠涩，外包紧束，是其发表也，能使阳不离于阴，则与他物之发散异矣。"这里的中心意思是葱白能够通阳，但同时又与阴不相离，阳气上升的时候带着阴气一块上升。

《伤寒论》第314条："少阴病，下利，白通汤主之"。少阴病中的下利非常多，但这一条只提出了下利，应该是以下利为主要症状的少阴病。病机是肾阳虚衰，不能蒸腾津液上达，除了下利以外还应该有口渴，小便色白等表现。白通汤中用了附子、干姜无疑是用来温阳散寒的，葱白起什么作用呢？考虑到白通汤与四逆汤的区别只在于葱白与甘草的取舍上，四逆汤证虽然也是阳气虚衰，但没有把下利突出出来，而白通汤证把下利作为主症，那么葱白就应该是针对下利的。它治疗下利的机制是什么呢？我们先来回顾一下太阳病篇的葛根芩连汤证，该证为桂枝汤证过早用了下法而导致热邪入里的协热利，白通汤证虽然没有用下法，但它是阳虚阴盛，可以看做是协寒利，协热利用了黄连、黄芩来清热，协寒利就用了附子、干姜来温阳。那么剩下的葛根与葱白的作用应该是对等的，葛根性凉，同时能够起阴液上行，葱白是性温，在通阳的同时也能带着阴液上行以止利（阳不离于阴）。所以葛根和葱白都能升提津液，只是由于性凉、性温的不同分别应用于阳证和阴证。这里还可以看出葱白与肉桂的区别，肉桂也能通阳气，常在阴盛格阳时用来引火归原，但肉桂的通阳气显得非常干燥，不像葱白是阴阳不相分离的。

在白通汤后面的通脉四逆汤中，再次用到了葱白，"面色赤者，加葱九茎"。面色赤当然是阴盛格阳，应该说用肉桂和葱白都可以，但因下利较重，就用了葱白，既能回阳又能止利，葱白回阳首先是因为它能破阴而出，为真阳回归打通了道路，同时它是带着津液上来的，津液和下焦的阴寒之气完全不同，一者属正，一者属邪，津液与被格的阳气相配，更容易把阳气接回去。这里比较难理解的是"腹中痛者，去葱加芍药二两"，芍药治腹中痛大家都很熟悉，但为什么去葱，葱能引起腹痛吗？我们天天吃葱也没引起过腹痛。这还要从病机来分析，通脉四逆汤证的基调是阴盛欺阳，阳气会不会反抗要取决于自己的实力，如果实力非常弱，即使受到阴邪的欺压也是不敢反抗的，不反抗，二者形成不了斗争，就不会有腹痛；如果阳气实力不是特别弱，它自然不甘心受压迫，会和阴邪斗争一番，这时就形成了腹痛。在阳气不敢反抗的时候我们也不要去招惹阴邪，若自不量力攻打阴邪，阴邪一发怒，把仅有的一点阳气也给灭掉了，所以这时只用葱白扶植阳气就行了，什么事情都要等正气强大才能说话；如果阳气还不太弱，敢于反抗，就会出现腹痛，我们就要助正气一臂之力，帮助它击败阴邪，芍药能够破阴结，把阴邪破散以后，阳气自己就会反攻，并且逐渐壮大，所以腹痛用芍药。并且，在正邪不发生战争的时候，邪气也是分散的，它不打仗就不用抱作一团，这时芍药的破阴结作用根本就没有用武之地。所以简单地说葱白与芍药的区别就是：一为扶正，一为祛邪。如果在需要扶正的时候加上了祛邪药物，无疑是非常错误的，会加速正气的耗散；在需要祛邪的时候能用扶正的药物吗？这时候因为阳气还可以与阴寒作战，就不是虚到极点，用芍药破阴结的同时就相当于补充了正气的力量，葱白并不是非用不可的药物，张仲景是节约药材的典范，凡是遇到可用可不用的药物，他都是不用的，所以这里加芍药的同时去掉了葱白。这里也提示：在通脉四逆汤证中，无腹痛比有腹痛更加严重，中医眼中最怕正气屈服，与邪气混为一家。

　　葱白为阳气出阴而又未离于阴，肝也是阴中出阳，由此我们就想到了《金匮要略》中的肝著汤："肝著，其人常欲蹈其胸上，先未苦时，但欲饮热"。"欲蹈其胸上""但欲饮热"都反映了阳气蓄于阴中不得通达，出现这种情况应该是肝用不足，因此叫做肝著。葱白能够温通阳气，正好合于肝用，故在这里用到它，邹澍说："旋覆花去其在内坚韧之阴，葱白通其在内敝疲之阳。"

　　记得在一本中医教材的绪论中提到孙思邈会用葱管导尿，这简直是误导了一批又一批的中医学子，我们现在的导尿管都是橡胶制作的，需要具有一定的硬度，直径不能太粗，再蘸上润滑油才能够导尿，并且在导尿的时候是需要一定力度的，谁会相信拿葱管能导入膀胱？把这样没有根据的东西写入教材中，徒叫西医同行笑话。文献中确实有葱管治疗小便不通及转胞的记载，一般是用葱管往尿道吹气或吹盐，真正的导尿哪有往里面吹气的。卢之颐说："愚谓虽是吹入，实是透出，虽是下通，实是上达"。刘潜江又更深一层的解释："太阳原属寒水，气者水所化，能透阳于阴中，转使气转化以行水，故方书用治水肿及小水不通之证也。"可见葱管治疗小便不通还是用其通阳作用，直接插入尿道口吹气相当于中药外用。简单地说是用它的药力作用，不是用它的机械作用。如《普济本事方》中："治小便难，小肠胀，不急治杀人。用葱白三斤，细锉炒令热，以帕子裹，分作两次，更替熨脐下即通。"中医有很多先进的地方，但一定要找对到底什么地方先进，不能把本来不会导尿的中医硬说成会导尿，并且还比西医早了上千年，真让人汗颜。

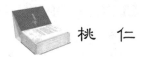

桃 仁

　　桃仁是非常常用的一味活血药，可以用来治疗经闭、癥瘕、跌打损伤、瘀血肿痛、血燥便秘等，这些作用基本上其他活血药也有，在活血药中桃仁所独有的作用可能就是血燥便秘，这是因为桃仁质润富含油脂，由此推论出它适用于比较干枯的瘀血，螺丝年长日久锈住以后，拿扳子硬扳是没有什么效果的，要用机油先浸润一下，桃仁也是先让干枯的瘀血滋润一下，然后就容易祛除了。红花虽然不含油质（红花油不是花里榨出来的，是它的种子含油），但红花味辛，也有辛

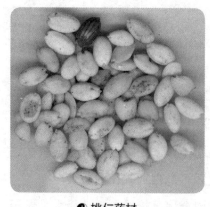

🌶 桃仁药材

润的作用，因此这二味药常配伍使用。古人常说辛开苦降，桃仁之苦与红花之辛，在味的搭配上也很合适，能够上下分行，就像水蛭和虻虫一样，一者上飞，一者下潜。

桃仁既然质润，就能润燥缓急，其润燥作用最直接的体现就是治疗便秘。缓急作用如桃核承气汤，治"太阳病不解，热结膀胱，其人如狂，少腹急结"。这里热结于血分，有少腹的急结，就用桃仁既能活血，又能够缓急。苇茎汤治疗肺痈，有胸中甲错一症，我们说肺痈的病机是热壅血瘀，这种热瘀就能导致营血干枯，进而不能滋润皮肤，用桃仁活血的同时，又用到了它润燥的作用。大黄牡丹汤治疗的肠痈，既可以有肌肤甲错的干燥症状，又可以有"少腹肿痞，按之即痛如淋"的拘急症状，因此也用到了桃仁。

桃仁既能治肺痈又能治肠痈，肺与肠又是表里关系，这说明桃仁和肺金有一定的联系，古人也认为桃为肺果，因为桃上有一层茸毛，肺又是主皮毛的，这样就把二者联系到了一起。所以有文献记载桃仁和粳米合用能够治"上气咳嗽，胸膈痞满，气喘"。李东垣认为桃仁能"除皮肤血热燥痒""行皮肤凝滞之血"。能作用于皮肤也是桃仁不同于其他活血药之处，首先它入肺就能达于皮肤；其次，桃仁作为种子，是活血药中生机最旺盛的，又可以认为它入肝，所以它的药力能畅达于皮肤。既然生机旺盛，在祛除瘀血的同时又能生新血，徐灵胎说："若瘀血皆已败之血，非生气不能流通，桃之生气，皆在于仁，而味苦又能开泄，故能逐旧而不伤新也。"

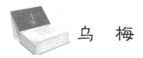

乌　梅

事物的生长并非都是一帆风顺的，总要有一种力量向后拉着它，在这种矛盾的状态中发出去，完成它生长的过程。就像拉弓放箭一样，其中拉弓的过程是体，放箭的过程是用，二者不能分离，不能只看到其中的一方面。所以不能确切地说乌梅到底是疏泄还是敛藏，疏泄是它的用，敛藏是它的体。《神农本草经》中记载它："主下气，除热烦满，安心，止肢体痛，偏枯不仁，死肌，去青黑痣、恶肉。"从这里可以看出，它的作用既有敛藏，又有疏泄，其中"主下气"当然是敛藏作用，是它拉弓的过程，治"偏枯不仁，死肌"等体现了疏泄作用，可以看成是它放箭的过程。

　　"雪里冻出腊梅花儿开"，梅能够生长在雪里，当然就禀有封藏之性，相当于往回拉的劲特别大，同时它又能在严寒中透出，说明向外宣泄的力量也很大。因此梅的特点就像一只劲弩，强拉强放。普通的植物在春天开放也是收中有放，但力度都不像梅这么强。"木曰曲直""曲直做酸"，木的特性是要生长，这是直，但又有一种力量（寒冷的天气）拉着它，让它不能遂愿，这是曲。这种矛盾就产生了酸，不过一般的植物这种矛盾不强烈，只有梅在冬天开放，是强拉强放，因此酸味就成了梅的标志性味道。就五脏来说，乌梅味酸当然是先入肝，《黄帝内经》说："味过于酸，肝气以津"，意思应该是酸味能够刺激肝分泌津液，"望梅止渴"这个成语就是对《黄帝内经》中这句话的证明。"热烦满""偏枯不仁"当然有很多原因，如果是津液枯竭引起的，就适合用乌梅生津来对治，其实偏枯的枯字也说明了津液的不足。《神农本草经》中能够治疗"死肌"的药物很多，常用的就有白术、菊花、细辛、苍耳、厚朴、川椒等，邹澍把死肌分为了四种类型：血滞、气闭、痰停、津枯，其中乌梅所治疗的当然属于津枯。梅能在其他植物都枯萎的时候吐气杨英，说明它有办法对待枯萎，而"偏枯不仁、死肌"其实就是机体某个部位的枯萎；另一方面，我们看国画中的梅花，都是在干枯的枝杈上开出花朵，不正是偏枯之中蕴有生气吗。"去青黑痣、恶肉"说明了乌梅能够助正气的同时又不容邪气，现在有人用它来治疗鸡眼、牛皮癣。汪庆安先生提到治疗胆囊息肉用乌梅，也是对去"恶肉"作用的发挥，并且乌梅是入厥阴的药，和少阳胆有表里关系，当然也就可以治疗胆囊的疾病。至于"安心"作用，首先来说和除热烦满的机制相似，火气逆于胸中，当然心不会安，用乌梅生津以清火热，心自然能定。另外，跳出具体气血津液的分析，从大的象来看一下，梅花被很多文人歌颂，向来被看做中华民族精神的象征，威武不屈，不畏严寒，能在很恶劣的环境中保持镇定乐观，所以古人认为这种植物一定是能令人心安的。

　　乌梅丸常被看做是厥阴病的代表方，我们知道厥阴是阴气发展的最后阶段，开始重新向阳的方面转化的过程，这时阳气要努力挣脱阴气的束缚，虽然已经透出端倪，但阴气仍处于统治地位，这时的阴气就像辛亥革命前的清政府，已经摇摇欲坠了，却还掌握着政权。梅花是腊月开放，这种形象就似在阴寒中看到奋出的阳气，腊月正好是临近开春的时候，这个月份也是马上就要看见春天了，却还属于旧的一年，在一年当中可以说是腊月属厥阴，所以腊梅的果实当然也就可以对治机体的厥阴病。

　　总之，乌梅既有木气的宣泄作用，同时因为生长环境寒冷，又有制约宣泄的收敛作用，有时古人单用一味乌梅，既能治疗下痢（烧存性），又能治疗大便不通（外用纳入肛中），随着炮制及用法的不同，其作用就表现出了双向性，显得不太好理解，特别是西医朋友更会感觉到奇怪，这牵扯到传统文化中常用到的体用观，其实只要知道收者为体，放者为用，就会感到这里面也没有什么玄虚。刘潜江说："盖兹味就收而能致其行之用，就行而不离于收之体。夫行在收中，则收之功神；收在行中，则行之元裕。若止谓其酸收而已，是见其半而失之全者也。"把收发的体用关系议论的很详细，同时指出把乌梅看做酸涩药是有失偏颇的，叶天士也认为："梅占先春，花发最早，得少阳之气，非酸敛之收药"，他这里的梅不是说的梅花，因为在这则医案中用的是乌梅。

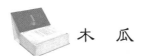

木　瓜

　　木瓜和乌梅虽然都是蔷薇科的酸味药，但药性大不相同，乌梅主要是酸味，木瓜的酸中又带有甘。李时珍说："梅花开于冬而实熟于夏，得木之全气，故其味最酸"。而木瓜的开花结果时间整个比乌梅要晚，除了得春季的木气之外，还得夏季的土气，所以它带有甘味。

　　我们知道梅花能迎风傲雪，是阴中透阳，虽然阳气已经露出头，阴气的

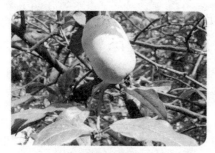

❀ 木瓜原态

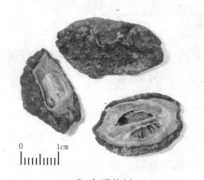

0　　　1cm

❀ 木瓜药材

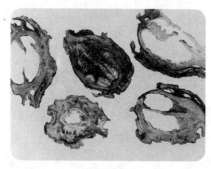

❀ 木瓜饮片

实力仍旧很强大，是矛盾的主要方面；木瓜就不同了，它的阳气已经很旺盛了，成为矛盾的主要方面，阴气已经衰老，要逐渐退出舞台。我们可以用小鸡孵出的过程来说明这个问题，小鸡要出壳首先需要在蛋壳上啄开一个小洞，这就是阴中透阳，小鸡是阳，蛋壳是阴，阴这时还束缚住阳，处于统治地位；但阳的实力还会进一步强大，突然一下把蛋壳撑破，这时就相当于夏季，阳气处于统治地位，阴气像蛋壳一样已经被推翻了。阴气虽然不再当权了，但它的下一代又悄悄地孕育出来（在小鸡的体内），"夏至一阴生"说的就是这种情况。当然这时还看不到这个新生的阴气，它还在隐藏着，到了秋冬季节才逐渐显露出来，并替代阳气的主导地位。

在易经中最下面的一爻叫初爻，无论阴气还是阳气都是从下面长出来的，但我想易经画的应该是原理图，为了说明阴阳消长的现象，把新生的力量都画在下面。在实际的自然界中阴气应该是从上往下降的，"水曰润下""火曰炎上"就说明这个问题，雨雪都是从天空降下来的。乌梅可以说是阴气当权，体阴而用阳，阳气处于升的初期；木瓜是阳气破开了阴气的束缚，阳气当权，体阳而用阴，该转而下降了。

前面说过，乌梅就像是小鸡把蛋壳啄开个洞，阳气还要努力往上蹿，所以它的特点是能够疏通，并能带领津液上行以生津止渴；木瓜则是把整个蛋壳撑破，小鸡完全解放出来，阳气占了统治地位，既然阳气旺盛，当然就能宣阳以祛湿邪，可以治疗风湿痹痛，老的阴气退出，这时生出新的阴气，新的阴气是往下长的（天一生水），所以木瓜的作用趋势向下，治疗部位大都在身体下部，能治疗腰膝关节酸重疼痛、吐泻转筋、脚气水肿等疾病。它靠阳气的宣通，治疗脚气水肿、风湿痹痛好理解，怎么还能治疗转筋呢？这里需要注意，阳气取得统治地位并不等于阴气亏虚，"阳生阴长"，这时阴气也很充足，只是不再处于主导地位，蛋壳虽然被撑破了，但它的质地还在，这个物质基础是不会突然就消失的。应该说它之所以能治疗筋急拘挛肯就是因为富含阴津，同时又味酸入肝，筋脉为肝所主。不然的话，一味阳盛阴亏的药物怎么能治疗转筋呢。因此，木瓜的特性是气温而质润，可以胜湿而不伤阴，和一般风药祛湿痹不同，刘潜江说："诸风药胜湿而燥血，木瓜和血而行湿，非胜之也"。木瓜既能温散风湿，又能补阴津使筋有所养，一举两得，其独特之处或者说可贵之处应该就在于此，因为夏天成熟的果实虽多，却不一定性温，即使性温，又不一定味酸入肝养筋。

应该说明的是，我们讨论的是一种药用木瓜，外形有些像梨，亦称铁脚梨，为我国特有的野生果，很早就有它的记载，如《诗经》中就有木瓜一诗，《诗经·卫风·木瓜》："投我以木瓜，报之以琼琚。匪报也，永以为好也。"而平时食用的木瓜，即水果店里的木瓜，因其产于热带美洲，属舶来品，据说是在17世纪传入我国，名为"番木瓜"，国内主要产于广东、海南、台湾等地。宣木瓜和番木瓜原植物种类完全不同。因此，不要认为水果木瓜具有本草书中记载的功效。

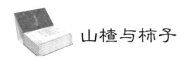 山楂与柿子

通过前面对乌梅与木瓜的讨论我们知道了阳气生长壮大的过程，并用小鸡出壳做了比喻，下面我们继续讨论阴气的成长过程。如果小鸡慢慢长大，它又会生出鸡蛋，即阳中生阴，鸡蛋是静止的，相对于鸡来说属阴。假如一

只鸡一生只下一个蛋，这只鸡（阳）下完蛋以后就算完成使命，鸡蛋（阴）正式登上舞台。但在鸡要下蛋还没下出的阶段，阳气还是处于统治地位。山楂三月开花，九月成熟，比起木瓜来又晚了一步，木瓜是阳气强盛的状态，山楂因为秋季成熟，里面的阴气已经成长起来了，这时阴气就需要夺取阳气的政权。山楂就是阳气快要让位于阴，但还没有让，正好是鸡要下蛋还没下出的阶段，因为它没有寒凉之性或收藏之性。相反，它还能疏通积滞，不是一味阴性的药。

山楂的果实经历了春、夏、秋三个季节，其中春秋都没有经历完整，只有夏季是整个季节，当然得夏季土气最多，所以甘味为主，同时又有酸味，这里需要分析一下，它的酸味是从春季带来的，是木之味，本来到了秋季受到金气的克伐，应该是能把这个酸味克掉的。一般果实都是在春季味酸，到了秋季成熟以后都不酸了，这是因为金能克木，金的阴气与木的阳气相互中和变为缓和的甘味。山楂为什么还保留酸味呢，因为木气强盛，金气克制不住它。也就是阴气还胜不了阳气，鸡蛋还代替不了鸡。但因为在秋季成熟，山楂的阳气已经不如木瓜充足了，木瓜是性温，山楂不温，当然也不偏凉，可以说是温凉适中。既然山楂味酸甘，就是得土木之气，得土气就能入脾胃，又有木气之酸，能够疏通壅滞之土，所以它擅长消化食积。

木瓜是酸味胜于甘味，以酸为主，寇宗奭说："木瓜得木之正，酸能入肝，故益筋与血，病腰肾脚膝无力，皆不可缺也"，这是山楂与木瓜的区别，有入胃与入肝的不同，但都是属于阳性药。我们还可以把山楂和乌梅对比一下，乌梅是阴中透阳，阴气还在当家；山楂是阳中生阴，阳气还在当家。阳气还要进一步衰老，阴气要进一步壮大，有一天鸡把蛋下出来了，鸡退出舞台，就是阴气替代阳气取得了主动权。

比山楂阴气强盛的药物应该是柿子了，柿子是四月开花，八九月成熟，比山楂又晚了一些，已经是一味性寒凉的药物了，应该属于阴性药，所以它正是那个下出的"鸡蛋"。柿味甘涩，没有酸味，是因为秋金已经把木酸克掉了，表现出了收敛的涩味，所以柿子不但不能疏通脾胃结滞，反而容易在胃内形成结石，就是它能收敛的证明，既然秉有秋金之气，当然就能入肺与大肠，能够涩肠、润肺、止血，治疗肺痿、咳嗽、痔漏下血等疾病。柿霜又能清上焦心肺之热，生津止渴，乌梅也能生津止渴，二者的机制很明显是不同的，乌梅是靠阳气的透出，把津液从下焦带上来的；柿霜是靠阴气下降，从天降雨雪。

以前我们讨论酸与涩的关系时提到"酸者，阴中之阳未能大畅以和其阳也；涩者，阳中之阴未能大畅以达其阳也"，即涩是由于阴不足，阳有余。阴津不足就会觉得涩。这里就出现一个问题，既然是阴不足，阳有余，柿子应该是性温，为什么还是性寒呢？这个问题不太好理解，不妨先打个比喻：假如有这么一个国家，他们的风俗是每个男子都娶三个妻子，其中有一个人只娶了两个，他会觉得自己娶的妻子太少了，还不够，但如果和其他国家的人相比，他已经比别人多娶了一个了。柿子也是这个道理，它性本来就是凉的，就是说它要达到自己的平衡，必须是阴气多于阳气，假如它成熟时阴阳的比例是三比一，达到三比一就不涩了，现在只达到了二比一，客观地看已经是阴大于阳，性寒凉了，但对它自己来讲，阴气还是不够，所以仍然味涩。

最后，我们把乌梅、木瓜、山楂、柿子这四味药物放在一起对比一下就会发现，它们正好形成了"阴中透阳→阳胜阴败→阳中生阴→阴胜阳败"的循环过程。也可以看出阴阳总是阴中育阳，阳中育阴，互为体用地发展的。

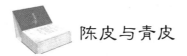

陈皮与青皮

在理气药物的家族中，芸香科植物占了一个不小的比例，包括陈皮、青皮、枳实、枳壳、香橼、佛手等，最常用的是前面四种。这四种其实只是两种植物：橘和枳（橙）。橘产于江南，枳产于江北（也有说淮南淮北的），我们都熟悉晏子使楚的故事："婴闻之，橘生淮南则为橘，生于淮北则为枳，叶徒相似，其实味不同。所以然者何？水土异也。今民生长于齐不盗，入楚则盗，得无楚之水土使民善盗耶"。因此橘与枳虽然都是秋天的果实，秉秋金之气，

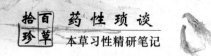

却因地之一南一北而分别性凉性温。

陈皮与青皮都是性温的，枳实与枳壳性凉。一般事物都是温热上行，寒凉下行，所以陈皮、青皮的作用向上，枳实枳壳作用向下。因为陈皮和青皮一为是成熟的果实，一为幼果，又决定了二者的性情大不相同。陈皮成熟，所以性较为缓和，在行气过程中就能照顾的比较全面，行遍大部分的脏腑，应用范围也就非常的宽；青皮就不同了，是愣头小子，大家都知道不能让小孩单独过马路，因为他只知道往前突突地跑，不知道左顾右盼，青皮就是这样，只能走直线，不会顾及较多的脏腑，在体内直上直下的道路就是少阳三焦，同时它色青上行疏通，又能入肝胆。能够疏肝破气、消积化滞，用于胸胁脘胀痛，乳痈、疝痛，食积气滞。它配人参、鳖甲，能消疟母；配枳壳、肉桂、川芎，治左胁痛，都说明了它与肝胆关系密切。陈皮因为行气缓和，其强度只能化痰，不可能对疟母、痞块坚积等起到作用。有文献记载青皮能下气，其实这是说它能沉入下焦，中药理论认为体积大而成熟的上浮，体积小而不成熟的下沉，与枳壳治上、枳实治下的道理是一样的。它的作用趋势仍然是向上，李时珍说过："小儿消积多用青皮，最能发汗，有汗者不可用，说出杨仁斋《直指方》，人罕知之。"既然能发汗，就说明它肯定是辛温向上的，很难想象一味下气的药物能发汗。

陈皮常用来治疗脾胃气滞之脘腹胀满或疼痛、消化不良，痰湿壅肺之咳嗽气喘。其实它又有两种用法，李东垣说："留白则补脾胃，去白则理肺气"。这是因为陈皮的苦辛之味全在橘红上，里面的白皮则甘淡无味。那么很明显是红皮入肺，白皮入脾。并且红皮在外，白皮在里，和脏腑中肺在脾外是一致的（在上就是在外），所以陈皮虽说是遍归脏腑，还是以脾、肺二脏为主。《神农本草经》中记载它"主胸中瘕热逆气，利水谷"，其中"胸中瘕热逆气"应该是肺气瘀滞引起的，上焦之气不通畅，郁而生热，用陈皮的苦辛把它疏通开，青皮入下焦还能发汗，陈皮距离体表更近，为什么不能发汗呢，首先当然是因为它没有青皮药力迅猛；其次是因为它的"势"不足，"强弩之末，势不能穿鲁缟""利水谷"是说陈皮有健运脾胃的作用，脾胃不运，水谷之气不能生成气血，反而化湿生痰，陈皮能够行气，以宣五谷味，熏肤充身泽毛，刘潜江说："夫气生化于脾肺，本以流行为无病，然气之寒者热者，升者降者，补者泻者，一有不宜，皆能著滞以为病，橘皮则无间寒热、升降、补泻之剂，胥得合之以奏绩，而水谷之气所以充于身者，亦能尽其常矣。"

张元素曾制枳术丸以治疗脾胃虚弱、饮食停滞、脘腹胀满等，其实枳实的近亲陈皮也常配伍白术，如《鸡峰普济方》中有宽中丸治脾胃不调，冷气客乘于中，寒则气收聚，是以胀满，其脉弦迟。用黄橘皮四两、白术二两为丸。如果用枳术丸治疗痞满还担心药力过猛的话，用陈、术组合或许显得更为王道。所以从枳术汤到枳术丸，再到宽中丸，一个比较峻猛的方子逐渐变得缓和。其实陈皮配白术以后已经没有明显泄的意思了，李东垣说陈皮"同白术则补脾胃，同甘草则补肺，独用则泻肺损脾"。可见陈皮已经被白术同化为具有补性了，正像李时珍说的："同补药则补，同泻药则泻，同升药则升，同降药则降。脾乃元气之母，肺乃摄气之篱，故橘皮为二经气分之药，但随所配而补泻升降也。"因此陈皮和青皮相比显得很没个性，没原则。陈皮还可以与枳壳配伍，张洁谷说："陈皮、枳壳，利其气而痰自下。"我们看陈皮是橘中的老人，枳壳是枳中的老人，这一南一北的二老配合在一起，就能利气化痰，因为二者都能行气，一个温而善散，一个凉而善降，互通有无，痰湿当然就不能存在了。

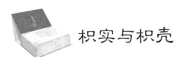

枳实与枳壳

枳实、枳壳与橘皮不同，前者秉阴冽敛降之气，后者秉阳和宣发之气。简单地说是一金一木。李中梓认为枳壳入肺、胃、肝、大肠四经。因此它能够泻肺，宽大肠，治疗肺气上逆、两胁胀满、泄利后重等。

五味子与枳壳都能降肺气，但五味子不能用于肺有邪气者，否则会敛邪固邪；枳壳不能用于肺无邪气者，否则会损胸中之气。刘潜江说："其宜降泄者，正气为邪所伤而不能降也，其不能降者，即于正气有壅塞处，故言降而更言泄也。"因此五味子治疗的是正气虚散不能敛降,其力量作用在无形之气;枳壳治疗的是邪气结实不降,其力量作用在有形之结,因此说枳壳是开破之金,而陈皮是疏理之木。胁痛是气结于肝胆之经,金能平木,所以肝胆经的结滞不但可以用陈皮、柴胡来疏通,也可以用枳壳来开破。有人多怒也是肝胆气滞,却不适合用枳壳,因为怒气是无形的,枳壳找不到靶点,人多怒气适合用青皮来疏通。

提到枳实,我们就会想到朱丹溪说的"能冲墙倒壁,滑窍破痰之药也"。可见其力量威猛,能够消实痞,破坚积,除胸胁痰癖。最常用来治疗心下痞,它所治的心下痞一般有两种,一是《金匮要略》中说的:"心下坚,大如盘,水饮所作";一是脾胃运化功能失调,不能运化精微而导致痰湿停滞。枳实在《名医别录》中有"逐停水"的作用,因为它苦寒沉降,秉有金气,又为水之母,能够导水归于下也就理所当然。水饮相对痰湿来说当然更急一些,所以用枳实七枚,白术仅一两,并且少煎,为的是使枳实的威猛之气充分发挥出来;而痰湿痞是比较黏滞的,不可能决之、溃之,只能是峻药缓用,加大白术用量,并且变汤为丸。

张洁古治疗心下痞除了我们熟悉的枳术丸以外,还有枳实、黄连配伍:"治心下痞及宿食不消,并用枳实、黄连",这两组药对如何区别使用呢?刘潜江做了很好的分析:"有痞为坚为大,乃阳不胜阴邪,而阴邪有以结阳,是受病在阳也,宜健阳为主,如仲景枳实、白术之治,用枳实所以助阳之健也;有痞为痛为急,乃阴不胜阳邪,而阳邪有以结阴,是受病在阴也,宜清阴为主,如洁古黄连、枳实之治,用枳实所以助阴之清也。"可见中焦痞满也有阳邪、阴邪的区别。阴成形,阴邪过胜的话,痞满就比较坚硬并且范围较大,白术性温,所以用白术助胃阳,但刘氏说的"用枳实所以助阳之健也"恐怕过于简略,应该是枳实破除阴邪而间接协助胃阳,并非枳实直接就助阳之健,枳实是苦寒的,不可能助阳;如果是阳邪过胜,因为阳性主动,会出现痛或急的表现,这时用黄连当然可以清热,但黄连有一种紧固作用,没有泻或疏通的作用,所以光用它来清热还不行,还要配伍枳实的降泻,把结滞的地方疏通开，以恢复气机的流畅。

对于枳实，《神农本草经》中首先记载的是"主大风在皮肤中如麻豆苦痒"。枳实不是走表的药物，却能治皮肤苦痒。这可以有两种解释，一是邹澍说的："脾胃本有寒热，相结肌肉间，气自不能流转，风复袭之，于是内外相引，表里相通，屈伸进退，虽如麻如豆，而或起或伏，正以其根于内也。拔其根，枝叶又焉所附，治里之物，偏有此解表之能，不推之首功可乎？"他主要是说的有诸内必形诸外，正是因为里有结滞，才引起皮肤苦痒；另外还可以这样来解释，皮肤发痒是肝木宣泄过度引起的，要解决宣泄过度就可以用苦寒药来克制它，但大部分苦寒药只是打压，但压制只能临时解决问题，时间一长肝气还会喷发出来，所以合适的办法是用枳实降泻，在降的同时不让气机郁结住，而是通泻开。

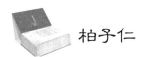 柏子仁

植物四季常青有这样几种原因，如松树是因为秉受阳气充足，麦冬是因为秉受阴气充足，柏树则与二者又有不同，能够四季不凋是因为它木受金制，同时具有木性和金性。

卢复说："万木皆向阳，而柏独西指者，顺受金制以为用，故字从白。"这里"顺受金制"不好理解是什么意思，我们可以这样来分析：大部分植物都是"一岁一枯荣"，有个枯荣的循环，荣是木气，枯是金气，二者你来我往总是交替的，就像甲乙两个火车站之间只有一条铁路，我们暂且把从甲到乙规定为木，把返回规定为金，火车只能是从甲到乙以后，再从乙到甲，不能同时开，那样就会出事了。也就是说如果能够看出火车有往来运行的节律，说明它只有一条路，金与木在这条路上交替主事，不是共存的；如果车站间有两条铁路，火车就可以同时开了，这样就看不出来回的交替，和植物四季常青一样。柏树之所以看不到发芽与枯萎的交替，是因为在它的内部金与木

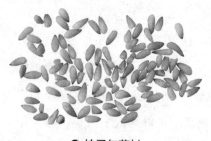

☯ 柏子仁药材

和谐并存着，在内部进行着循环，外表看不出荣枯地节律，所以卢复说它"顺受金制"。

一般的树木也要受金制，但不是顺受，而是一胜一负轮流主政，才会形成荣枯的循环（植物发芽的时候是木胜金负的，木没有顺从于金，所以说它们不是顺受金制）。"金木者，生成之始终也"，就是说金木处于两个端点，这两个端点交接顺利才能保证气机循环的正常进行。风木属于阴中之少阳，主阳气的上升，可以由地升到天，天气由燥金所主，木气升到了天就到了燥金的地盘，必须服从人家才能顺利地由升而降，如果木不从金的制约，那么气机的循环就断了，肺金不能下降，就不能入心生血，心血不足当然就会惊悸（《神农本草经》中柏子仁：主惊悸，安五脏，益气，除湿痹）、失眠。燥金为阳中之少阴，可以由天降到地，金气降到地以后又到了风木的地盘，如果不服从风木的话同样不能由降转升，肾虽然是收藏的脏器，也需要升降配合才能正常，若是只降不升，可能就会有遗精、白浊等表现（《药性论》柏子仁："能治腰肾中冷，膀胱中冷脓宿水，兴阳道"，《名医别录》："腰中重痛"）。柏子仁恰恰就是上能养心以治疗惊悸失眠，下能补肾治疗遗精等。这些疾病都是出现在升降的两个端点上，这是和金木的不能和谐交接有关，前面说了柏树能够使金木和谐地共存，而不是交争，用柏子仁可以调顺金与木之间的关系，使木从金化，或金从木化，而不是单纯地苦寒折降或温阳升散。《神农本草经》中记载它能"除湿痹"，是因为它有木的疏通，又有金的燥性，同时富含油脂，燥湿而不伤血，故而治疗湿痹比较合适。

柏子仁除了有金木是双向性以外，它味甘气香，很明显和脾土的关系也十分密切，我们用木"顺受金制"来解释柏树的四季不凋，但四季不凋是整个柏树的共性，具体到柏子仁又有它自己的个性，它并不是四季如一的，它也是春季开花，秋季结实。就是说柏树虽然是金木和谐并存着，柏子仁却是春季里木气略占优势，使它能开出花来；秋季里也是金气略占优势，使它能顺利地结果。这样木和金一中和就能产生土的甘味来，使柏子仁更具有补养性。《本草纲目》谓："柏子仁，性平而不寒不燥，味甘而补，辛而能润，其气清香，能透心肾，益脾胃，盖上品药也，宜乎滋养之剂用之。"

柏树中真正四季不凋的是它的叶子，所以柏叶用"木顺受金制"来描述最合适，能够"顺受金制"说明木和金是和谐共存的。但和谐共存并不代表公平，里面可能存在着压迫，金的本性是克木的，现在金和木好像和谐地存在于一起，其实是木已经习惯于受压迫，被金制服而失掉反抗性了。因此，看似二者能共同主事，平等地共存在一起，而实际上是金做主，一切听从金的意志，古人说的"万木皆向阳，而柏独西指""字从白"等说明了柏树表现的是金的意志。金的意志是什么呢？是收涩、敛降，朱丹溪说："柏属阴与金，善守"。因此柏叶治疗的病症主要是吐衄、便血、崩漏等。

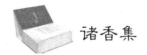

诸香集

理气的药物有两大类，一是橘皮系列的，包括青皮、陈皮、枳实、枳壳、香橼、佛手等，还有一大类即各种香木，如沉香、檀香、降香、苏木等，这些植物多产于南方或国外，辛温芳香，所以能够理气活血。其中最有特色的恐怕要数沉香了，一般不了解沉香的人或许以为它和檀香、降香一样都是有香味的木质，或像乳香、没药一样的树脂，其实它既不是纯木质，也不是纯树脂，沉香的生产有一个很复杂的过程。查阅资料，沉香只能形成于生长在东南亚热带雨林地区的瑞香科沉香属的乔木型香品种树木之中，然而一棵健康的沉香树是不会凭空产生沉香的。它必须在特定的情况下受到创伤，如遭受电闪雷劈、强风吹折或者兽虫啃咬、人为砍伐等形式受创后，又被一种特殊的微生物感染而"生病"才能形成。成熟的沉香树木在遭遇创伤破损后，出于植物的本能都会分泌树脂来弥补创口，而这期间，沉香树的创口恰巧被一种叫做黄绿墨耳真菌的微生物所感染，这种真菌和树脂在一起发生复杂的反应，并浸透到木质中，就形成了沉香。

众所周知，沉香最突出的作用是能够降气，至于它为什么能降气却不太容易解释，或可以说它密度大，质地沉重，所以能够下沉，但檀香的密度也很大，甚至可以沉水，一般却用来理上焦气滞。我们这样来分析一下，乳香、没药也是树体受到损伤以后，分泌的树脂以弥补伤口；沉香是树木破损以后，树脂没有流出去，而是向内浸入了木质里。因此乳香、没药就像是城墙被敌人打开后，城内的兵力冲出去抗敌；沉香的形成由于是感染了真菌，像真菌、细菌、病毒等微生物都有侵入性，就像是不仅城墙被打开，并且敌人还冲进了城，这时守城的兵力肯定会往里走，和敌人展开巷战。这样就看出了乳香、没药和沉香的区别，前者是兵力向外冲，所以能够疏通血脉，后者是兵力往里聚集，在机体中最深的部位当然就是下焦之肾了，所以沉香能纳气，降气。古人并不懂得有真菌的侵入，他们可能是从这个角度来分析的：乳香、没药是树体排出去一部分精华以后，把伤口封上，还能很好地生长；沉香是不舍得把精华排出去，都藏在体内，导致结香以后树体变得很不健康，甚至会死亡。这样再一比较，乳香、没药是舍财不舍命，沉香是舍命不舍财。这就反映出了沉香非常的吝啬，既然吝啬，当然就会把好东西往最深处藏，所以它能纳气归肾。并且沉香还有一个特点，即土壤越肥沃，树木生长越旺盛时，往往结香较少；土壤越贫瘠，不利于生长时反而容易结香。说明它遇到不利的环境时就把精气敛藏起来，和半夏有点相像，也像是古代的读书人，政局好的时候他们出来当官，政局乱的时候他们隐居起来。以上这些都能解释沉香为什么降气，但它纳气降气又不像五味子、山茱萸，后者没有行气理气的作用，沉香辛温芳香，能够治疗气郁气结。

木香、檀香也是理气药物，和沉香有什么不同呢，前者是木质直接散发的香气，后者是经过化学反应，酝酿出来的香气，刘若金说："是禀于阳而酿于阴，更酿诸阴而发诸阳，盖气化所成，不同于诸香独禀草木之气味也。""为阴阳气化所成，不比于禀草木之专气者也"。因此，虽然在几味药的功效主治上似乎不好区分，但从原理上我们分析，直接用木质的理气比较刚，层次比较浅；而经过醇化的沉香理气比较柔，比较深。所以诸香药中能够温肾的只有沉香、乌药，二者又组成乌沉汤，能够治一切气，一切冷，补五脏，调中壮阳，暖腰膝，治膀胱肾间冷气攻冲背膂。木香、檀香都不能深入到肾的层次。《本草纲目》曰："木香，乃三焦气分之药，能升降诸气。诸气膹郁，皆属于肺，故上焦气滞用之者，乃金郁则泄之也；中气不运，皆属于脾，故中焦气滞宜之者，脾胃喜芳香也；大肠气滞则后重，膀胱气不化则癃淋，肝气郁则为痛，故下焦气滞者宜之，乃塞者通之也。"它虽然也达到了下焦，但只能作用于大肠、膀胱这样的腑，没有温补肾的作用。

檀香主要作用于上焦，李东垣说："白檀调气，引芳香之物上至极高之分"，所以含有檀香的丹参饮现在用来治疗冠心病。古人又把檀香分为白檀和紫檀，一般认为白檀理气，紫檀活血。《本草纲目》曰："白檀辛温，气分之药也，故能理卫气而调脾肺，利胸膈。紫檀咸寒，血分之药也，故能和营气而消肿毒，治金疮。"但现在好像药房并不区分白檀和紫檀了。其实以活血为特长的是降香，《本草经疏》："瘀血停积胸膈骨，按之痛或并胁肋痛，此吐血候也，急以此药刮末，入药煎服之良。治内伤或怒气伤肝吐血，用此以代郁金神效。"还有苏木，也是木质中的活血药，《本草求真》："苏木，功用有类红花，少用则能和血，多用则能破血。但红花性微温和，此则性微寒凉也。故凡病因表里风起，而致血滞不行，暨产后血晕胀满欲死，及血痛血瘕、经闭气壅、痈肿、跌扑损伤等症，皆宜相症合以他药调治。"

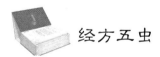

经方五虫

在经方中用到五种活血散结的虫子，即水蛭、虻虫、䗪虫、蛴螬、蜣螂。其中水蛭、虻虫出现在抵当汤、抵当丸中，二者都是太阳病篇的方子，太阳病因病程较短，血结的时间不久，适合用峻药急攻，说明这两种药的力量是比较强的，徐灵胎说："水蛭最喜食人之血，而性又迟缓、善入，迟则生血不伤，善入则坚积易破，借其力以攻积久之滞，自有利无害也。"因为水蛭行动迟缓，味咸，所以药性不是十分急迫。虻虫就不同了，它是空中飞的，行动迅疾，而且味苦，苦味有开破性，所以虻虫的破血性很强。也许正是这个原因，现在水蛭的应用很广泛，而虻虫基本没人用了。

在《金匮要略》的大黄䗪虫丸中用到了四种虫子：水蛭、虻虫、蛴螬、䗪虫，治疗各种伤，内有干血，肌肤甲错，双目黯黑，用本方可以缓中补虚。前面说水蛭、虻虫力量较猛烈，适合于血液初结的情况，这里为什么又用于虚劳干血呢？首先是因为配伍了地黄、芍药、杏仁、桃仁等濡干润燥的药物，对破血药有制约作用；其次做成丸药是峻药缓投，也缓解了药物的峻烈，更何况水蛭味咸，能渗入干血。方名叫大黄䗪虫丸，在四种虫类药中突出了䗪虫，说明䗪虫很适合日久的干血。䗪虫有个特点是善治跌扑损伤，接续筋骨，血液如果是刚凝结的时候，对脉络不会有什么损伤，用水蛭、虻虫把阻碍道路的淤血搬运开就行了。但如果是干血，长年堵塞于脉络中，渐渐地脉络也就受到了破坏，用䗪虫除了活血以清除障碍以外，还有修路的作用，把断续的脉络接上。经方中虫类药物多为合用，单独用䗪虫有一个方子即土瓜根散，邹澍对方义这样解释："夫经一月再见而曰不利，乃桂枝所主，所谓通中不通者也；满痛不在胁下、腹中，而在少腹，乃芍药所主，所谓阴结阳不布也。二病者由于带下，则因带而经络泣涩，用土瓜根是滑泽其途径，用䗪虫是联络其断续也。且通而谓之不利，必其经脉仍通，泣涩则在络，土瓜根本治络中泣涩之物，䗪虫则治络中断续之物矣。"

还有两味大家非常不喜欢的药物：蛴螬和蜣螂，因为它们整天和粪便待在一起。粪便是非常污浊的，不过至浊之中必伏有至清之气，它们都生活在浊阴中，是浊阴中的一点生气，和少阳伏于厥阴中有些类似，因此它们善治胁下的积聚，如蛴螬在《神农本草经》中载为："主恶血，血瘀，痹气，破折血在胁下坚满痛，月闭，目中淫肤、青翳白膜。"蜣螂应用于治疗疟母的鳖甲煎丸中，鳖甲煎用药种类很多，其中量最大的是鳖甲，第二位的就是蜣螂了，这说明蜣螂也擅治胁下的疾病。二者虽然都喜欢粪便，如果再细分，蛴螬和蜣螂又有所不同。蝼蛄是有名的地下害虫，喜食刚播种的种子、根、块茎以及幼苗；蜣螂俗称屎壳郎，虽然名字不雅，却有"自然界清道夫"的荣誉，因为它以动物粪便为食。既然二位吃的食物有清浊的不同，它们的药性也就有升降的不同。蝼蛄的食物清，因此能透清阳，去"目中淫肤、青翳白膜"，有人认为大黄䗪虫丸中的"两目黯黑"就是使用蝼蛄的明证；蜣螂的食物浊，所以能去秽浊，《神农本草经》记载它："味咸寒，主小儿惊痫、瘛疭、腹胀、寒热，大人癫疾、狂易"。李时珍总结为阳明、厥阴之药，我们知道阳明病可以有腹胀、狂躁等表现，如果进一步影响到厥阴，使筋脉失养，又可以造成痉病，也就是《神农本草经》中的"瘛疭"。根源都在于阳明胃肠中的秽浊不降，联系到蜣螂食性，吃的是浊阴之物，善于把浊阴向下排出，所以会有上述功效。

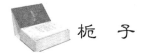

栀　子

周岩在《本草思辨录》中说栀子："独取其秉肃降之气以敷条达之用，善治心烦与黄疸耳。"我们说肃降与条达是两种作用方向，一属金水，一属木火，栀子能将这两种作用合二为一。这就有点像空调吹出的凉风，空调应该分为两部分，一部分用来制冷，另一部分用风扇让冷气流动起来，这二者缺一不可。把冷风吹进室内以后就既能制冷又能除湿，最擅长去除室内的湿热，因此栀子既然赋有肃降与条达之性（肃降是因为它性寒凉，条达是它能让这股凉气流动开），它也可以祛除体内的湿热。

栀子豉汤用来治疗"发汗吐下后，虚烦不得眠，若剧者，必反复颠倒，心中懊憹"。一般认为虚烦的虚字，说明不是热邪入里与有形之痰、水、宿食互结，所以虚不是虚弱之虚，而是空虚无物之虚。不过应该注意，虽然不是有形热结，但也不是纯热，多少会夹杂一些蒸汽状态的湿气，因为这种热有郁象，热郁就会酿湿。如果纯热无湿的话，这种热是开散的，可能伴有体表的大热、汗出、烦渴等，那是阳明经证，二者不难鉴别。因此"反复颠倒，心中懊憹"就像夏天室内空气闷热潮湿的状态一样，这时如果用苦寒直折，虽然能清热，但会使气更加瘀滞；如果仅是行气，那就像夏天吹电风扇一样，不能真正降温。所以最好是用栀子，清中带行，如同空调吹出的凉风，使室内顿时凉爽干燥了。

栀子除了治疗心烦，伤寒论中还用它治疗黄疸，黄疸也是湿与热的结合才能形成，不过和心烦懊憹比起来，黄疸郁结程度更深，用栀子是取其舒畅之性以疏散郁结，同时以大黄清热降下；心烦懊憹侧重于无形热气的郁蒸，用栀子是取其凉肃之性，同时用豆豉以疏通。把大黄、栀子、豆豉排一下队就发现，豆豉用来疏散，大黄用来降下。栀子介于中间，有两面性，和辛温的豆豉配伍时是用它清凉之性，和苦寒的大黄配伍时是用它的疏散之性。同时栀子、豆豉的配伍显得比较轻清，用来治疗散漫无形之邪；栀子、大黄的配伍显得比较厚重，用来治疗热与湿结聚在一起的黄疸。

栀子和连翘外形有些像，都是那种小桃形，作用也有相似的地方，都能清上焦热，如时方中有凉膈散，用到了连翘、栀子；经方中有栀子豉汤，用到了栀子。二者都可以说是清中有散，不同之处可能在于连翘侧重于少阳，栀子侧重于厥阴。连翘治疗的鼠瘘瘰疬属于少阳，并且连翘可以发汗，说明它辛散的力量是比较强的；栀子是没有发汗作用的，因此它散不到体表，并且对瘰疬等结实的东西无能为力，只能散偏于无形之气或能够流动之湿（心烦和黄疸）。保和丸用连翘，越鞠丸用栀子，也是一偏于有形之实，一偏于无形之气，种种都说明栀子不如连翘性质活泼，更偏于入阴。丹栀逍遥散中用牡丹皮、栀子以清肝经之热，牡丹皮当然是血分药，栀子虽不是纯血分药，一般也认为是由气入血的药，所以可以用于血证，连翘基本不用来治疗血分病。所以简单地区分一下连翘和栀子就是：一入少阳气分，一入厥阴血分。

栀子并不是只入肝经，它还能入胃，《神农本草经》谓其主"胃中热气"，朱丹溪认为它"最清胃脘之血"，《丹溪纂要》谓其："治胃脘火痛，大山栀子七枚或九枚，炒焦，水一盏，煎七分，入生姜汁饮之。"《小儿药证直诀》中的泻黄散选用了石膏、栀子来泻脾胃积热。

　　栀子又可以治疗小便不利，所以朱丹溪说它："能降火从小便中泄去，其性屈曲下行，人所不知，亦治痞块中火邪"，以下行作用利小便当然是一方面，但后面还有一句"亦治痞块中火邪"，说明朱丹溪也强调它的疏通作用，再联系到连翘也"主通利五淋，小便不通，除心家客热"（《药性论》）。连翘是没有屈曲下行作用的，因此我们猜测二者的利小便作用是否与其疏通性也有关，就像桂枝能帮助膀胱气化以利小便一样。如《普济方》治小便不通："栀子仁二七枚，盐花少许，独颗蒜一枚。上捣烂，摊纸花上贴脐，或涂阴囊上，良久即通。"如果只是用它屈曲下行，这样贴脐外用恐怕是不容易起作用的。《汤液本草》中说："或用栀子利小便，实非利小便，清肺也，肺气清而化，膀胱为津液之府，小便得此气化而出也。"可见王好古也是既重视它的清化作用，又强调它的气化作用。

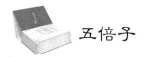

五倍子

　　五倍子是某种蚜虫（倍蚜）在其寄主盐肤木上形成的虫瘿。虫瘿其实就是雌虫为了繁殖后代营造的"窠"。它的功用是敛肺，涩肠，止血。治肺虚久咳、久痢、久泻、脱肛、自汗、盗汗、遗精、便血、衄血、崩漏等。雌虫在这个密封的窠内，一面吸取嫩枝叶中营养，一面在里面生育。随着幼虫从少到多，从幼虫长到成虫，这个窠不断长大，待到幼虫都长成有翅的成虫以后，便能破窠而出。一般趁幼虫已经长大尚未破窠的机会，把它摘下来，放在沸水中煮二三分钟，将虫子完全杀死，然后捞出晒干或阴干，便成了五倍子这味药。它的这种生长特性和功效有什么联系呢？一般虫类生长在树上只是吃树叶，把树叶啃得都是洞。倍蚜就不同了，它好像特别内向，非要把自己包起来，能够把一片张开的树叶卷成一个封闭的空间，正是它这种喜欢封闭的习性造就了它善于收敛的药性。

　　植物中的叶子是最舒展的部分，五脏中肺是最开散的，二者又都是呼吸的器官，所以植物的叶子就相当于动物的肺。倍蚜喜欢把叶子收成一个团，在机体内就能够收敛过散的肺气，朱丹溪说："五倍子，嚼之善收顽痰，解热毒，佐他药尤良，黄昏咳嗽，乃火气浮入肺中，不宜用凉药，宜五倍、五味敛而降之。"这里除了介绍五倍子能敛降浮入肺中的火气，还提到了善收顽痰，古人用滚痰丸有一种加五倍子的方法，《证治准绳》引《养生主论》："大黄（蒸少顷，翻过再蒸少顷，即取出，不可过）八两，黄芩八两，青礞石（消煅如金色）五钱，沉香五钱，百药煎（此用百药煎，乃得之方外秘传，盖此丸得此药，乃能收敛周身顽涎，聚于一处，然后利下，甚有奇功，曰倍若沉者，言五倍子与沉香，非礞倍于沉之谓也）五钱。"方中用的百药煎就是五倍子，这是一则很宝贵的经验，值得我们重视。邪气在表时当然忌讳收敛药物，如果邪气已经在里了，而且天长日久与正气混为一家，这时想攻逐它很难，久病入络就是病邪不集中在城市，已经渗透到乡村了。一旦入络，即使我们有强大的兵力也不容易把它消灭，对付散漫的邪气应该有两种办法，一是以散对散，像现在的通心络使用一些虫类药，这些虫类善于搜剔，可以把病邪剔除出去；另一种办法可能就是先收后攻，像滚痰丸中加五倍子即属于这类方法。现在有些抗癌的方子中用到五倍子，用这种收敛固涩的药不怕把邪气固得更加胶结吗？应该说这些肿瘤早已没有表证了，它不但是邪气入里，而且还入络，良性肿瘤与周围组织界限分明，还可以看作是在经，恶性肿瘤渗入正常组织中，就属于入络了，正邪不分家，所以恶性肿瘤很难攻掉。用五倍子的目的或许是让邪气集中一下，以便于对它进行进攻。所以说药物的作用都要两面的看，一般都把敛邪看做是坏事，通过分析我们知道也不一定都是坏事，要看邪气处于什么位置和状态。古人常说用药如用兵，中医的魅力就在于此，总是要具体分析，没有一成不变的事情。中医讲究中和，用药要权衡正邪等各方面的利弊，攻邪不是不允许，但需要正气的支持，张子和的攻邪只是针对急性病，争取一战成功。

其实即使是使用五倍子等敛邪的药物也要注重补充正气，敛邪只是一厢情愿，邪气也是有灵性的，哪会这么听话，不可能完全听从五倍子的调遣，还是要让正气充足，形成全民皆兵的状态，就是常说的发动人民战争，张洁古说："满座皆君子，使小人无所容地"也是这个意思，这时邪气受到正气的包绕，在络脉就会呆的不自在了，会主动地向大城市退缩，这时用五倍子等药收敛是顺势而为，可能才会收到应有的效果。而且把正气培补足了也会为下一步进行的总攻奠定基础。所以说任何事情都是要靠实力来说话的。

五倍子又能收涩肾精，一是由于收敛肺气以后进一步就是归入肾中。另一方面，倍蚜都是寄生在盐肤木上，据说这种树古代可以用来产盐，可见倍蚜嗜咸，所以能够入肾。倍蚜把自己包裹起来是为了生殖的，一只雌虫能产生很多后代，生育能力比较强，肾主生殖，这也说明五倍子能够入肾。除了在古代用来治疗遗精、白浊等证以外，王幸福先生在其著作中介绍五倍子是治疗蛋白尿的一味特效药，认为疗效在 90% 以上，值得我们学习。

五倍子还是一味治疗疮疡的药物，《本草衍义》曰："口疮，以末掺之。"《本草纲目》用来治疮口不收。现代又借用来治疗一些内部的疮疡，如胃及十二指肠溃疡。这些作用和它的收敛性是一致的，但又不能完全归于收敛作用，五味子也有收敛作用，却没有敛疮的功能。我们看倍蚜能把一片平整的树叶加工成一个密闭的虫瘿，简直就是自然界的"裁缝"，它没有针线，肯定是能产生一些分泌物，把树叶粘成了自己的房间，那么它在体内也能够把创面粘贴好就是理所当然的了。

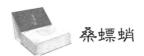

桑螵蛸

桑螵蛸和五倍子在中药学中都归于收涩药，并且都是昆虫形成的药物，功效不容易区分。仔细比较一下就能发现五倍子只是收敛，桑螵蛸除了收敛还能疏通。《神农本草经》谓其能："主伤中，疝瘕，阴痿，益精生子。女子血闭，腰痛，通五淋，利小便水道。"这里的"疝瘕""血闭""通五淋"都不是收涩作用能够解释的。因此把桑螵蛸单纯归为收涩药是片面的，它应该是能敛

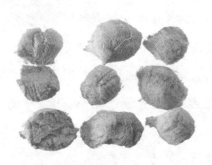
🔵 桑螵蛸药材

能疏。

"螳臂挡车"这个成语虽然不可信，"螳螂捕蝉"却是真的，螳螂以瘦小的身躯能够捕获比它肥大很多的知了，它的矫捷凶猛是昆虫界少见的，可见它天赋有强健的阳气。虽然螳螂心气很高，有挡车的气概，到了深秋收藏的季节，它也必须把这团阳气封藏到卵里，以孕育新的生命。既然螳螂的阳气健旺，桑螵蛸的封藏能力也必须很强，不然封不住强阳。所以桑螵蛸能令阳入阴中，这是它的收敛作用。《月令》曰："仲夏螳螂生"，到了芒种的时候桑螵蛸感受木火之气，能奋发而出，这又是阳从阴出，因此能够疏通，当然所有的卵生动物都是阳从阴出，为什么只强调螳螂呢？这还是因为螳螂的阳气强健，好像孙悟空生性好动，已经被压了五百年了，一旦有机会他就会迸发而出。这种迸发之劲能够疏通。邹澍说："螳螂作窠生子于深秋，成形出见于仲夏，可谓随阴之敛谧而藏，随阳之昌炽而出。"很概括地指出了桑螵蛸作用的双向性。

《外台秘要》载："遗精白浊，盗汗虚劳：桑螵蛸（炙）、白龙骨一分。为细末。每服二钱，空心用盐汤送下"；《妇人良方》载："产后小便不禁：桑螵蛸半两（炒），龙骨一两。上为细末。食前，粥饮调下二钱。"这是桑螵蛸能敛的例子。《医心方》载："治小便不通：桑螵蛸三十枚，黄芩一两。上二物，以水一升煮，取四合顿服之"；《方脉正宗》载："治五淋涩痛不通：桑螵蛸（炒黄）三十枚。研末。车前子煎汤调服"；《方脉正宗》载："治男妇疝瘕作痛：桑螵蛸一两，小茴香一两二钱。共为末。每服二钱，花椒汤调服。"这些都是桑螵蛸疏通的例子。可见桑螵蛸配龙骨能止，配黄芩、车前子、小茴香等能行，随着配伍的不同而表现出不同的作用方向。即使不配伍，仅是炮制的不同也能使它的作用相反。《产书方》载："治妊娠小便数不禁：桑螵蛸十二枚。捣为散。分作两服，米饮下"，这是它能止；而同样是用桑螵蛸一味，治"妇人胞转，小便不通，用桑螵蛸炙为末，饮服方寸匕，日用二"，说明它炙用以后又能行。炙是要用火的，有火气的激发，打破金水的禁锢，把它的强阳之气激发出来，所以能疏通以治疗小便不通。螳螂也不是只在桑树上产卵，为什么入药只用桑螵蛸呢？古人认为如用其他树上的螵蛸，要以桑白皮佐之，桑白皮禀金气，能够由母趋子，以接螵蛸就肾经。

山茱萸与杜仲

　　山茱萸和五味子都是酸收的药物，但二者酸收的方式不同，五味子是从肺收入肾，山茱萸是从肝收到肾。因为中医中把肝定位在左，把肺定位于右，所以五味子是从右降，山茱萸是从左降。我们常常挂在嘴边的是左升右降，这里冒出从左而降似乎是有悖于常理，对于气机的左右升降研究最透彻的当属黄元御了，他在《玉楸药解》中说："山茱萸，通乙木而止疏泄，敛精液而缩小便……水主藏，木主泄，消渴之证，木能疏泄而水不蛰藏，精尿俱下，阳根失敛，久而阳根败竭，则人死矣。山茱萸酸涩敛固，助壬癸蛰藏之令，收摄精液，以秘阳根，八味中之要药也。"可见山茱萸的作用确实是收敛木气的，可阻止肝木的过度疏泄，因此也就可以秘敛肾精。

　　肝木为阴中之少阳，阳要努力地破阴而出，阴又要尽力禁锢住阳气。阳气外透是直，阴气禁锢是曲，曲直做酸，所以酸是阴阳两方面相互作用的结果，不是单纯的疏泄或收敛。理论上说每味酸味药都是发和收的结合，但具体到某一味药可能体现出以疏泄为主或以收敛为主，如山茱萸就是以收敛为主的，但并不是没有疏通，《神农本草经》中说它逐寒湿痹；《名医别录》记载它主寒热疝瘕，这些都证明了它的疏通作用。张锡纯说："收涩之中兼具条畅之性，故又通利九窍，流通血脉。"应该注意山茱萸的疏散是在酸敛的基础上进行的，所以不会

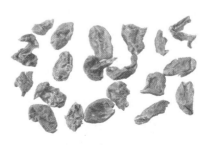

☯ 山茱萸药材

向体外发散，不会引起出汗，只是逐寒湿痹、通九窍、破癥瘕等，就像自行车的闸线，外面套着管，里面有一根钢丝，钢丝虽然能动，也只能在管里面滑动，不能脱出管的限制。张锡纯又把山茱萸作为救脱的要药，他说："凡人元气之脱，皆脱在肝。故人虚极者，其肝风必先动，肝风动，即元气欲脱之兆也。"人体是五行和合而成，生命快终结时，五行要解体各奔前程，五脏之机在肝，肝木有萌动的作用，第一个要跑的自然是它。山茱萸能把肝木收住，等于镇住了第一个逃兵，就把大局稳定下来了。

　　山茱萸能够止汗，黄芪也能止汗，机制又有所不同，黄芪走表，能够使体表腠理固秘，相当于人都跑到边境了，在边境被拦下来；山茱萸主里，在里面把出汗的根源制止住（阻止肝木疏泄）。我们都知道"千里走单骑"的故事，关公要走了，如果是刚动身时就被曹操阻拦下来，那是和山茱萸的作用一样，如果是到了最后，马上就要到古城团圆了，蔡阳还要出来阻挡，那是相当于黄芪的作用。

　　由上所述，山茱萸是一味由肝归肾的药物，还有由肾达肝的药物，如枸杞子和杜仲，其中枸杞子偏阴，杜仲偏阳。王好古说杜仲："润肝燥，补肝经风虚"，认为它是肝经气分药。肝经风虚是风木之气不能通达，杜仲性味辛温，能够帮助肝木的畅达，《神农本草经》记载杜仲能"除阴下痒湿，小便余沥"，肝经络阴器，如果肝阴不得阳气的畅达，就会出现阴下痒湿，肾阴不得阳气的气化，可能出现小便余沥，杜仲能够治疗这些病症，证明它能让阳气周流于阴，使阴气得化。这是"补肝经风虚"。"润肝燥"怎么理解呢，味辛就能润，但如果像桂枝那样辛燥的药物恐怕也不能润，邹澍说："木皮皆燥，独杜仲中含津润，犹腰脊之中实藏肾水"，杜仲中含津润，说明它出阴未离于阴，是初生之气，温而不助火，桂枝就近于夏季的热浮之气，所以杜仲是辛润，桂枝是辛燥。它能够润肝燥，是因为肝经风虚，阳气不能达于肝，阴气也就不能随阳气到达肝，用杜仲的辛温而润，自然能解决这个问题。这样说来，杜仲是阳中含阴；枸杞子富含阴精，而又性温，是阴中含阳。精气是阴阳的相合，因此这两味药都和精气有关。杜仲在《神农本草经》中有"益精气"的作用，枸杞子一般认为也是能补肾精的。目和筋都为肝所主，目是用来鉴物的，和筋比较起来更需要阴气的滋养，所以常用以阴为主的枸杞子来明目；筋是主运动的，更需要阳气的温养才能发用，就用以阳为主的杜仲来强筋。而且杜仲可以用来提取杜仲

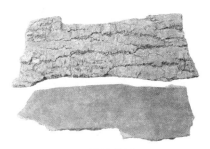

❀杜仲药材

胶，杜仲胶是我国特产的一种天然橡胶，在室温时是皮革状的坚韧物质，和筋的性状很相近，也可以解释它坚筋骨的作用。胶性黏滞能固定物体，也就可以治疗孕妇体弱、胎动不安或腰坠痛等。

　　古人虽然不知道杜仲能提取胶质，但他们看到杜仲折断后有白丝连属，就推断出"它能使筋骨相着"（李东垣）。肾主骨，肝主筋，使筋骨相着，就是肝肾相连的意思，如果肾中元阳虚弱，不能达于肝，就相当于肾和肝断开了，断开以后肾和肝都不会健康，并进一步牵连到筋和骨，可能出现《本草经疏》说的"腰脊痛而精气乏，筋骨软而脚不能践地"。用杜仲由肾达肝，使肝肾连为一气，就可以解除肝肾所苦，刘若金说："肝之化原在肾，而肾之资益在肝，此味由肾益肝，即由肝资肾，故得筋骨相着"。总之，山茱萸和杜仲都是归肝肾经的药物，一辛散，一酸敛，正好形成对比。

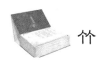

竹

　　竹子基本一身都是药，竹叶能清上焦心肺之热；竹茹能化痰、清胃热、止呕逆；竹沥能主治痰热咳嗽、痰黄黏稠等。可以看出三者的共同点是都能够清热，说明竹子是一种性寒的植物。一般来说，性寒就容易凝滞，但竹子却不同，它在清热之中又能流通。

　　《说卦传》中说："震为雷……为苍莨竹、为萑苇。"就是说竹子有震卦的特性，震卦上覆二阴，即从外表上看属阴，和竹子性寒凉是一致的，二阴

下面还有一阳，这一阳虽然微弱，却是初生之阳，生长势头旺盛，竹子生长迅速，并且植株笔直，有一阳升达之象，正是这一阳保证了它性属阴而不凝滞。过年时放的炮仗又叫爆竹，是竹子能够发出清脆的声响；竹子做成的京胡，发出音来声如裂帛，明显比其他乐器要脆；竹子做成的复合地板，也比木质的地板容易开裂，这种脆劲正是竹子内含少阳之气的表现，内含阳气的药物不少，却不一定都是初生之少阳，少阳之气不老成，容易冲动，这和竹子容易开裂是一致的，但是少阳之气如果利用好了，比老阳还受用，就像烈马一般人都不敢乘骑，但要真有人能降住它的话，烈马就变成了宝马。

竹沥是清化热痰的良药，它是竹子中烤出的液体，痰浊是机体的津液不归正化而形成的，因此竹沥和痰浊有一定的亲和力，可以和痰湿混而为一，然后又用它内部的阳气把阴浊震开，这样就起到了化痰的作用。痰湿为阴邪，一般都要用阳性药来对治，如陈皮、半夏、天南星等，但如果痰已化热，再单纯用这些药就不合适了，会使痰燥结难解；单纯用阴性的润燥药如地黄也不合适，地黄虽然和痰湿有亲和力，但没有后续的阳气，不能把痰湿震开。这时就显出了竹沥的可贵，它兼具润燥和运化两种特性，用来治疗燥热之痰最为合适。

一些树脂类的香药，像乳香、没药、血竭等，因为是树内的汁液，和人体的血液、痰湿应该也有亲和力，并且性味辛温，也是内含阳气，应该有通行的作用。但这些药物一般只用来活血，不用来化痰，因为它们含的是老阳，不是少阳，这些树木都是生长缓慢的老树，不像竹笋，一天长一个样。也就是说这些老树没有竹子的那种开拓力，性格比较温顺，所以用来活血。血是机体中的宝物，要用比较老成的药物来疏理，不适合用竹沥这种毛头小子，而且竹沥也没有耐心来理血，它喜欢快刀斩乱麻式的工作。

明代陆祖愚有一则绝妙医案，读来令人击节："……形容枯槁，口中不住咯涎沫，六脉沉滞，隐隐似有似无，重按至骨，或有将绝者，但自能起坐，声音洪亮，知其非不足之证，而脉之不调，乃痰涎壅隔，气血不流通，故脉亦不流利耳。立方用二陈加白豆蔻、苏子、黄连、白芥子、贝母、石菖蒲等味。振宇曰：别医皆曰此病必不出三日矣，药未敢即服，适已着人迎杨澹如，俟彼至同议。少顷，澹如兄至，脉诊毕，亦云痰证，定方相同，服一帖未效。次早又延看，只见床前放爆竹，予曰：病者在，恐不宜。振宇云：病者闻爆竹之声反快，是以频放，但口中不住咯出浮沫，其痰伏于胸中，不得咯出。前方加姜汁、竹沥，每剂用牛黄半分调服，唾沫渐减，脉渐起。前方少加减，服五六日后，进苏合丸一圆，便胸膈宽舒，能进糊饮，觉体甚倦，用六君子汤加减，调理月余而愈。"大部分病人都是怕响声的，而这里却是闻爆竹之声反快，可见内部瘀滞是比较严重的，需要竹子下面一阳的震动才能震开，当然这里放的爆竹也不一定就是竹子，有可能和现代一样是纸卷火药制成的，但可以肯定的是该病情适合震动，由病人喜闻爆竹之声，想到了加竹沥，这样的学识，何人能及。通过这则医案，我们也更加理解了竹沥祛痰的机制。

竹茹也能够化痰，它的化痰原理除了和竹沥一样以外，古人还有另一种解释：竹子的两节之间是不通的，竹茹是竹子输送津液的道路，它能够让津液通过竹节的阻碍，说明有疏通的能力，所以用来对待痰浊的阻滞。竹茹又是一味治疗呕吐的良药，它和芦根合用可以治疗胃热呕吐。这一方面当然是因为它们性凉能够清热，另一方面是因为它们都含有一种清香。我们知道苇叶可以用来包粽子，竹叶太小，虽然不能包粽子，有些地方却有竹筒粽子。粽子都是糯米做的，比大米黏滞，论理说是比较难消化的，但有了苇叶或竹筒的清香以后就变得不那么难化了，说明这种芳香有醒脾的作用。

做菜时常用些五香粉、十三香之类的东西，这些香料也是用来醒脾的，不过只能少量用，点缀而已。如果大茴、小茴、丁香、肉蔻之类的放多了，会让人有呕恶的感觉。这是因为它们的香气太冲，没有土味的甘淡冲和，也就和脾土不相协调。竹子和苇子就不同了，它们的香味很淡，这种淡就是土的性质，所以用它们来和胃非常合适。体会一下粽子的清香，我们也就能体会竹叶清热的特点，邹澍认为竹叶石膏汤证的病机是："强阳既未全衰于中，微阴不能无扰于上。"这里的"微阴"应当是指的轻微的风寒之邪，因为是"大病解后"，这点微邪不适合再用麻黄、桂枝之类的来疏散了，所以就选择了柔润轻清、和阳散阴的竹叶。方名竹叶石膏，用意可能是以石膏来清遗留之热，竹叶清热的同时轻清疏散，以解决轻微的外邪。这说明竹叶清凉而不呆滞，同样是阴中含阳，和竹子总的基调是一致的。

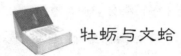

牡蛎与文蛤

牡蛎是一种固着在海滨岩礁上生活的海洋贝类。刚出世的幼蛎，能在水中自由游泳，但当它们遇到合适的环境，就开始固着在岩石或其他坚硬的海中物体上，幼蛎一旦固着，就像钉子入木似的，变成终生不会爬动的动物。牡蛎的两扇贝壳，各有各的用处。一扇坚厚的贝壳始终固着在岩礁上，一点不会移动；另一扇比较平坦的贝壳则能一上一下的自由开闭，由海水中吞食各种小生物。潮水能够给牡蛎送来丰盛的食物。当涨潮的时候，牡蛎被海水淹没，它就张开贝壳，海水从它的体内流过。牡蛎就是依靠这个水流过程来进行呼吸和摄食的。潮水退去后，牡蛎便将贝壳合拢进行休息了。而且牡蛎的"进餐"有一定的时间性，喜欢在明月当空的晚间进食。

从这些生活习性我们来分析一下它的药性，一般的动物都是要活动着主动觅食的，而牡蛎却无法活动，它只能是守株待兔，单纯依靠静止地等待食物往往会被饿死的，但牡蛎能生活得很好，说明它有一种吸引能力。它是静止的，能把活动的东西吸进来，可见其自然习性就是以阴吸阳，因此能够收敛固涩，用于自汗、盗汗、尿频等。

收敛的作用会把气血越收越紧，甚至结聚成有形的东西，而牡蛎恰恰相反，它又能软坚散结，用于痰核、瘰疬、癥瘕等。这种和收敛相矛盾的作用怎么解释呢，应该有两方面的原因，一是甲类共同的性质，如鳖甲、龟甲、海蛤等，都是味咸质坚，味咸就能软，质坚就能破；第二个原因是牡蛎特有的，它能引阳入阴，结聚的东西都是偏于阴中无阳，是一团死

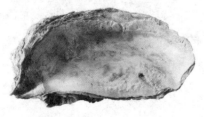
🔵 牡 蛎

阴，现在把阳气引入阴中，就能把结聚的阴气化开，因此能够散结。

　　牡蛎在小柴胡汤中用于治疗的胁下痞硬，一般认为它是归少阳的药物，这是什么原因呢？我们知道少阳的一个特点就是有时间节律性，如往来寒热等，牡蛎因为固定在了礁石上，没有主动性，它的作息时间表就被潮汐安排下来，潮水上来时它张开，潮水退时它合拢，潮水的起落是很准时的，时间长了就形成了牡蛎的节律性，而且前面提到牡蛎喜欢在明月当空的晚间进食。说明它除了日节律外，还有月节律，总之这些都是因为日月地的相对位置关系形成的。牡蛎的外形也有一个特点，即两扇贝壳不对称，表现的很偏，我们可以这样来理解，如果各方面都不偏，就表现为一个圆，圆形的东西运转起来是没有节律性的，如果这个圆一偏，就变成了椭圆，椭圆一运转起来就会形成节律，并且从三阳的分布来看，太阳和阳明分布处于身体的前后，相当于正的位置，只有少阳处于身体之偏。这种种原因都说明了牡蛎是适合治疗少阳病的。

　　文蛤也是海中的贝壳，和牡蛎有很多共同之处，如软坚散结等，文蛤也能引阳入阴，因为它咸寒质重，善于降下。但它和牡蛎的引阳入阴机制是不同的，牡蛎靠的是收敛，文蛤靠的是降下。《长沙药解》记载文蛤："清金利水，解渴除烦，化痰止嗽，软坚消痞。"因此它能把上焦的结热痰湿散开并推逐下去。在《伤寒论》中第141条专门论述文蛤散："病在阳，应以汗解之，反以冷水潠之，若灌之，其热被劫不得去，弥更益烦，肉上粟起，意欲饮水反不渴者，服文蛤散。若不差者，与五苓散。寒实结胸，无热证者，与三物小陷胸汤，白散亦可服。"伤寒的大法是病在阳，应以汗解，如果下之过早，可能形成热入因作结胸，这里并没有下之过早，而是用冷水潠之、灌之，因此文蛤散证形成的病机和热入结胸是不同的，下之过早是提前撤兵，导致敌人顺势攻了进来；以冷水灌之虽然没有撤兵，却给敌人增加了兵力，把正气包围的更紧了，所以烦热的更厉害了，并且意欲饮水，而肉上粟起又是寒郁之证，外寒内热本是大青龙汤证，但这里是意欲饮水而不渴，说明这种烦热不是大青龙汤证的散漫之热，主要是郁滞造成的，可以说大青龙汤证的烦热是因为机体要抗邪而激发出来的，文蛤散的烦热就像打气筒把气体压缩以后会发热一样，这种情况虽然没有结胸结的紧，也是有结滞的趋势，所以和结胸证的许多条文放在一起。可以说大青龙汤证邪气还在表，结胸证邪气入里，文蛤散证是邪气头已入内（弥更益烦），尾还在外面（肉上粟起）。由此也可见损己（下之过早）与益敌（以冷水助邪）比较起来，损己的危害更大，能让敌人直接就进来，涂炭生灵，形成结胸，这种错误的治疗简直愚蠢的像宋襄公，眼睁睁地看着敌人攻进来，还"不鼓不列""不擒二毛"；而益敌虽然是帮助敌人勉强进来了，里面的正气还在顽强抵抗，使体表留有一部分邪气进不来。

结胸证因邪气已经不在表，其治法以攻下与散结为主，用甘遂、半夏等；文蛤散证因结聚的不实，而且邪气已经进来一部分了，留在外面的只是尾巴，所以也不可能像大青龙汤一样把它发出去，就选用既能散结又能引阳归下的文蛤来对治。但毕竟文蛤没有解表的作用，所以"若不差者，与五苓散"，增强外散的力量。如果患者平时阳气不足，用冷水潠之以后，正气无力化热，也没有抵抗的力量，所以邪气直接入里导致寒实结胸，就要给予温下的白散。

对于文蛤散证，有不少医家认为应当是用文蛤汤，理由是本证体表有邪气，而文蛤又没有解表作用，倒是文蛤汤（麻黄、杏仁、石膏、甘草、文蛤、生姜、大枣）解表清里，对本证更为合适。比较一下就能发现，文蛤汤其实是大青龙汤把桂枝换成文蛤，治"吐后渴欲得水而贪饮者；兼主微风、脉紧、头痛"。吐法虽然不是汗法，但也是向外驱邪，《伤寒论》中把吐法引起的变证叫做"小逆"，即错误不严重。因为吐法是不会引邪入里的，大不了表邪不解。文蛤汤应该就是应用于这种情况，外邪没解同时又伤了津液，导致渴欲得水而贪饮，这和大青龙汤的病机有些相似，因此用大青龙汤的底子解表清里，同时把辛温的桂枝换成咸寒滋阴的文蛤（在《金匮要略》中也有一个文蛤散，用文蛤一味，杵为散，专治"渴与饮水不止者"，说明文蛤善于止渴）。可以看出文蛤汤证的主要矛盾还在体表，文蛤散就不同了，它是邪气借助冷水的力量，已经攻入了体内，只是因为体内的正气并没有撤兵，导致邪气不能顺利深入，在体表还遗留一部分，主要的战场已经不在体表了，正气和邪气在体内混作一团，这时还有两种作战方法，一种比较仁慈，尽量地把邪正分离一下，然后进攻邪气，文蛤散和小陷胸汤、半夏泻心汤等就是属于这种情况，文蛤本身就有散结和咸降的作用，小陷胸汤中的半夏能散结，瓜蒌能降下，散结是想将正邪分开；第二种方法就不太人道了，邪气和正气已经展开肉搏战了，短兵相接，根本不可能分开，这时只能从大局出发，用重炮把敌我都轰炸掉，大陷胸汤就是起这个作用的，方中没有散结的药物，因为正邪已经渗透交叉了，结的太死，散结无济于事。不要以为大陷胸汤只是攻下邪气，它对正气同样杀害，所以轻易不使用。好在没有伤害大本营中的肾精，所以通过病后的调养能把正气恢复起来；邪气被除掉以后，本次疾病就算结束了，因此最后还是正气胜过了邪气。

海里的贝壳很多，像海蛤、文蛤、魁蛤（瓦楞子）等，大致都能散结又能降下，治疗上焦的痰热结而咳逆。牡蛎、瓦楞子等又能治酸，应该没有什么深意，估计和西药中的氧化镁或氢氧化铝镁乳合剂等制酸药物道理一样，仅仅是中和作用。

附：好友王家祥用牡蛎经验

临床中对于痰湿积聚的患者我喜欢重用牡蛎，亦是取其引阳入阴而化痰湿，效果不错，而且大多患者用此药后大便会稀软而腻，甚至会有泡状物。此是湿邪由大便而解之兆，且患者便后觉得一身轻松可以证明。前几天治疗一例患者左侧带脉线麻木拘紧致左下肢无力沉重2年，西医诊断是脊柱结核。由其舌脉看属于痰湿积聚，我分析其为痰湿积聚左侧带脉，致左下肢经脉不通所致，用侯氏黑散原方加重牡蛎用量，2剂左侧拘紧感减轻，4剂后已无拘紧感觉，但还有轻微麻木，左下肢沉重感亦有所减轻。此患者还在治疗中。临床中湿邪所致全身沉重乏力很多，我大都用此方，效果比较明显。而且临床中发现有无牡蛎，效果大不相同。

下篇　医话札记

在学习过程中常常有些想法，就随笔记下来，时间长了也积累了不少，现集结在一起供朋友们参考。本篇内容稍显杂乱，既有对教育方法的讨论，也有对经方时方的定位，这些文章虽然没有直接讨论药物，但和上篇论药的文章风格一致，即力图用通俗的语言或比喻来表达比较深奥的医理。这样在形式上是科普的，在内容上是专业的，适合更广泛的读者。

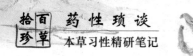
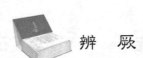 辨 厥

　　在中国的民间音乐及曲艺中，歌唱四季的题材非常多，歌曲一般从春季开始一直唱到冬季，如四季歌等，大部分的歌曲四段旋律都是重复的。有一次我在电视上看江苏民歌《九连环》，开始两段春季和夏季好像旋律变化不大，到了秋季突然转调，变得有种凄凉，马上使人感到一股肃杀之气扑面而来，这时我们猜想，秋季已经转悲了，到了冬季是不是变得更加凄惨，结果出乎意料，唱到冬季旋律又转回了春夏的风格，这种处理不能不让人赞叹民间艺人的高明，看来作者是深谙于气机运化的特点。

　　我们常说"悲秋"，从来没有人说"悲冬"的。为什么呢？因为秋季是由升到降的一个转折点，冬季是由降到降，不用经过转折，夏季时气机上升到了极点，经过秋金的肃降，给来了个一百八十度的转弯，这时可能会带给人一个情绪上的变化，就产生了悲感。由秋到冬是让气机继续往下降，一直压到肾，方向没有改变，所以情绪变化不大，等到了春天，气机转升，也往往会带来一些情绪改变，但由于受到过年的影响，这种变化是"悲"是"喜"不好判断（因为过年又长了一岁，有些人过年是有少许悲意的）。由此可见气机在一年中有两次转折，也可以说体内气机的循环有两次转折，机体的一些变化往往是在转折中产生的，所以说转折这个关节点是很"玄"的，太极拳家陈鑫曾经说过："出奇在转关"，就是说直趋的运动是很平常的，只有转关处理的好，才能显示出拳术的"奇"。

　　转关虽然很玄，我们还是要进行适当的分析。其实这种转折可以分为两种形式：第一种是运动速度逐渐减慢，以至于停止，然后逐渐向相反的方向重新启动，这样把方向转过来；第二种的模式有点像操场的 400 米跑道，直线跑到尽头后，顺接一段弧形，然后顺着弧形把方向转过来。很显然第一种方法中间有个停顿，第二种方法是连贯的。我个人认为人体中的气机转换应该是属于第二种，第一种转换是属于病理性的情况——不能顺接，因为它中间有一个静止的阶段，这个阶段再短，它也是停了，一有停顿就是二，而不是一了，以前我学拉胡琴的时候，老师指出我致命的弱点是推拉弓交替时不连贯，我尽量地减少停顿的时间，但无论怎么努力老师都会说"断了"，后来老师又说"要有圆的概念，在圆中拉琴"，明白了这句话后，再拉就改善了很多。所以人体的气机如果用第一种转换方式的话，就会"断了"。在音乐中如果推拉弓转换不连贯的话，乐句就会演奏得断断续续，这实际是音乐中的厥证。厥阴篇中讨论厥热胜负的条文较多，为什么会厥热交替呢，也和音乐中的道理一样，阴阳气交接不顺，患者外在的表现就是寒热交替，实际上是一种断断续续、磕磕绊绊之象。

《伤寒论》中说："阴阳气不相顺接，便为厥"，这里并没有说阴阳经不相顺接，所以不能简单地理解为手足末端的阴阳经脉不相顺接，而应理解为机体整体的气机不相顺接，即气机升而不能顺降，或降而不能顺升，也可以说是由夏转秋或由冬转春的环节不顺利，都能造成厥。我们看四逆汤证的厥是阳气力量不足，冬季不能转春，不能顺升，用附子是促其升，把气机接上；相反热厥是由夏到秋的转换出现了问题，气机升而不降，虽然实质是热证，但既然是阴阳气不行顺接了，外在就表现为厥冷，治疗当然是白虎汤，通过一清降，把气机接上，厥证自愈。张仲景还举了反例"厥应下之，而反发其汗，必口伤烂赤"，本来就不降了，再用汗法，后果可想而知。所以四逆汤与白虎汤是治疗厥证两极的立方。总之，我们体会，张仲景用"阴阳气不相顺接"来解释厥的机制解释的非常到位，"顺接"就是气机顺着一个圆弧改变方向，中间没有停顿，不相顺接无非有两个原因，一个是有余，一个是不足。有余是运动过快不能进入圆弧，顺着原来的直线冲了出去，这样和往回的气机就不能顺利交接；不足是由于快跑到圆弧时跑不动了，停了下来。对应这两种病机我们当然就应分别用补和泄两种治疗方法，就像前面说的四逆汤和白虎汤。

其实，"有余"除了白虎汤证的情况，还有另外一种情况，即四逆散证，我们一般把四逆散当作一个理气的方子，但如果从升降的角度来看，它是由柴胡的升和枳实、芍药的降组成的，寓有欲升先降、欲降先升的道理。四逆汤治疗的是"不足"引起的阴阳气不相顺接；四逆散和白虎汤治疗的都是"有余"引起的阴阳不接。练过拳术的人都知道，每个式子用力只能用到九分九，不能把劲用满。留下那么一点余地才能和下一个劲衔接，如果把劲用到十分，做下一个动作只能重新再起一个劲，和上一个劲就分为两个劲了，中间有了断档，这也是有余引起的不相顺接。人体的气机也是这样，比如上升到九分九的时候已经到火候了，这时还不转降，继续升到十分时，再想下降就困难了，会僵在上面。针对这种情况，不要硬往下拉，要欲降先升，像东北人冻了耳朵要先用雪搓，而不能直接用热水，这也是为了保证顺接，突出一个"顺"字。所以要先用柴胡稍微升一下，再用枳实、芍药往下降，这样气机就顺过来了。

或问，既然是升的过度时要欲降先升，那白虎汤为何直接降呢？应该看到两者还是有区别的。四逆散证是在自身范围内把劲用满了，导致了僵；白虎汤证则是把劲用的已经超出了自身的势力范围。前者是用了十分的劲，后者是用了十二分的劲，超出自己的势力范围就危险了，能不赶紧往回收吗，就顾不得欲降先升了。所以两证虽同是有余，却也有程度的不同。而且四逆散还可用于气机不升的情况，欲升先降，它是双向调节。正因为四逆散证的特点是"僵"，我们才经常把它看做理气剂、疏肝剂，其实它不仅疏肝，而且是作用在木和金两个环节的。

通过上面的论述，我们可以看出手足逆冷只是厥的表现之一，是狭义的厥，广义的厥应包括所有的阴阳气不相顺接的证，比如昏不知人的厥，也是阴阳气不相顺接造成的，大怒时气机过升，不能顺利转折向下，就会造成昏厥；同样，人突遇大悲大恐之事，气机过于下沉，不能顺利转折向上，也常造成昏厥。再比如前面提到的四逆散，其原治症里有"泄利下重"，大家知道泄利下重是金木交争引起的，金木一争就会导致气机欲升不升，欲降不降，像两个拳击运动员搂抱在一起，僵滞在台上，不能顺利地你来我往地打拳，也表现出了"厥"象，这时需要四逆散这个裁判把他们叫开，所以泄利下重也是阴阳气不相顺接，可以归于广义的厥证。

小结：人体的气机变化有量变和质变，量变时气机运行近乎直线，质变才是气机变化的关键，但质变又有生理性与病理性两种类型，生理性的质变，运行近似于圆弧，中间没有停顿，病理性的质变要经历一个停顿的过程，即阴阳气不相顺接，可以产生厥证。并且我们还可以知道，所谓的圆运动并不是一个圆，而是类似于 400 米跑道的形状，夏冬两季是跑道的直线部分，春秋两季是跑道的圆弧部分。春夏同为阳，秋冬同为阴，即由春入夏同为升，由秋入冬同为降，不存在不相顺接的问题，不会出现厥，厥都是在转折点出现的。肯定是由夏到秋或由冬到春不能顺接，也即是由升转降或由降转升出了毛病，才能叫做是阴阳气不相顺接。

"左升右降" 的又一解释

中医有肝木升于左、肺金降于右的说法，一般的解释是肝木对应于东方，于时为春，具生发之性；肺金对应于西方，于时为秋，具肃降之性，所以机体中有一个左升右降的循环，这种解释已经很圆满了，在这里试图通过中国的地理环境特点提出一种不同的解释。

在我国陕西、山西两省之间的黄河是南北流向的，到那里观察一下会发现，靠近陕西省的西岸显得要陡峭一些，这说明河水在由北向南的流淌过程中产生了一个向西的力；同理如果有河水从南向北流，又会形成一个向东的力，导致东岸较陡峭。如果再观察一下河里的漩涡，会发现漩涡都是逆时针旋转的。这种现象是怎样形成的呢，是因为地球的自转形成的。由于地球是一个球体，北半球的物体由北向南运动时和地轴之间的距离加大，也就是其自转的半径增大，这时会产生一个叫科里奥利力的惯性力，由于这个力使自然界出现了各种奇妙的现象，除了上述河流的例子以外，还有一个我们熟悉的现象，每天看天气预报的时候，细心的人会发现我国的卫星云图漩涡总是逆时针方向的，这也是由于科里奥利力形成的，这说明由于地球自转的作用，在北半球形成一种逆时针旋转的气机。这和中医学有什么关系呢？《黄帝内经》说"人以天地之气生；四时之法成"，我们中国人祖居北半球，体内的气机难免受到北半球自然界气机的影响，按照天人相应的观点，我们体内的气机运行时也会形成一种逆时针的旋转。逆时针旋转是什么，不正是左升右降吗。所以古人说的左升右降是可以在自然界找到依据的。

由此我想到一个有趣的问题：如果南半球的土著人也有传统医学，他们的经典中是不是右升左降呢，表面看来是个很无聊的问题，但里面隐含的一个疑问是：中医学天人相应的观点，对不同地理环境的人还有没有说服力，我国西北高，背靠欧亚大陆；东南低，面临太平洋，特殊的地理环境产生了分明的四季，并有着风、寒、暑、湿、燥、火交替的严格规律，在这种环境下产生了我们的中医理论，如果中医真能走出国门，地理环境改变了，其根基会不会动摇呢？

 从微观角度看水火升降

中医学认为肾水心火，要维持水火既济的状态，才能保持机体的健康。这种结构不仅适用于宏观世界，也适用于微观世界，下面就试谈一下在细胞及分子层面的水火立极与升降。

众所周知，机体中的阳离子主要为钾与钠，这两种离子在细胞内外的分布是不同的，细胞内是钾离子为主，钠为辅；细胞外是钠为主，钾为辅。由于这种浓度差，钾离子总有从细胞内跑到细胞外的趋势；钠则相反，总要由细胞外跑入细胞内，如果细胞没有生命的话，细胞内外的钠或钾浓度总会达到相等，但活的细胞总能保持细胞内外的离子浓度的差，好像细胞内的钾浓度是细胞外的 100 倍左右吧，保持这种浓度差的原因我们也很清楚，是因为细胞膜上有钾钠泵不断地将钠泵出细胞外，而将钾泵入细胞内。这种现象和中医理论有什么关系呢？下面我们作一下类比，将细胞内比作肾，将细胞外比作心，而将钾钠泵比做脾胃。我们知道肾为坎，坎中一阳是为心火之根，心为离，其中一阴是为肾水之根，肾中的阳气总有一种向上升腾的趋势，心中的阴气总有下归于肾的趋势。我们再来看微观领域，细胞内的钾离子总有向外的趋势，类似于肾中真阳向外蒸腾的现象；细胞外的钠离子总有向细胞内的趋势，类似于心中真阴要潜降于肾的过程。不难看出，这种自然过程是水降火升，结果是水火未济，如果顺着自然过程，总是水升火降的话，阴阳就会离绝，生命就不存在了。好在机体中有中土脾胃，通过脾胃的旋转可以把火压入肾，把水提到心，达到水火既济的状态，所以说脾胃为后天之本是有深刻道理的，脾胃的这种"逆自然"的过程不正是钾钠泵的作用吗。水火既济是非自然状态，水火未济是自然状态。张三丰说过"顺则人，逆则仙"，意思是说顺着自然过程的话，火升水降，机体本来的有序性就会打破，而趋于无序；而逆着自然过程才能保持有序性，保持长久。但这种逆自然的过程是需要能量的，所以脾胃需要消耗饮食，钾钠泵需要消耗 ATP。

或问：反过来类比，把细胞内比作心、细胞外比作肾可以吗，完全可以，这种类比主要是为了说明阴阳互根，阴阳升降无器不有，并不是硬性规定名相。不过，把细胞内比做肾似乎更合适一些，因为钾离子是苦味，钠离子是咸味。苦为火味，咸为水味，所以钾有火象，钠有水象。我们可以把前面关于细胞内外的类比看成胡说八道，但细胞内外一苦一咸，即一水一火，有这种水火立极的结构却是千真万确的。由此可见，在微观领域，同样存在着后天八卦的结构。

生命要想得到维持，总要保持一种非自然的状态，这样才能和非生命体有区别。细胞总是要逆浓度梯度把钾离子泵入细胞内，就是想把这个"火"封藏住，因为钾总有顺着浓度梯度往外跑的趋势，这和火的"发"性相似。如果任由它往外发的话，将导致相火不密，肾内不温。中医学认为肾火封不住，泄到膀胱的话，相火就会干扰膀胱的功能，导致小便淋涩等，同时肾火因泄

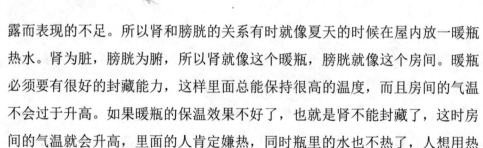

露而表现的不足。所以肾和膀胱的关系有时就像夏天的时候在屋内放一暖瓶热水。肾为脏，膀胱为腑，所以肾就像这个暖瓶，膀胱就像这个房间。暖瓶必须要有很好的封藏能力，这样里面总能保持很高的温度，而且房间的气温不会过于升高。如果暖瓶的保温效果不好了，也就是肾不能封藏了，这时房间的气温就会升高，里面的人肯定嫌热，同时瓶里的水也不热了，人想用热水时又用不上，这就像肾火不足、膀胱过热的情况。

从"博"与"专"的角度看中西医区别

近日去一家社区医院，看到走廊里挂着一幅幅古代医家的画像，乍一进来感觉这种宣传能向患者普及一下中医的历史。可是一看画像下面对各位医家的简介，就不能不感到恼火了。比如："刘完素擅长治疗无名高热""华佗擅长脑外科""李东垣擅长消化系统疾病"……也不知道是哪位天才编出的这些东西，真是太误人了。

中医是一个不可分割的整体，之所以有不同流派，是因为不同医家从不同的角度观察造成的。比如李东垣，他的初衷绝不是想成为一个消化科的专家，可能是他觉得脾胃属土，是五脏的中轴，站在"中"的角度以脾胃立论，以表达他所认识的中医，他想表达的是整个中医，而不局限于脾胃。同样，刘完素也不是专门研究发热。如果说一个中医的内科水平很高的话，那么他的妇科或儿科应该也是很不错的，这就表明了中医不同于西医的一个特点："博"与"专"的辩证统一，在西医那里两者总是矛盾而不统一的，要想成为专家就得放弃对其他科的研究，因为研究的过广就难以成为专家，可是如果为了成为专家而对某一专科研究的过深，其他科的知识又会贫瘠得可怜。二者总是矛盾，难以协调。所以西医中既要培养专家，又要培养全科医生。中医学一两千年基本没大分科，也是由它的特点决定的，一个医家如果真正做到了专，再想达到博就很容易了，因为中医是门一通百通的学问，比如一个人如果温病学通了，用他的温病理论对付内伤杂病应该也没问题了。所以古代的患者不会因为胃脘不适就专去找李东垣，也不会因为发热就去专找刘完素。看西医的患者就不同了，胃溃疡的患者绝不会找心血管的专家看病。

西医教育一般是先让学生尽量的"博"，然后再培养其"专"，以协调二者的矛盾，西医毕业以后大都是先转科，然后专攻一术，因为一旦成为专家后，就很难再成为"通家"了，很少听说过某某专家改当全科医生的。中医教育也是内、外、妇、儿各科分开学（包括《医宗金鉴》和现在的统编教材），从表面上中医也是先学博，后学专。其实这种"博"是一种"假博"，学生只是大致知道一个知识框架，并没有真正扎进去掌握它，要想真正掌握，必须先攻一门，而不是齐头并进。就像佛门的教育方法，虽然有八万四千法门，但要求学生从一门深入。学中医也应讲究先从一门攻破，攻破一门，其余的也将迎刃而解。如果内、外、妇、儿平均用力的话，那还是西医的学习方法。

总结上面的分析就是：中医只有专了才能博，其博与专是一体的，没有真正的专家，专家也就是通家，所以不要闹出像"刘完素善治无名高热"之类的笑话。

 动者为真还是静者为真

近日在电视中看到一娱乐节目，让男性化妆成女性，然后和真的女性坐在一起，让下面的嘉宾分辨他们的性别。嘉宾们各抒己见，争论很大。可见化妆师的水平是很高的，让人真假难辨，但接下来主持人让这几个人各自走了一圈，台下的观众都笑了，因为通过这一走动，傻子都能分辨他们的性别了。也就是说在静态中他们可以伪装得很好，一动起来马上露馅。这反映了一个事实：动态更能反映事物真实的情况。

中医很多医家独重脉诊是很有道理的。因为脉是一种搏动，在这种动态中更能反映出疾病的真实情况。相比之下，望面色与望舌都是观察静态的东西，不容易发现真伪，而且有医家认为望舌时不能死死地盯着看，看的太死反而容易茫然，强调一开始瞥见的那一眼，靠这种印象来定舌象。其实这也是强调了宜动不宜静。这样我们就得出了结论：动者为真，诊病要察其动，注重察脉。但事情并非如此简单，如果非要强调动者为真就偏颇了。有时静者也为真，记得有位医家强调（具体是谁忘了）：急性病重舌，慢性病重脉。我们来分析一下其内涵，急性病多为外感病，病情变化比较快，也就是说病情是动态的，这时候要注重静态的舌；慢性病病情变化比较慢，是静态的，这时要注重动态的脉。动静就是这样互补交叉的，是辩证的统一。

　　我曾听有中医说：脉诊根本就不可靠，很多感冒病人脉象不浮。这话前半句肯定是不对，但后半句却是对的。李士懋先生也提到过感冒不一定见浮脉，说明了急性病时脉象有时跟不上病情的变化。《伤寒论》第140条"太阳病，下之……脉浮者，必结胸……"，第135条"伤寒六七日，结胸热实，脉沉而紧……"。我们来比较一下这两条：同是结胸，一个脉浮，一个脉沉。李克绍先生是这样解释的："脉沉的结胸是自然演变而成的（伤寒六七日，六七日在外感病中算是比较长的病程了），其病机是逐渐向里，脉象也从容不迫地由浮转沉；而脉浮的结胸是由下之过早造成的，由于下之过骤，气血不能从容不迫地适应新的突变，以致邪热已结，气血骤被格拒，寸部尚有未下之前的浮脉残留，所以仍有浮象"。这就反映了急性病中脉象的滞后性，在急性病中仅仅凭脉不行。我们看一些温病的医案可以发现其舌象的记载是比较详细的，一些舌象的专著也是探讨温热病为多，通过舌象分析五行生克的相对比较少。这也印证了急性病重舌、慢性病重脉。但是如果认为看病一定要这样，那又是执着了。慢性病中往往可以凭舌苔厚腻用半夏泄心汤，急性病中往往可以凭脉促断为表未解，而给予解表剂。议论了半天我们发现还是先贤强调了千百遍的"四诊合参"是最最公允的。

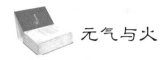# 元气与火

在中医的发展过程中形成了"温补派""寒凉派""滋阴派"等貌似截然不同的流派。这样在外界看来,中医理论是互相矛盾不能统一的;在中医内部,学习者也感到无所适从,不把这两派统一认识,学习中医终无主见,给深入研究带来困难。其实这种矛盾只是一种表面现象,实质上是统一的。上述流派最终可以分为寒热两大派,分别主张温补阳气与滋阴降火。这可以说是两种截然不同的治疗方法,而且好像各有道理,怎么能把它们统一呢?

现代科学早已明确在机体内的能量有两种存在形式,一种是在 ATP 中存在的自由能,另一种就是热能。自由能供给机体的各种生理活动需要,热能主要是维持体温的平衡。在中医学中有一对概念可以类比自由能与热能,就是元气与火。关于元气与火,李东垣论之最详,在《内外伤辨惑论·暑伤胃气论》中,李东垣原文谓:"夫脾胃虚弱之人……骨乏无力,其形如梦寐间,朦胧如烟雾中,不知身所有也。圣人立法,夏月宜补者,补天真元气,非补火热也,夏食寒者是也"。这里把元气与火区别开了,更重要的是提出骨乏无力时,需要补充的是元气,而不是火热。可见元气是机体生命活动的原动力,与 ATP 作用类似,无疑需要 ATP 的支持;而这个火是与元气相对来讲的火(火与元气不两立的火),不属于自由能,当然是指产生热能的火。中医中还有一对概念:君火和相火。君火和相火其实也可对应于自由能与热能。君火主于心,心为五脏之主,所以五脏活动及神志是在君火的作用下完成的,也就是说机体各种生理活动需要君火的保障,这种保障显然仅靠热能是不能完成的,更需要一种"不热之火"的能量,这种"不热之火"的特性和 ATP 有些相似,由此推测 ATP 的自由能可以保证君火的正常活动,这样君火似乎可以类比于 ATP;相火藏于肝肾,相火时有妄动的情况,其妄动时能焚能燎,能让机体表现为明显的热象。因为机体热象相关于相火的盛衰,我们认为相火反映了机体的产热情况。生命与非生命的区别不在于产热多少,能不能产生

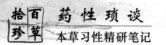
与利用 ATP 应该才是生命体与非生命体的本质区别之一，我们可以把铁烧红，但铁还是没有生命，可见对生命体来说，ATP 远较热能重要，后者主要为前者提供一个能够发挥作用的稳定的环境。在中医中"君"重于"相"也是不言而喻的。

机体内的总能量是一定的，热能与自由能之间需要维持一定的比例，热能的增多就意味着自由能的减少，因此中医说"壮火食气"。反之，自由能增多也必然伴随热能的减少，所以有"甘温除大热"的说法（甘温法补足元气就是补充了自由能）。现在回过头来看温补派与滋阴派的矛盾，可以发现前者的目的是补充机体的总能量，后者的目的是避免机体太多能量用于产热而发生壮火食气。两者的目的都是为了产生更多的自由能，这样才能维持机体的健康。从这个角度讲，中医的种种治法都可以归于"补"法，这个"补"是广义上的"补"——补充人体的自由能，从而增加机体的有序性（疾病的产生，其实就是有序性的破坏。机体有序性的维持是需要能量的，比如我们所熟知的细胞膜上的各种泵，要想维持其正常功能就要不断消耗 ATP）。其实在古人心中，温补与寒凉本来就是不矛盾的，但表述起来就好像出现了矛盾，这是因为古人可以应用的概念名词较少，仅是元气、火、寒、热、君火、相火等几个，难免会有一词多义的情况，论述中不知不觉地用乱了概念，也是无奈之举。我们借鉴了现代的自由能与热能的概念，这样分析寒热或许稍微明晰一些。

我们在辨证中将病症分为虚实两类，并定义为邪气实为实，正气虚为虚。但是《黄帝内经》中又讲"正气存内，邪不可干"。可见即使是邪气实也是因正气相对不足引起的，因此《黄帝内经》这句话的意思是向我们讲明了"凡病皆虚"。治法也就是凡病皆"补"，补充的机体元气或真气。这个补字其实包含了补和泻两层含义。泻是为了更好地补，比如方剂学中认为六味地黄丸中"三泻"是服务于"三补"的。明白了"凡病皆虚"，我们就能理解，温补派与寒凉派的争论是由于对概念的定义不同造成的。温补可以补充机体的能量，是第一义的；滋阴降火是调节能量分配，是第二义的。所以《黄帝内经》

的基调是崇阳抑阴，"阳气者，若天与日，失其所则夭寿不彰"。

目前国内中医界的火神派异军突起，声势浩大，其观点可以看做在一定程度上丰富了中医理论。但是观其医案总感觉有失偏颇，而且在临床中往往有患者反映："我虚不受补"。即使没有使用桂附等热性药，仅服党参、黄芪等益气药，就感觉"上火"。上面论述了凡病皆虚，凡病皆当补，为什么这里又出现虚不受补呢？差错不在于补上，而在于补后的能量分配不合理，即产热过多，产生 ATP 相对减少，出现了壮火食气的情况，"气有余便是火"就是对这种情况的描述。可见温补阳气需要得法才能减少不良反应。先哲们讲的"善补阳者，必于阴中求阳"，就给我们指明了温阳的原则，这里强调了阴阳互根的特点。把阴性药置于桂附参芪之中，则可以制约火的横燥之性，火得水而归源，水招火而入宅，这样便奏阴阳既济之功，避免了补火不成反而"上火"的弊端。吴鞠通有一则医案点明了这个问题："……受寒痹痛，医用桂附等极燥之品，服之大效；医见其效也，以为此人非此不可，用之一年有余，不知温燥与温养不同，可以治病，不可以养生，以至少阳津液被劫无余，厥阴头痛，单巅顶一点痛不可安……"（《吴鞠通医案·肝厥》）。可见不注意配伍，一味只求温阳，危害是非常大的。如果注意了"阴中求阳"，补入药力就可不化为相火，而化为元气。元气是我们生命的原动力，能够维持和提高机体内部的有序性，从而战胜疾病。这应该是中医治病的基本原理之一，因为除了外伤，所有疾病的根源都是机体有序性降低造成的。中医学认为疾病的祛除不是直接靠药力，如果药力能够代替机体元气大话，那就不存在"战汗"一说了，直接靠药力驱邪就可以了。因此疾病的祛除，最终还是靠机体的正气，正气也可以说就是机体的有序性。

在《伤寒论》中治阳气虚弱的方子有真武汤，该方有温阳利水的作用。方证中的"心下悸""腹痛""小便不利""四肢沉重疼痛"等均是水气为病的表现。从阳虚到水气提示病程较长，治疗也需要一定的时间。所以方中加入了芍药以入阴敛阳，这样患者即使长时间服药也能有一个比较好的耐受性。在后世的方剂中体现这种原则的也不少，如《济生方》中的实脾饮用木瓜这

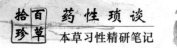

味酸味药，应当也是为了监制附子、干姜等药的辛热之性。

总结上面论述，在中医理论的发展过程中，寒温两派实质上是统一的，都是为了增强机体的元气，提高机体的有序性，所以在治疗中不能把寒与热完全对立起来。那将出现"孤阳不生，孤阴不长"的局面。正确的原则仍是我们经常提到的"阴中求阳""阳中求阴"。

 ## 论理法与方药

从我们刚接触中医时，老师们就强调中医讲究理、法、方、药一气贯通。当时没有什么深刻的理解，一二十年后才有初步的体会，理、法、方、药是四项内容，大体可分为两部分，即理法与方药。其中理法是源或本，方药是流或末。两部分都不能偏废，但学习这两部分时并不能用同一方法，学习理法要学灵活，学习方药要学扎实。因为理法学实了就会僵，方药学虚了治病就显得软弱无力。如果拿人体作个比喻，理法是腰脊肩肘，方药就是手。学习乐器的人都知道演奏时手不能松软，松软了就控制不了弦与弓，声音会不瓷实而发飘；躯干又不能紧，躯干一紧，奏出的声音发僵，只有躯干放松才能灵活演奏。再举一个更常见的例子，练武术的人讲究根与梢，要求根节松、梢节紧。梢节是直接接触对手的，必须结实有力才能有杀伤力。有些练硬气功的练金刚掌、鹰爪功等，都是为了加强梢节的训练。对根节的要求恰与梢节相反，必须放松灵活，才能把身上的力量真正传到手上，指挥梢节作战，而且只有身体灵活才能避免被对手所乘。遗憾的是，由于我们的本能，在学东西的时候往往是根节紧而梢节松。学习中医也是这样，理法是根节，我们往往把它学死学僵了；方药是梢节，我们又不能扎扎实实地掌握。

学习理法要灵活，就是要求我们对中医基础理论要辨证灵活地思维，不能偏执。比如有人接触火神派了，马上被其新颖的理论所折服，从此也标榜自己是火神派，开出的附子比火神还要火，好像不如此就不能表明自己已得真传；而另一个标榜寒凉派的可能开出的方子比刘完素还要寒。这些都是把理论学实学僵了，脑子里面一根筋，要么患者全是寒证，要么就全是热证。其实火神派也是火中有凉的，唐步祺老先生在给患者补阳出现燥热难忍的时候，给一剂黄连阿胶汤，患者马上感觉舒适无比，如果是假火神把病人补燥了以后肯定会说"排病反应"，让人哭笑不得，头脑怎么如此僵滞呢。不论是火神派还是寒凉派，其本身都是阴阳互根的，而不是孤阳孤阴，同时又由于医家各有专长而使其学说带有偏热偏寒的特点，这是允许的，但如果把特点过于放大就不再是特点，而是毛病了。

再来说学习方药要扎实的问题，这方面研究方证的医家为我们提供了榜样。他们讲究有是证用是方，把各种药物及经方的适应证研究得很透彻，用得恰当可以效如桴鼓，这是因为他们注重实际，把梢节磨炼得坚硬锋利，临证很快就能应用，而不像钻研理论需要多年的努力才能圆通。所以学好了方证就像给人配备了一把锋利的武器，其收益是显而易见的。但我们学习中医不能满足于用一把锋利的刀剑去乱砍乱杀，如果既有锋利的武器又有精湛的武功岂不更好，精湛的武功即是运用武器的能力，对中医来说就是理法。可见有些方证学家抛弃理法的主张是不对的。而且学习方证也不是那么好掌握的，不知道大家看方证的书什么感觉，反正我觉得如同嚼蜡，索然无味，一点逻辑分析也没有，记忆比较困难。

方证学习是从现象到现象，就像学电脑只会 Windows，只知道点了什么窗口会出现什么结果，而不懂的其内部机制。而懂了理法就好比掌握了 DOS 甚至更高级的语言，在 Windows 界面下解决不了的问题也可以解决了。河北赵俊欣先生近日出版的新书《方证学习精义》里边提到："日本汉方医学注重方证，中国中医学后来趋向于法证，而仲景医学是方证与法证的统一……由此可知，方证和法证，仅各占仲景全学之一格而已。"赵先生可以说是客观地评价了法与方的关系，说明在仲景学说中，理法方药是一以贯之的。可是有些经方学家非要把理法剔除出去，认为只有方证才是仲景的正宗，那么《伤寒论》中无方的条文我们就视而不见了吗，或者说那只是张仲景说的废话吗？我们学中医要学一个中和的中医，不是偏激的中医。近年来方证学热了起来，把金元四大家及温病学家抛到了脑后。这些医家应该说都是仲景弟子，本是同根而生，大家为什么只偏爱一家呢。有时理法与方证就像一个平面坐标系中的 x 轴与 y 轴，需要两下结合才能确定一个点。比如桃花汤可以治下利便脓血，下利便脓血是其方证，仅具备这一方证我们还不能贸然就用桃花汤，还需要用理法辨一下其寒热，属寒性才能用，同样少阴病咽痛用半夏、桂枝等方药也要辨寒热虚实。如果说仅抓住条文的症状不放，别的什么都不管，那是掩耳盗铃，自欺欺人。

 ## 论排病治疗与排病反应

排病治疗是中医特有的治疗方法。因为中医中有邪正的观念，善于研究邪正斗争的情况。所谓排病治疗就是想方设法帮助正气把侵入机体的病邪再排出体外。西医虽然也有细菌病毒等"病邪"观念，但其治疗目的是将这些病原体杀灭，而不是将其排出体外。所以说排病治疗为中医所独有。

排病治疗时会出现两种情况：一是正气相对不弱，在药力的协助下，从容地将病邪排出，比如太阳伤寒用麻黄汤，阳明腑实用承气汤等情况都是；二是正气相对不足，病邪得以深入体内，并隐藏起来，再想将其排出就不太简单了。要靠正气来复，蓄积力量，再加上药力的协助作用，最后与邪气奋力一搏，才能把病邪排出体外，因为伴随着正邪的激烈斗争，所以这时机体会出现不适也就难免，也就是出现所谓的排病反应。第一种情况较为单纯，我们这里主要讨论正气相对不足的情况，即如何把体内已经站稳脚跟的病邪排出。

外邪初中时，邪在体表，可以一汗而解。如迁延不治或妄用苦寒，病邪将袭入体内，这时表证就不明显了，患者好像感冒痊愈，但却在不知不觉中留下了病根。现代医学中肾炎、心肌炎等疾病常出现在上呼吸道感染以后，中医都明白，这实际上是病邪由表入里，并隐藏在体内造成的。虽然邪气已不在表，我们仍然希望它能够还出体表，刘渡舟老先生就善用荆防败毒散化裁治疗慢性肾炎、尿毒症等疾病，可谓是辨证求因的典范，并作了这样的解说"荆芥、防风发表达邪，有逆流挽舟之用，柴胡、前胡疏里透毒，以宣展气机为功，羌活、独活出入表里，枳壳、桔梗升降上下……共奏疏利三焦、通达表里、升降上下、溃邪解毒之功。"如果患者表现为血分热毒深重，刘老还常用荆防败毒散加牡丹皮、赤芍、茜草等，可视为从血分提出病邪。河北名医李士懋先生治疗高血压、冠心病等疾病时，遇到脉沉紧的，先给予小青龙汤散其里寒，得汗后，脉往往就转缓和，扩展了小青龙汤的应用范围，真是善用仲景方者，也真正体现了中医中"善治者，治其皮毛"原则。这里的治其皮毛是广义的，不但指初病时把好皮毛这一关，防其入里；也指治疗慢性病时，让病邪仍由皮毛而出。有经验的中医常讲：给患者服一段时间中药后，患者出现感冒的表现，就是快痊愈了。能够出现这种现象而痊愈，当然是好现象，但不是必然现象。所以不必执着于把患者治出表证来，就像外感病痊愈时不是每个人都出现战汗一样，其实治疗慢性病时，如果最后出现表证而痊愈，就是一个时间拉长的战汗过程，和战汗机制是一样的，都是正气蓄积力量而排邪外出。

机体感邪后，我们总是想办法让其还出体表，但这种治法是有一定限度的，因为肺主皮毛，与大肠相表里。外邪袭肺或皮毛，时间久了有可能进入大肠，出现了便秘或泄泻。再想通过体表排出就不现实了，但仍然要想办法将其排出。而慢性病时邪气往往离开肠管而进入肠壁中，徒下大便是不能愈病的。需要搜邪外出。《黄帝内经》中说"春伤于风，夏必飧泄"，这就是后世所谓风泄，肠道受了风所以泄泻。这种泄用一般的渗湿、固涩等方法是无效的，通因通用也不行，还是应该将风邪搜出，有些止泻方子里用防风、藁本等药物就是出于这种目的。除了风泄外还有风秘。风泄的机制是风能疏泄；风秘的机制是风能燥湿。因肠壁中有潜伏的风邪，将大便中的水分都散失掉了，所以引起便秘。这种便秘一般都为习惯性便秘，我们用攻下或润肠通便

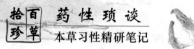

都不能解决根本问题，还是应该在处方中加入少量风药，才能将病邪排出。因风药多燥，可能使大便更加干燥，可选用风中之润剂，如荆芥、秦艽等。并配合养血润燥药，如当归、地黄等。李克绍先生就善用《证治准绳》中的滋燥养荣汤治疗风秘。

由以上举例可知，疾病进入慢性阶段，邪正斗争虽然没有急性期那么明显，但并没有停止，仍在某些方面有所反应。这时应用中医特有的辨证求因的方法把邪排出是一种重要的治疗手段。虽然是疾病的慢性阶段，也要抓住治疗时机。因为邪气潜伏时间越久越难以排出，甚至于导致邪正混一。《寓意草》有一则医案论述了这个问题："……此证之可以转移处，全在痛如刀刺，尚有邪正相争之象；若全然不痛，则邪正混为一家，相安于无事矣。"指出了及时排病的重要性。

前面提到将陈邪排出有可能导致排病反应，患者出现不适的症状，可能会惊慌失措，以为病情恶化。因此，需要对排病反应有一个了解。早在《尚书·说命》中就有排病反应的论述"药不瞑眩，厥疾弗瘳"。"瞑眩"二字论述了头目的症状，有昏糊眩晕之意，显然不能代替所有的排病反应，《尚书》为什么只举此一例呢？一是因为古人喜欢用举一反三的教育方法，而且《尚书》也不是医学专业书；二是因为头目出现了瞑眩更容易使人惊慌，这里告诉我们瞑眩是排病反应，言外之意，其余的不适更不用担心了。

在《伤寒论》中对排病反应的记载就比较具体和广泛了。第46条"……服药已微除，其人发烦目瞑，剧者必衄，衄乃解，所以然者，阳气重故也"，这是表邪较重时的排病反应。表邪本应当汗出而解，但这里出现了烦、瞑、衄，是因为"阳气重"，所以正邪斗争比较剧烈，给患者造成了上述不适，这里的发烦目瞑，与《尚书》的瞑眩有些类似。这是表证的排病反应。还有半表半里的排病反应，第101条"……凡柴胡汤病证而下之，若柴胡证不罢者，复与柴胡汤，必蒸蒸而振，却发热汗出而解"，这里是因为正气相对不足，导致邪气进入了半表半里，用柴胡汤扶正祛邪本可以从容愈病，"而反下之"，正气更加不足，这时再用柴胡汤，驱邪就比较费力了，出现了"蒸蒸而振"，表明邪正斗争剧烈，然后发热汗出而解，这里已经类似于温病的战汗了。

如果邪气透过了半表半里而入里了，在正气不太虚的情况下会形成里实证，这时邪气已经不可能通过体表排出。可根据病邪的寒热性质给予承气汤或大黄附子汤排下。但因为这里是正气不太虚才形成的里实证，所以攻下时机体不会出现明显的异常表现，我们一般不把这种情况视为排病反应，只能简单称为排病。在邪气入里正气又不足的情况下，会形成里虚证，多表现为三阴病，随着机体正气来复或得药力相助，最后排出病邪时有可能使机体出现异常现象。在太阴病篇第278条"……至七八日，虽暴烦下利日十余行，必自止，以脾家实，腐秽当去故也"，这里下利的同时出现了暴烦，就不是普通的下利，可看作是排病反应；同样少阴病篇第287条"……至七八日，自下利，脉暴微，手足反温，脉紧反去者，为欲解也，虽烦下利，必自愈"，也出现了烦；厥阴病篇中第366条"下利脉沉而迟，其人面少赤，身有微热，下利清谷者，必郁冒汗出而解，病人必微厥，所以然者，下虚故也"，本证脉沉而迟，显示阳气不足，而其人面少赤，身有微热，又表现出驱邪外出作汗的趋势，这种情况汗出必然吃力，所以出现了郁冒、手足厥冷，这是阳气集中起来准备作战的临时现象，可看作厥阴篇的排病反应。叶天士在《外感温热篇》论述的战汗可看作是温热病时的排病反应："若其邪始终在气分流连者，可冀其战汗透邪，法宜益胃令邪与汗并，热达腠开，邪从汗出"。可见排病反应都是在正气相对不足的情况下发生的，这时把病排出或者需要药物的帮助，或者靠自身正气的恢复。正气相对邪气较弱时不但能出现排病反应，如果邪气更加顽固，还可能出现拒药的情况。拒药的机制虽与排病反应不同，但都使人感到不适。这时方中还要注意反佐，如通脉四逆汤中加猪胆汁。

近年来，中医应诊的患者中疾病谱已有了较大的变化，来看急性外感病的人少了，大多是因慢性病就诊的。因病程较长，其最初发病时的外因往往已被遗忘。导致医者不注意排病的治疗，使病邪长期潜伏于体内，疾病得不到痊愈，我们在这里提出，希望引起同道重视，至于排病反应，由上面论述我们知道，只是排病治疗中出现的一种特殊情况。既不要对这种现象感到惊

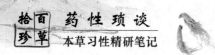

慌，也不要刻意追求。是不是排病反应出现以后疾病就痊愈了呢，也不一定。叶天士就说过，有战汗一次不行，又战二次、三次的。

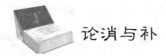

论消与补

消与补是截然相反的两种治法，这两种治法的用药当然都需要动静结合，但两者的侧重点是不一样的，消法应当以动为主，以静为辅；补法以静为主，以动为辅，下面作一分析。

消法的目的是由有变无，好比把一张纸上的字迹擦掉，这个过程必须有一个振荡的气机。如果没有这个振荡，往往就是补，而不是消。举个例子，在以前电子表未普及时，大家都有个常识，手表最怕磁铁，一旦被磁化后就不能好好地走了，但也不是被磁化过一次以后贵重的手表就废了，修表师傅有消磁器，可以"消"（把有变为无）。消磁器的原理是什么呢，简单地说就是一块电磁铁。或问：手表本来都磁化了，再用电磁铁不就更严重了吗？如果给这块电磁铁通上直流电，它当然只能把手表磁化而不能消磁，但奥妙就在于给电磁铁通的是交流电。直流电是一潭死水，而交流电却蕴藏着振荡的气机，把消磁器通上交流电后，拿手表逐渐靠近它，再逐渐远离它，就把手表的磁化消除了，在20世纪流行盒式录音机时，录音机的包装盒上都注明是交流抹音还是直流抹音，其中交流抹音的录音机要比直流抹音的贵一个档次。因为直流抹音的要消除原磁带的信号时，并不能把信号擦掉，因为它不能"消"，只能"补"。它只能是给磁头通上直流电后，把磁带全部磁化，相当于把一张写了字的纸全部涂黑，就消除了原来的信号。交流抹音相当于把字擦掉，因此要贵些。在春秋时期，有两个超级大国，即楚国和晋国，两国常展开拉锯战，形成了振荡，这就苦了夹在中间的郑国，本来郑国在武公、庄公的时代是很强大的，但在楚晋交兵形成振荡后，就禁不住这种"消"法了，变得越来越弱小，有人比喻说郑国就是楚晋锯子下面的那块木头。

回到我们中医上来，如果有癥瘕积聚让我们消掉，我们也要注意药力的振荡性，首先，就是选药上以动药为主，静药为辅；其次，是不要一方到底，虽然是以动药为主了，但从头至尾总一点不变，也缺乏振荡之性，可试着两方交替服用；再次，就是注意药物在体内的浓度要有所变化，也就是服药要有间歇期，服药几天后，停药一两天，让药物在体内的浓度有个波动，有一次跟随老师门诊，见老师建议患者服用阿司匹林一周5天，歇2天。仔细分析一下，这种方法正合"消"法的奥妙，从中医来讲，可以让药物浓度有个波动变化，具有振荡之性；从西医来讲，阿司匹林不停地吃会产生抵抗，时间长了就没有效果了，这样间断一下可以恢复受体的敏感性。这是说消法应注意"动"，但还要适当配伍静性的补药，因为药物在"消"时，不光是消邪，也消正。我们在拿橡皮擦字时，不小心还会把纸擦破呢，所以要用适当的补药固护这张纸。

下面再说"补"法，补法相对单纯，前面说了，补法相当于直流电，没有什么变化，方子的主体方向应保持相对稳定，不要更换太勤，否则一振荡起来，又变成消了。但也不是绝对的静，绝对的静也不能很好地补。分析一些补益的方子，里面多辅有少量的动性药，为什么这样呢？不怕动性药消耗正气吗？比如我们拿麻袋装东西，仅仅撑着麻袋口往里面装，装不了多少东西就满了。有经验的人总是边装边晃动麻袋口，这样就装实了，动性药起到了晃动麻袋口的作用，可以更有效地补。所以无论是消与补，其用药都是动静相兼，不过是各有侧重，阴阳的互根性用在各个领域都是正确的。

 ## 从正邪斗争论营卫

在《伤寒论》的研究史上，对营卫的讨论占了很大篇幅，许多争执到现在仍不能统一，本文不介入其争论，而只想从另一个角度研究营卫。因为中医学的一个重要特点即邪正斗争的观点，我们就试用武学的观点来分析营卫。

在边防线上，布置兵力一般都设置两道防线，第一道略向外凸，在第一道防线后方的一定距离，设置第二道防线。第一道兵力相对较弱，重兵设在第二道。敌人进攻时，第一道先行抵抗，如能抵退当然好，抵抗不住也不要紧，靠两条防线之间的距离缓冲敌势，紧接着用第二道重兵主动出击击败敌兵。我们常讲的营卫即是机体的两道防线。卫气是第一道防线，首先迎敌，如果正气强于邪气的话，卫气可以从容地把邪气阻止或排出，而营气始终处于备战阶段，没有直接参战。太阳伤寒麻黄汤证就是这种情况。如果邪势强一些，卫气抗邪有些勉强了，但仍能够不让病邪通过，死死守住第一道防线，会出现《伤寒论》中第46条的情况："太阳病，脉浮紧，无汗发热身疼痛，八九日不解，表证仍在，此当发其汗，服药已微除，其人发烦目瞑……所以然者，阳气重故也，麻黄汤主之"。如果邪气再强一些，可能出现两种情况，一是突破了卫气的防线，和营气进行交战，这时可以表现为汗出，脉浮缓等（汗出表示营气在被消耗）；二是营气因为卫气在消耗而跑到一线去帮助它。那么营气帮助卫气是一种什么情况呢？"脉阳浮而阴弱"或者"营弱卫强"就是这种情况概括。试想，边防部队的总数是一定的，而营气把兵力调给了卫气去助战，自然形成了营弱卫强的状态，不论是卫气被突破还是营弱卫强，共同点就是原本设置的两条防线只剩下一条了，抗邪成功固然好，万一被邪气冲破将毫无缓冲的余地，会导致邪气入里或半表半里，这时再进行治疗与解表法相比就显得被动了，所以说指望把唯一一道防线设置的固若金汤的防守是危险的。营气如果不守住自己的位置而去补充卫气，虽然卫气被加强了，也是乱了阵脚的打法，是机体抗邪功能有些紊乱的结果，它不像麻黄汤证那样，尽管有46条那样的激烈对抗，营卫的组织还是很有条理，邪气冲进来还有营卫之间的缓冲。

　　卫气被破或者营弱卫强的情况发生了，大家都知道用桂枝汤来治疗，因为这两种情况都是邪气相对来说强于卫气的结果，如果再用麻黄汤迎头而上未必能胜。我们常把麻黄汤证叫做表实证，桂枝汤证叫做表虚证，就是因为麻黄汤证的表气较足，可以对邪气进行硬攻；桂枝汤证表气已经不足，驱邪就要讲究策略了。那么用桂枝汤来治疗的原理是什么呢？桂枝汤中一味阴性药,四味阳性药,是一种"虚进实出"的打法,芍药主"虚进",其余四味主"实出",下面详细论述。

中医学中有一条治则,邪气过强时,不是迎头而上的驱邪,而是待其稍衰,避过其锋芒再与邪气对抗。可是这条原则需要灵活理解,非要在时间上等待邪衰再治疗,就未免太消极了。桂枝汤巧妙地利用了空间衰减邪势,而不是时间上的等待。对芍药这味药,经方家们有酸与不酸的争论,但都认为它是一味阴性药,其药力趋下趋内。可以说芍药是大胆地把邪气往里放,即所谓的"虚进",虚的意思是并不真正的引邪入里,目的只是衰减邪势,营卫与邪气不是战的很坚苦吗,把这道防线舍弃了,让邪正的争势猛地一空,放邪气进来,这邪气往里一进就没有那么大的势能了,"强弩之末,势不能穿鲁缟"。敌势一虚的同时我还有"实出",就像跷跷板一样,芍药从那一端进入的同时桂枝已经从这一端出击了,这样以桂枝之实击邪气之虚,就是实出。记得电视剧《三国演义》中有这样一个画面:魏军刚一进攻,蜀军就败退了,然后魏军边追击边捡蜀军丢弃的衣物、马匹（其势就这样衰减下去）,诸葛亮看火候差不多的时候,把令旗往前一指,蜀军掉头反击,结果魏军大败。这里看起来是蜀军一退一进两个过程,其实是一个过程,因为它的撤退是假败,是"虚进",在他们撤退的时候已经想着进攻了,时时保持着进攻的势头,如果实心踏地撤退的话,那么也就不大可能再杀回去了。同样,如果桂枝汤中用桂枝配大黄的话,驱邪就不那么容易了。方中的甘草、姜、枣、啜粥等,无非是补充兵力,一个战术设计得再巧妙,没有足够的兵力也是不行的,兵力是个硬指标。为什么麻黄汤不用姜枣,不用啜粥呢,因为卫气在第一道防线抗敌,表气尚实,不用动用中央的兵力,桂枝汤是营卫抗邪不力,所以要从中焦调用兵力。

既然提到了《三国演义》,我们就借用桂枝汤的原理分析一下空城计,以便促进对"虚进实出"的理解。司马懿带领大兵夺取西城,势头很足,结果发现城门大开,反倒立即停兵。就是因为空城计的空字,表面上是空在城里,实际上是空在司马懿的心里。因为司马用兵数十年，有很强的自我防护意思，见到与设想完全不一样的情况，马上吃了一惊，这时他心里就猛地一空，其兵势马上弱下来。我们下楼梯时，按部就班地下时心里很平稳，突然一脚踩空时，心里也是一空。所以人们都是不怕实而怕空。可见中国人自古以来就是善于利用空的。其实诸葛亮的空城计能够成功，恰恰反映了司马懿的用兵老到，诸葛亮只有遇到这么高水平的对手才能成功。如果司马昭带兵，他年轻没有自我防护意思，就会杀进城去活捉孔明了。空城计的"虚进"是成功的，但他的"实出"就没有能力完成了，因为这是诸葛亮在非常被动的情况下设的计。虽然把赵云调回，时机已经错过了。如果设计一个完美的空城计的话，应该是提前埋伏好赵云准备迎战，司马刚一收兵，蜀军马上出击，就像桂枝汤用芍药的同时必须用桂枝。

大家读伤寒时不难发现麻黄汤不如桂枝汤应用的多，这是因为麻黄汤只有在第一道防线未攻破时应用，当第一道防线即将失守或已经溃破时就要用桂枝汤了，所以桂枝汤应用的情况较广，服过麻黄汤后可以继续服桂枝汤，而没有服过桂枝汤后又服麻黄汤的，因为第一道防线已溃。可见应用麻黄汤需要正气不太弱，才能将邪气拒于第一道防线之外。其应用面较窄，并不是像一些医家说的：因为麻黄汤纯辛温，用不好容易助热，大家只要用上几次麻黄汤就会知道，麻黄汤根本不会助热（前提是必须太阳病，如果是阳明病用麻黄汤会把热发出来，好像助热了。但阳明病初期有麻黄汤证时也要用麻黄汤，可以缩短病程，不要怕热，有了热一清一泻就行了。其实如果本有阳明胃热的，服桂枝汤比麻黄汤更容易助热，可参看第 26 条白虎加人参汤证，而在论中没有发现服麻黄汤后转白虎汤证的情况）。如果把桂枝汤与麻黄汤做比较，我个人感觉麻黄汤的特点是比较轻劲，桂枝汤是比较沉稳。我们听评书时知道，部队出征时需要有一个先行官，主帅在后面跟随。可以说麻黄汤是先行官，桂枝汤是主帅。麻黄汤不用啜粥，无粮之师，利于速战；再看桂枝汤，阴阳药物搭配的这么对称，方子给人的感觉是四平八稳，而且还要啜粥（军粮充足），真是有制之师，是国家的正规军，需要稳扎稳打。而先行部队是打一仗就撤了，所以麻黄汤没有桂枝汤应用广。

以上啰嗦这么多主要是想说明两个问题：一是学习中医需要树立邪正斗争观；二是学习中医要分"体"和"用"。邪正斗争的观点是中医的主要特点之一，大家知道西医研究的是人体结构与功能的关系，即什么样的解剖结构产生什么样的功能，结构发生变化会发生相应的功能改变及身体不适，比如冠状动脉变窄会发生冠心病。而中医着重研究邪正两种力量斗争的各种战局：战场在表还是里，敌将属寒还是属热，对方兵力是虚还是实等，都是中医需要考虑的重要内容。然后根据战场的特点布置我方的兵力，即选择相应的方药。我们都知道，战争的特点就是千变万化，随机应变，所以中医不可能像西医那样出版各种指南。这也是中医比较难学的原因，可以说中医是培养将帅的学问，每次临证都面临着不同的情况，有时我们借鉴别人的经验而自己用着不灵，就是因为战场情况发生了变化。要想经常取得胜利，必须提高主帅的作战素质，因此我们要重视中医的邪正斗争观。自古就有"用药如用兵"之论，可近年来随着中医西化之风，大家逐渐把邪正斗争观淡化了。第二个问题，学习中医要分体和用是什么意思呢，体就是平时的思维训练，用就是临证。我们知道《黄帝内经》中基本没有方子，学习《黄帝内经》并不能直接指导临床，但《黄帝内经》仍然是中医的必修课，它能够锻炼思维，所以有些伤寒学家主张放弃《黄帝内经》是不对的。平时的思维要有足够的广度和深度，不怕复杂，这样在临证时的思维就有一个比较强的"势"，而不是强弩之末。比如李小龙的"寸拳"是很有名的，能够出拳一寸距离就把木板打破。有些人就把拳头放在离木板一寸的地方练寸拳，这样到老也是练不出来的，因为他只看表面现象，刻板模仿，不懂练大用小。李小龙在训练时绝不可能只打一寸的距离，他需要用一尺或更远的好距离来练，练出来这种强劲之势，到用的时候只用一寸，看起来只动了一寸，其实里面包含了一尺的势头，所以才有这么大的威力。学中医也是这样，不能光注重用，而轻视了体。因此我们不能因为中医的理法不能直接应用就不重视，盲目地追随辨方证的路子，理法方药中，理法处于上游，方证研究也很重要，但处于梢节，需要理法的指导。整天强调有是证用是方，不是按图索骥就是捕风捉影。日本的汉方医学有优点，可以借鉴，但更要坚持我们中医的中国特色。章太炎在《伤寒论今释》序中写到："令仲景而在，其必曰：吾道东矣"。这话是不是太过了呢？

 ## 论病机中的"蓄力"

在生活中我们常使用"欲进先退""欲左先右"之类的词语。其实质是欲进行某动作时要先进行一个反方向的"蓄力"才能达到目的。比如要想跳远，必须先下蹲才能跳的远，直立着跳肯定是不理想的，打出一拳之前要把拳头先回收，才能有效地打出去。所以说"欲进先退"是一个普遍的自然现象，人体的气机也不例外，在《伤寒论》中反映这种现象的条文不少，第366条："下利，脉沉而迟，其人面少赤，身有微热，下利清谷者，必郁冒汗出而解，患者必微厥，所以然者，其面戴阳，下虚故也"。本条基本上是一个里寒下利，但其人面色赤，身有微热，阳气仍有向外作汗的趋势，只是汗出比较费力，所以出现郁冒的现象，条文指出汗出而解时，患者必微厥，即轻微的手足厥冷，为什么会出现这种情况呢，就是因为阳气力量相对不足，欲外出时必将先向里蓄一下力，然后才能汗出而解。这是从体表现象（微厥）推断阳气入内蓄力，还有从体内现象推断阳气入内的条文，第116条"……欲自解者，必当先烦，烦乃有汗而解，何以知之，脉浮，故知汗出解"，条文指出脉浮，说明有汗出解的可能，但汗出之前有烦，这是因为阳气相对不足，欲直接外出力量还达不到，所以入内蓄力，阳气内入，暂时扰动心神所以出现心烦。如果是典型的麻黄汤证，正气得药力相助可以从容驱邪，不用入内蓄积力量，也就不会出现心烦。论中还有从脉象测知阳气内蓄的条文，第94条："太阳病未解，脉阴阳俱停，必先振栗汗出而解，但阳脉微者，先汗出而解，但阴脉微者，下之而解……。"太阳病未解是邪气仍郁于表，按照一般的规律，脉应当浮，这里却出现了脉阴阳俱停，即三部脉俱隐伏难寻，为何不能相应呢，这也是机体要振栗汗出之前，阳气需要欲外先内，攒足力量再驱邪，"但阴脉微者，下之而解"，说明不仅排邪外出时，正气需要蓄劲，即使是排邪下出时，正气也要暂时潜伏，这样才能有足够的威力。

上面借助伤寒论条文说明了机体有欲进先退的蓄力趋势，医家们在遣方用药时就往往利用这种趋势，注意双向用药，如张景岳制济川煎治疗便秘，其中用了升麻，可以说是利用了欲降先升的道理；李东垣制升阳益胃汤，方中泽泻也可以说是欲升先降、我们在学习方剂学及医案时，这些例子太多了，应该揣摩欲进先退的原理，以期能有效地处方用药。我认识一位老师曾有一则治疗呃逆的医案，就是用的欲降先升的原则。患者因顽固性呃逆更换了多名医师，多用丁香、柿蒂之类的药物，呃逆丝毫不减。到老师这里看舌苔白厚，舌边尖红，于是告知患者再用重镇降逆的药物只会加重病情，应该按感冒来论治。病机是初期患有表证，机体为抗邪出现气机上逆，医者不识欲降先升之理，给予寒凉重降之药，将病邪压入胸膈，故呃逆不止。舌苔白厚表明外有寒邪，舌边尖红表明里已化热或起初就是感受温热之邪，给予荆防败毒散合银翘散化裁。并先告知患者数天后可能出现鼻塞、流涕等感冒症状。据患者自诉，服完第一剂后胸中翻腾如开锅一般，呃逆停止，3剂服完后果然出现鼻塞等表证。本案的机制与《伤寒论》中第15条、第21条是类似的。第15条"太阳病下之后，其气上冲者，可与桂枝汤，方用前法，若不上冲者，不得与之"，第21条"太阳病下之后，脉促胸满者，桂枝去芍药汤主之"，这两条都论述了欲降先升。本案虽未用《伤寒论》方，但用的是《伤寒论》法。尤在泾是研究伤寒的大家，学术界公认，但其医案中不用仲景方，受到一些经方派的讥讽，其实这是对尤在泾的不公，只要掌握了经方的理法，何方不是"经方"呢？学习《伤寒论》重要的是理会其精神，指望百病都在论中找现成的答案是不现实的，也不是张仲景的本意，在原序中提到"虽未能尽愈诸病，庶可以见病知源"。

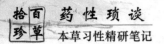

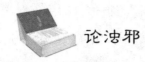 论浊邪

浊邪属于机体的病理产物，这一点各家无有异议，但对浊邪本质的论述仍含混不清，似乎没有超出痰湿的范畴，在此我试图对浊邪的性质做一个较新的诠释。

首先从浊邪的形成来谈起。其实如果做一个比喻，大家就可以明白浊邪形成的原因："浊邪的形成类似于就业困难"。求职人员本来是社会培养出的有用人才，只因暂时没能就业而表现为好像无用，但请注意这些人与不守法的无业游民有着本质的区别，这种区别就是浊邪与痰湿的本质区别。求职人员得到工作后就可以为社会做贡献，同样浊邪得到合理疏导也可以为机体所利用，到了痰湿阶段就难以重新利用了，所以浊邪是痰湿形成之前的一个过渡阶段。只是表现出了无形的"浊"象，还没有形成有形的实质。大致类似于现代医学的高脂血症、高黏血症等阶段。这种浊象是怎么形成的呢，不外乎两方面的原因：一是机体进食过多，超过人体的需要，过剩则为害；二是机体的脏腑功能减弱，肝不疏泄，脾不运化，是水谷精微的运送缺乏动力，本来供给机体需要的营养物质得不到利用而沉积。一方面好像营养过剩而沉积，另一方面机体得不到营养支持而体倦乏力，这种情况临床非常常见，主要是机体疏导环节出现了问题。好像求职人才找不到工作，而用人单位又求不得人才，是属于社会的梳理不通。可见水谷精微与浊邪同源而异流。另外，过度饮酒也可形成浊邪，酒为水谷酿成，其气属阳而质属阴。饮酒之时面红目赤，是为"酒气"上升的表现；然饮酒之人易生湿热，则为"酒质"重浊下凝的表现。因此大量饮酒和大量食入肥甘厚味往往能产生同样的后果。

古云"清轻者上浮而为天，重浊者下凝而为地"。饮食进入后，其清轻者即水谷精微通过脾胃、小肠的作用上升于肺，其重浊者即被下输大肠与膀胱，成为大小二便。细分起来，大便为浊中之浊，小便为浊中之清。可见要防止浊邪的沉积，首先要保证机体气机升降的正常。如果由种种因素导致了机体升清降浊功能失常，将必然导致清中有浊、浊中有清的情况，浊中有清可表现为大便的不成形、完谷不化，小便的膏淋、浑浊。清中有浊即是浊邪伴随水谷精微、营卫气血在体内循环，其危害甚大，试想因其为浊邪，当然还保持着"下凝"的性质，不可能像营卫气血一样在体内顺利循环，往往因为下凝而在体内某处沉积下来，或积于血脉，或积于脏器，用现代医学的观点来看可表现为动脉粥样硬化、脂肪肝等疾病。在浊邪刚形成的时候，它的寒热表现不明显，所以我们认为浊邪是痰湿寒热未分、阴阳未判的阶段，这个阶段或长或短，最后根据患者的体质，浊邪或转化为寒湿，或转化为湿热，这时候通过机体的外在表现就比较容易诊断了。而在浊邪的阶段，因为没有化寒或化热，机体的外部表现就不那么明显，比如有三个水壶让我们观察：其中一个从壶嘴冒着热气，那我们可以推测里面可能装有热水；另一个表面凝有水珠，那么里面可能有冰水；第三个既没有热气也没有水珠，我们就很难判断其内部情况了，浊邪恰恰就像这第三个水壶，它的临床表现较少，这样就更需要大夫的细心，并对浊邪引起足够的重视。

浊邪如果沉积日久可向阴阳两极分化，如寒化为痰湿，可用二陈汤、平胃散之类燥湿之剂；如热化为湿热，可用茵陈蒿汤之类来清利，可是浊邪的性质是寒热未分，也就是水谷精微相对或绝对的过剩而在体内沉积，这些浊邪并没有发生性质的变化，这时我们就不能按照传统治疗痰湿或湿热的方法来祛浊。在此我们提出用疏导的方法治疗浊邪，具体来说是"疏""导"二法，其中"疏"是疏通气机不流通的地方。在体内肾主气化，肝主气机。肾所主的是蒸腾气化，为气机发动之源头，肝主疏通气化运行的道路，所以"疏"法主要是疏通肝气，肝气条达后，体内气机运化通畅，并且肝能疏脾使脾的运化能力加强，这样一来浊邪中又能升出"清气"来，这些"清气"仍然属于水谷精微，可供机体利用，可见这是一种"变废为宝"的治疗方法。在疏肝的同时要注意升降气机，才能使清升浊降，化浊为清。我们初步查阅了一下文献，治疗高血脂、脂肪肝的发表方剂中用柴胡、泽泻、荷叶、郁金等药物的概率是相当高的。"导"法就是将浊邪导入大肠，随糟粕排出体外，通过疏肝仍然不能祛除的浊邪，就说明机确实有营养过剩的情况，这时要采用导浊法，导之重归于浊道，然后直接排出体外，无疑是较为理想的措施。

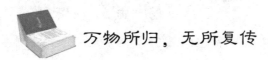

万物所归，无所复传

阳明在三阳主里，一般认为无论太阳病还是少阳病，传入阳明后就算到了头，可以放心地用清法或下法了。所以《伤寒论》中说："阳明居中，主土也，万物所归，无所复传"。这里的"土"和"土枢四象"的土含义并不太一样。土枢四象的意思是脾胃居于中焦，有升木火、降金水的作用，类似于枢纽。而阳明主土的土有"海"的含义，也就是我们常说的阳明为气血之海。海当然是万物所归，无所复传了，就是说疾病传到阳明就被这个海容纳下了，不会再往外传。既然提到海，我们就要了解海的两个特点，第一个就是宽广包容性，也就是"大"的意思，体现在阳明多气多血；还有一个特点不容易被大家重视，就是海还应该有"低"的意思，海总是处于最低处，才能够"水流千里归大海"，海平面相对于陆地来说是最低的，所以我们才经常使用"海拔"这个词。如果海平面过高，河流的这种能量流也就不存在了，那么我们的三峡大坝也就不能工作了，这就是自然界的"阳明病"，阳明系统要想工作正常，它必须处于机体能量流的最低端。

我们思考一下热力机（蒸汽机或内燃机）是怎样对外做功的。或有人说："通过燃烧煤或汽油提供能量呗"。这话只说对了一半，用中医的话翻译过来就是只重视了太阴，而忽视了阳明。任何热力机都要有一个散热器，热量从源头出来，流向散热器，在这个过程中可以对外做功，道理和前面举的三峡发电的例子道理一样。一台再好的内燃机，把它的散热器捂住保温，一会就不能工作了，因为它得了"阳明病"了，需要给它来点白虎或承气之类的。

所以阳明系统就是机体散热器，不怕寒就怕热；同样的道理，太阴系统是机体的能量源，不怕热就怕寒。因此前面说只看到汽油燃烧，没看到散热器散热，就是只重视了太阴，而忽视了阳明。我们的机体能够得以生存，就是因为太阴能够"燃烧"饮食，形成了能量源，然后能量流向阳明，在这个流动的过程中，各个脏器截取了一部分能量供自己需要，就像沿河设立了一个个水电站。论述到这里，我们无意中发现和目前较流行的黄元御先生的一气周流理论又有一定的联系了，太阴己土是能量来源，可以鼓动木火左升，太阴的能量不足可以生寒证，同样黄氏也认为木火不升会生寒；阳明戊土是能量的归宿，可以协助金水的右降，如果不能好好散热，可以产生热证，同样一气周流理论认为金水不能顺利下降也会生热。但黄元御先生的理论是圆融的，强调了机体气化是一个圆，金水右降以后还要继续左升，以升木火。我们这里的论述只是截取了其中的一部分，阐述了阳明为万物所归的含义，即阳明为气血之海，位置最低，它只有保持最低的位置，机体才能形成能量流，否则阳明的海平面升高了，就会形成阳明病而表现为热象。

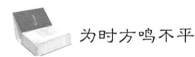

为时方鸣不平

近年来崇尚经方的人越来越多，并且还出现了专门的经方网站，相比之下时方就显得有些让人瞧不上眼，经常有些人以经方自居，认为时方都是下里巴人，不值得研究，这是一种浮漂的学风。经方无论从组方结构还是疗效来说，都是时方所无法比拟的，这一点任何人也不会否认。所以崇尚经方是好现象，但我认为要想真正掌握经方，却不是能一步到位的，应该经历一个否定之否定的过程。

第一个阶段是初级的经方阶段，类似学书法的描红，没有创造性。比如见到太阳伤寒用个麻黄汤；湿热痞满用半夏泄心汤等，病人服药后一般反映也应当不错，可以提高我们的自信心。但是请注意，凡是《伤寒论》中有的东西，都是张仲景"喂"给我们吃的，指望别人喂是不可能存活的。《伤寒论》的目的是"授人以渔，不以鱼"，培养我们谋生的能力，而不是总吃老本。《伤寒论》本身是不能"尽愈诸病"的，但可"见病知源"，我想这才是张仲景的本意。回到我们的话题，初级的经方阶段应用一段时间后，会发现经方确实不能尽愈诸病。为什么？不是经方不管用，是因为这阶段我们只是从表面上学的，没有真正消化，对经方内在的"目的性"不了解。比如说：有一天老师出门往东走，我们一看"哦，先生往东走了，我们要学习他"，也跟着往东走。其实老师心中是有目的的，他可能是为了寻找丢失的小羊或干别的什么，我们虽然也跟着走了，可是心中毫无目的，这样表面上看我们学的和老师一样，但在心里我们和老师是不同的，这样几年下来，我们能出师吗。因此学东西要思考老师心中的目的，才能真正学到心法。学习《伤寒论》也不能总是照猫画虎，就像老师往东走，我们也往东走一样，更重要的是要思考其用方的机制和目的，才能得到真正属于自己的东西，这就要研究时方了，因为时方都是历代医家研究仲景心法得到的成果。是"放大"了的经方（时方无论是药味数或方剂数量都比经方要大）。放大很重要，学任何东西都是练大用小，武术家都明白，练的时候练一尺，用的时候用一寸，感觉势头强劲，绰绰有余；如果练一寸用一寸，就有"强弩之末"的感觉，没有威力。学中医也是这样，需要"练大"——研究时方，"用小"——使用经方。如果把时方的组方原理、目的理解透了，再回头来看经方，肯定会有与以前不同的理解。北京中医药大学的张文选先生就是这方面的典范，比如他看到了银翘散中用竹叶与伤寒论28条桂枝去桂加茯苓白术汤的共同之处——通利小便有利于表邪的解除；还看到沙参麦冬汤是将麦门冬汤中的半夏换为白扁豆等，并且最近又有了新作《叶天士用经方》，找出了叶天士方和经方之间的内在联系，张先生不正是通过研究时方而加深了对经方的理解吗？

或许有人说：不借助时方，一门心思琢磨经方，功夫到了也能把经方琢磨透。这是没错的，但这要求一个人的天赋比较高。比如说高考，如果说有人很聪明，只把教科书上的习题例题吃透了，到高考时遇到新鲜的题也能从以往的知识推导出来；但对大多数不是极端聪明的人来说，光掌握教科书是不行的，还要做大量的课外习题，才能应付高考，研究时方就相当于做课外习题锻炼，练熟了就可以在临证中应用，即使开的是时方，但都是从"教科书"推导出来的（都是经方的规矩），这时我们就可以进入否定之否定的阶段：回归经方了，这个阶段虽然还是开经方，但和第一个阶段已有质的不同了，第一阶段对经方是不敢加减的，现在吃透规矩以后就可以加减，甚至可以自己组出合乎经方规矩的方子，当然要达到这一步我们还有很长的路要走，这只是一个努力的方向。由此就涉及了一个争论很久的话题：经方到底应不应该加减，在经方家内部有两种不同的意见。其实不能简单地判断应不应该加减，要看加减的目的是什么。为了适应病机做加减是应该鼓励的，为了适应孤立的症状做加减是不应该的。前者如太阳病下之后胸满，桂枝汤去芍药，仲景本人已为加减作出典范；后者如小柴胡汤证夹带不大便，如果加大黄就是画蛇添足，因为有时阳微结的情况，服小柴胡汤可以"上焦得通，津液得下"。所以经方不是不能加减，要看加减的目的。

总之，我们不能因为自己喜欢研究经方就以经方自居，好像比别人高一个层次。瞧不起研究时方的同道，学习经方是有阶段的，应该对自己有个定位。

 ## 胸痹治疗当注意排出外邪

目前中医界治疗胸痹一般是或通或补，治则有活血化瘀、豁痰开结、益气养阴、益气温阳等。这些治疗都是在机体内部做文章，忽视了感受外邪这一重要病因。中医的很大一个特点就是正邪斗争观，认为疾病的过程就是邪气与正气互相斗争的过程，是十分重视外邪的，常把外邪看做致病的最初原因。伤寒方能治疗杂病已经是学术界公认的了，但伤寒条文都是以外邪作为"假想敌"的。看来在张仲景的心中也认为内伤杂病很大一部分往往由外邪引起。

胸痹是一种病程很长的慢性病，往往达十几年甚至数十年，很大一部分病人可以在一段时间内保持相对平稳，没有太大的不适，加重时往往有一定的诱因。比如过度劳累、饮食不节、情志失调、感冒等，其中感冒这个诱因并没有引起我们足够的重视，一般不进行认真的辨证，给点对症治疗让症状消失了事。如果是青壮年，这样的处理危害不大，但对体弱多病的老年人往往由于治疗的不彻底，导致外邪潜伏体内。这时虽然感冒的症状消失了，但患者诉原有的胸痹症状却加重了，而且不容易消失，给予常用的治疗胸痹的方法也不太奏效。这时应注意问一句在就诊前的一段时间内是不是患过感冒，很多患者可能会说得过，再继续问其治疗经过，大部分是用了中药的清热药或西药的发汗药与抗生素，而未经过正规的中药解表治疗。用中药寒凉药会将病邪压入体内，患者会长期诉胸闷气短，用点硝酸酯类药物不能很好缓解，查心电图没有明显加重的表现，用中药活血化瘀、宽胸理气等也效果不佳，经常让我们陷入尴尬的境地。这时应针对其病因"外邪入里"进行治疗。其实我们在读《伤寒论》时反映这种机制的条文是非常多的，只是我们只把它当作外感病来学习，没有和内科杂病联系起来。导致对伤寒条文不能活用。第15条"太阳病，下之后，其气上冲者，可与桂枝汤，方用前法，若不上冲者，不得与之"。第21条"太阳病，下之后，脉促胸满者，桂枝去芍药汤主之"。还有下后成痞等条文。虽然我们没有用下法，但外感病表证不解，不予解表反与寒凉与太阳病下之过早的机制是一样的，《伤寒论》的原文不可能应对百病，但《伤寒论》隐含的机制是可以应对百病的；伤寒原方不可能治疗百病，但用伤寒方派生出的时方是可以治疗百病的。所以古人常告诫说：读伤寒书，不可死于句下。对于外邪入里的胸痹我们也不一定就用桂枝汤原方或桂枝去芍药汤，完全可以从时方中选择，比如人参败毒散就可以参考，喻嘉言称其有"逆流挽舟"之功，可以使陷里之邪还从表出。因为患者的表证已经不明显或者消失，所以用麻桂不太合适，不如荆芥、桔梗等可以从胸提邪外出。如果患者有热象的还应加清热药，为什么有患者会出现热象呢，有两种可能，一是开始感受的是温热之邪，用寒凉药后形成寒包热的情况；另一种情况是外邪因郁而化热，这两种情况都应该宣外清里。部分患者服药几天后可能会出现鼻塞流涕等表证，这是里邪出表的好现象，但也有患者不出现这种情况，视患者的正气情况而定。等表证结束后，有的患者可能胸闷气短已经缓解了，还有不缓解的，这时再按气血阴阳辨证给予活血理气化痰或补益的治疗，可能就会见效了。

上述是胸痹因外邪而加重的情况，是新感之邪，还有一种情况是体内有陈寒，大部分医生是用温阳的治疗，这样的治疗无可厚非，但河北名医李士懋先生有一更巧妙的治疗方法，初诊时遇脉沉紧的患者，是体内留有陈寒，先用小青龙汤发寒外出，并嘱患者服药后温覆取汗，数剂之后患者原先的沉紧脉就会比较缓和了，比单纯的温显然要缩短病程。可见无论是新邪还是旧邪，想办法将其排出体外是比较理想的治疗方法，是中医的对因治疗。

西医学认为当今疾病谱已经发生了变化，重点由原来的感染性疾病转到的心脑血管病、肿瘤等疾病，所以上呼吸道感染等疾病在西医眼中好像已经不能称为疾病了，受其影响，中医也对外感病不重视了，集中精力研究活血化瘀、滋阴益气等，致使隐藏在体内的外邪久久不能祛除。应该看到中医的疾病谱变化并没有西医那么明显，风寒暑湿燥火仍然是中医的重要病因。因为中医善于研究邪正斗争，忽视了邪气显然不是完整的中医，看温病大家赵绍琴先生的医案，对心脑血管疾病等所谓的内伤杂病，也是用温病的卫气营血辨证。李士懋先生说过，西医学生毕业后就能治疗感冒，中医学生毕业后一二十年不见得会治疗感冒，但中医一旦会治感冒了，其他的杂病也基本上能应付了。李先生用精练的语言把中医的特点概括出来。可见要保持中医特色就应该重视外邪，重视排邪外出。兵家常说"围师必缺"，把对手包围起来消灭是很困难的，不如给邪气留以出路。对于中医来说就是希望把侵入体内的邪气在体内消灭掉是不明智的，不但病程延长，而且总留有隐患。

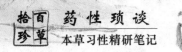
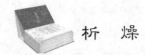

析　燥

　　燥为六淫之一，前人分为凉燥与温燥，其实也就是金燥与火燥。张秉成《成方便读》用几句话概括了二者的区别："燥万物之不燥，就万物之已燥，火也；不待火而自燥，火不能就之燥，金也"。用白话来解释就是：火燥是用火烤干燥的；金燥则不然，是由于秋风肃杀，万物催枯，精华内蕴于根部，以待来春升发，这时机体外部表现为枯燥之象，可见金燥是生物生命活动所必需，是对机体有利的，所以燥不为重病，《黄帝内经》无"秋伤于燥"之文。喻嘉言对中医理论的一大贡献即补充了"秋伤于燥"一说，并创名方清燥救肺汤，观方中用药，以滋阴药为主，显然是针对火燥而设，而《黄帝内经》不言"秋伤于燥"指的是金燥，所以喻嘉言的理论与《黄帝内经》是不矛盾的。

　　那么金燥就不为病了吗，万物皆有度，在一定范围内，天气肃降有利于生物藏精而不为病，超过这个范围也能造成机体生病，表现为感受凉燥，吴鞠通的杏苏散就是为此而设。原方治症有恶寒、咳嗽等，怎么形成的这些症状呢，我们来分析一下：秋分以后，天气开始肃降，人体顺应天气，气机也开始下降，当然这项工作是靠肺完成的，如果天气降的和缓，肺气降的从容，精气按部就班地归于肾，机体就不表现为病态，所以《黄帝内经》不言秋伤于燥。如果天气肃降的过于急迫，情况就不同了，试想天气降的快，肺气降的慢，天气追上了肺气，二者就会"顶"上，这样肺气不但不继续下降，反而会上逆，形成咳喘等症状。或问：肺气不过是降的慢点而已，如果给予充足的时间，总会顺利的肃降的，何至于上逆。原因就在于天气和肺气发生了抵触，肺出于生理的本能，再想往下撤已经撤不下来了，只能往上顶着。这里有一个比较形象的例子：我们七零后的人儿时看电影战斗片，有一句非常熟悉的台词是"我掩护，你先撤"，小时候看不明白，为什么不一块撤，还需要留一个人掩护。原因就是双方顶着劲的时候，想撤也不敢撤，必须有一个力量替我顶住对方，自己松弛下来才敢后撤。还有一个更简单的例子，想卸汽车轮子直接卸卸不下来，必须先用千斤顶把车先顶起来，轮子不吃劲时才能卸下来。肺气也是这样，被凉燥外迫，只能上逆不能肃降，是为了保护人体之气从容地下降而做的掩护。若肺金也急降，后果就是外寒直接入里了。

凉燥怎么治疗呢，我们看杏苏散中有紫苏叶、前胡、桔梗等药物，其作用都是向上向外，代替肺气抵抗住天气的下迫，为肺气的肃降取得了条件，这样咳喘得以平息。方中还有二陈汤起何作用？无非是因为肺气上逆时其通调水道的功能失常，聚湿生痰，所以产生咳痰的症状，而且这个痰是稀痰（非火燥），故用二陈汤以化之。通过对杏苏散的分析，我们加深了对凉燥（金燥）的理解，也证明了前人说的凉燥实为小寒是有道理的。

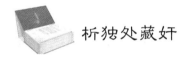

析独处藏奸

中医辨证学中有"独处藏奸"一词，由张景岳所提出，大意是指在大量的辨证证据中要重视一两处与其他证据不相符的地方。不起眼的证据更能反映事实的真相。我们在读医案时能见到大量虚实真假的案例：病人一派阴寒征象，但却烦热声高，这时高明的医师往往不顾较多的阴寒证据，而直接断为阳热证。

为什么在中医辨证中有这种多数服从少数的奇怪现象呢？我们知道逻辑学可以分为演绎与归纳，对于演绎逻辑，我们最熟悉的例子就是中学时常做的几何证明题，即结论为真完全由前提为真来保证，演绎保证我们的结论至少是与前提同样可靠的，对于一则演绎论证我们可以判断其为有效的或无效的。而对于归纳论证，我们只能判断其强弱，不能把归纳论证说成是有效或无效，通过归纳得出的结论永远是或然的，不是必然的。因为归纳论证是由若干个别的事例出发，进行概括。比如有人调查了一大批青少年，这些青少年都喜欢周杰伦，于是调查者就得出一个结论"青少年都喜欢周杰伦"，这就是归纳论证，对这种论证进行批判的一个有力武器即举反例，只要找到一个青少年不喜欢周杰伦，就可以否定其论证了。京剧《探阴山》讲了这样一个故事：柳金蝉在桥边被害，衙役赶到时，恰好颜查散就在旁边徘徊，手里拿着柳金蝉生前的一只簪子，而且半天前颜查散刚被柳金蝉的父亲训斥。县令就根据种种迹象判定颜查散就是杀人凶手，案子呈到刑部也表示同意，但传到开封府，包大人一看就发现疑点了：既然颜查散杀人，为何徘徊不走，其中定有蹊跷。这也是典型的归纳论证被否定的例子。

我们中医辨证和刑事破案是一个道理，都是归纳论证，其结论不能说完全有效或无效，只能说是强或弱。所以从接触中医的第一天起，老师就告诫我们不要给病人把话说满，要给自己留有后路。就是因为我们是归纳论证，不可能有百分之百的把握。你即使调查了一万个人喜欢周杰伦，也不能说所有的人都喜欢周杰伦。这样我们就很容易理解为什么"独处藏奸"了，大量的临床证据证明了患者可能患某证，即我们归纳出一个结论，但遗憾的是在"独处"却发现一个反例，我们也只能把这个结论否定掉了。中医的八纲辨证是两方面对立的，即非寒即热、非虚即实，否定了一面，就等于肯定了对立面。就像前面所说患者一派阴寒征象，却烦躁声高，这一个反例就否定了阴寒的结论，非寒即热，患者很可能就是热证。当然判断为热证也是或然而不是必然的。

"独处藏奸"这个词创造的非常形象，他把病邪拟人化了。好像是病邪把自己伪装地非常好，有意把医者引向歪处，但又在一个不起眼的地方露出了马脚，被高明的医生发现。由此我们想到在方证辨证中有一个奇特的现象，即不管患者患了什么病或最痛苦的所在，只要有些方面符合某方证的主症或腹症，用上该方，患者的原发病或主诉就会消失。在赵俊欣先生的《方证学习精义》一书中记载了这样一则病案：一老年男性因腓肠肌痉挛就诊，谁都知道这是芍药甘草汤证，但用后无效，后仔细诊查发现患者心下压痛，为小陷胸汤证，与小陷胸汤，胸及腿的症状都消失。我想这也是"独处藏奸"的一种表现，患者既有心下压痛，也有腓肠肌痉挛，但以腓肠肌痉挛就诊，说明下肢痉挛的痛苦较重，而心下压痛不明显，处于"独处"，但这独处往往就是靶点所在，腓肠肌痉挛只是疾病为了诱敌的诡计。我们看战争题材的影视剧，两个狙击手对垒时，常有一方用枪挑起帽子迷惑对手，对手如果判断不对，向帽子开了枪，就会把自己的位置暴露了，这个患者的下肢痉挛可能就是疾病挑起的帽子。方证学家所针对的症状往往不是患者的主症，这也可以看做是对"独处藏奸"的发挥，值得研究。禅宗有一句话"韩卢趁块，狮子扑人"。韩卢是天下名犬，要咬人时，只要对它扔一块肉，它就会扑向肉块，丢下人不管；狮子就不同了，它直接扑人，不受肉块的影响。我们学辨证也要学狮子，不要学韩卢被对方迷惑。当然狮子不是想学就学的，需要功力的积累，就像赵俊欣先生治疗下肢痉挛的例子，我想大多数大夫可能都是要先用芍药甘草汤的。

上述为整体辨证中的"独处藏奸"，脉诊中的"独处藏奸"也很有特点，如果没有一定的理解，就不能很好地理解脉诊，因为大家知道，相对健康无病的人，其脉象也是千人千面。有人天生的脉细，即使健康无病时，其脉也比别人细；还有人天生脉沉，也表现不出病态。所以中医的脉象不能像西医一样规定一个数值——直径小于多少为细。既然没有数值，脉诊岂不是主观性太强了，同一个脉在甲医生手下认为细，在乙医生手下认为不细，让学生怎么掌握。这时还是要注意"独处藏奸"，可以把左右手的寸、关、尺比较一下，找出那个与其他部位不一样的，往往就能反映病情。比如说比较而言，左寸比其他部位都细，那么不仅证明了左寸的细是真的细，还可以确定病变部位在心。所以说比较一下六部，找出那个与众不同的，往往最有价值。我们在学习医案时经常看到记录脉象是某一部的脉象，比如有一个肝气郁滞的医案，其脉象可能记为左关弦，不要理解为其余部位都正常，只有孤零零的左关出现弦象，其实其余部位也弦，只是以左关部位最明显，所以记为左关弦，也是为了表现"独处藏奸"，而突出其"独处"。

"独处藏奸"实际上是让我们舍明从暗或舍多从少，中医辨证中还常提到"舍症从脉""舍脉从症""舍脉从舌"等，也是有从有舍，但这时往往不是根据"独处藏奸"的原则从舍的，又该如何理解呢？可以说应用"独处藏奸"

的原则时是把各种证据作为同一级别的证据来分析的，这时要特别注意反例；而运用"舍某从某"时是把证据分层的，把某一证据作为更高一级的证据时就从它，而舍弃较低层次的证据。比如在古代，如果某案发现场有一把刻有某人名字的刀子，那么这把刀子上的名字就是给某人定罪的证据，而到了现在可以在刀子上验指纹。指纹的证据显然要比刻上的名字更有说服力，是更高一级的证据，这时无疑要舍刻字而从指纹。或问：症、舌、脉到底哪个是更高一级的证据呢，只能说不一定，有的医家重舌，有的医家重脉，有的病例当重舌，有的病例当重症，不可一概而论。但可以肯定的是医者都在有意无意中对证据进行了高低的分层，其取舍是舍低从高，这和"独处藏奸"的舍多从少、舍明从暗是不同的。

 ## 中医治疗与调控基因的相似性

调控基因的方法无非是封闭或打开机体中的一些程序，使机体恢复到协调的状态。中医也是调整机体的气机，使气机得到正常的运转。现代医学建立了庞大的基因数据库，试图解决所有的医学难题。这种愿望固然是好的，但真正实施起来，以目前医学发展水平来看，恐怕比登天还难。首先来说基因的数目是个天文数字，想认识所有的基因非常困难；其次，某种疾病或生理状态的改变对应的不是一个基因的调整，而是许许多多基因联动的结果，牵一发而动全身，让医学家们无从下手；再次，要想真正对基因进行调整，让基因听从人类的指挥，也是非常困难的。所以说，调控基因的表达虽然是现代医学发展的高层次，却仍然是水中月、镜中花，可望不可及。那么，除了这种分子水平的基因研究，有没有宏观的"基因研究"呢？可以说中医千年来一直在进行着"基因调控"。

首先，我们从外感病的病因学说来探讨，西医认为外感病是微生物入侵造成的，中医认为是感受了六淫之气。表面看起来六淫与微生物是对等的概念，我们平时的表达也是这样，比如常说风寒入侵之类的话，不过这都是为了表述的方便，如果较起真来并不是这样，机体表面有致密的皮肤，风寒、风湿之类的邪气怎么能穿透皮肤直接进入体内呢？我们常说感邪，这里用了"感"字，就是说通过物物相感才在体内表现出"邪"，不是邪气直接进入体内了。像变压器一样，并不是两个线圈彼此交通了，线圈是互相绝缘的，但给一个线圈通电以后，另一个线圈又确确实实的有电生成。所以不要认为病邪真正进入体内才是实实在在的，"感邪"就是虚无缥缈的，"感"也是实实在在的自然现象。人以天地之气生，四时之法成，自然界有风，在体内就有风的"基因"。平时这个"基因"不表达，外界的风过强时（必须是过强时，或是有波动时，平常的风不会感应到体内而引起气机变化，就像变压器必须通交流电，通直流电没有变化，另一个线圈感应不到），体内会感应到，然后把这个风的基因打开，机体就表现为受了风邪。再比如寒邪是自然界的一种闭藏之气，机体感应到以后，启动寒的基因，会造成机体气机的收敛，头痛、项强、恶寒、周身拘紧等症状都是气机过于闭合的表现。我们的祖先有办法对付这种情况，既然气机过分闭合，我们应用辛温药物启动升散的基因就行了。

用药以后的表面现象就是邪随着汗被排出了，其实内部机制不是邪被排出，是机体气机被调整了，气机不再闭合。我们要注意这样一个现象，西医也用发汗的办法治疗发热，但如果它们不用抗生素，仅用安痛定之类的药物退热的话，体温肯定是降而复起。中医辨证如果辨证准确，汗后热退，一般不会再发热了。因为内部的气机已经调整好了，而西药虽然造成汗出，却不能有效地调整气机。所以说，汗法并不是以见到汗为目的，汗出只是一个比较方便外部观察的指标。见到汗我们就知道机体的"升散基因"已经启动，气机不再过分闭合了。病原体得以在体内繁殖是因为机体气机运行不正常，造就了它们繁殖的环境，气机运行正常以后，它们能够存活的环境没有了，微生物也就被消灭掉了。并不是微生物被汗冲刷出去。如果真能随汗冲刷出去的话，西医用点阿司匹林就把问题解决了，干吗还要用抗生素。

在西医中用抗生素不用太考虑病人正气的情况，非常虚弱的老年人有了感染也要用抗生素。中医却要时刻注意正气的盛衰。这是因为在中医的观点来看，药物永远不能代替正气，药物不会直接去杀敌，它只是调整机体的气机，让机体自己去解决问题。这也和现代医学的基因调控理念一样，无非是把各种程序调正常了。上面讨论的是外感病，内伤病也一样，也是机体程序的紊乱，用药物把这个程序调顺。

如此说来，貌似古老落后的中医，其治疗理念却是最先进的。更重要的是，中医有确实的方法对各种程序进行开合启闭，千百年来一直在实践着，这或许是得益于中医注重提纲挈领，把千变万化的病机归纳为升降沉浮、开合启闭等几个方面，重视宏观调控，所以可行性比较强。西医学就目前发展来看，只是勾画出了基因治疗的蓝图，离实施还有较远的距离。

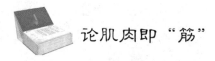

论肌肉即"筋"

众所周知，中医中肝主筋，脾主肉。人们容易将肌肉归属于脾，其实是受到了解剖名词的误导。解剖所讲的肌肉并非中医所讲的肉，而是中医所讲的"筋"，而皮下脂肪才是中医的"肉"。因为肌肉和脂肪的一个最大区别是肌肉可以收缩和舒张，舒缩是什么？是"曲直"！"木曰曲直"已经明明白白地告诉我们：肝木的功能是收缩和舒张，那么肝所主的筋不是肌肉又是什么。

肝者，罢极之本。一般认为肝所主之筋是解剖中的肌腱，但肌腱并无收缩功能，不会消耗能量，如果肝所主仅为肌腱，肝为罢极之本又如何解释，只有肌肉不断的舒缩才能引起疲劳，所以筋是应该包括肌肉和肌腱两部分的。其实古人不重解剖，往往把细长、有韧性、能收缩的组织混称为筋。

曲直作酸，如果把肌肉归为筋，"曲直作酸"也就非常好解释了，它是因为肌肉过度地"曲直"，做了大量无氧运动后，让人感到肌肉的酸痛，是古人对自身体会的一种描述。当然，"曲直作酸"有着更深更广的含义，这里仅是从一个小的侧面进行解释。

古人认识的筋仅限于骨骼肌，我们现在扩大认识，因为心脏有着和骨骼肌相似的舒缩功能，似乎也可把它归属于筋。而且心力衰竭患者往往因为外周血供不好造成骨骼肌的疲劳，说明两者的关系比较密切。这样一来西医的泵衰竭，中医可以认为是筋衰竭，想办法强筋即可以强心。

变异型心绞痛与厥阴病

心肌缺血除了可以由冠状动脉粥样硬化的器质性狭窄引起以外，也可以由冠状动脉紧张度增加造成的动力性狭窄所引起；后者引起的心肌缺血统称为血管紧张力增强性心肌缺血。心外膜大的冠状动脉严重的阶段性收缩并导致血管完全闭塞，称之为冠状动脉痉挛，这是临床上发生变异型心纹痛的主要原因。冠状动脉痉挛（CAS）是指心外膜下传导动脉发生一过性收缩，可引起血管部分或完全闭塞，导致心肌缺血的一组临床综合征。20世纪50年代，Priz-mental第一次报道了变异型心绞痛发作时，心电图上提示ST段抬高为自发性非劳力型心绞痛，提出可能由于CAS所致。1973年，Oliva经冠脉造影发现，心电图ST段的抬高是由于心外膜CAS造成透壁性心肌缺血所致。近些年诸多报道证实，CAS可致变异型心绞痛、稳定型或不稳定型心绞痛、急性心肌梗死甚至猝死等，已日益引起临床重视。

与冠脉阻塞性狭窄的临床表现不同，常常是在从夜间到早晨这一安静的时间内出现，通常在早晨即使轻度的劳作也易诱发CAS，而在午后即使相当大的活动量也不发生CAS，而且很多病人不以疼痛为主要表现，常常表述为心中烧灼感。和厥阴病的心中疼热有些相似。这可能是因为病人平时心包络阴亏，夜半以后，阳气发用，心包中的阴气就显得更加不足，所以出现烧灼感。这里需要讨论的是：凌晨发作病症，既可以是因为阴亏，也可以由于阳气不足，无力升发造成的，怎么证明变异型心绞痛的病机主要是阴虚，而不是阳虚呢？CASPAR 研究发现，吸烟是 CAS 的独立危险因素，而血脂水平与糖尿病都不能作为 CAS 的独立危险因素，Chen 等发现高血压与 CAS 的发生也无明显相关，这和其他冠脉疾病是不同的。既然吸烟的人容易得此病，这也能证明其病位在心包。因为心包是藏血的地方，和肺的位置最为接近，经常受到烟火的熏燎，肯定会引起阴血的亏耗，同时也说明了变异型心绞痛以阴血虚为主。

变异型心绞痛的冠状动脉狭窄相对来说不严重，就提示瘀血、痰浊等物质的沉积不多，不适合照搬治疗普通冠心病的活血化痰的方法，需要探索它特殊的治法。鉴于它的发病机制主要是冠状动脉痉挛，脉管痉挛和我们日常生活中的抽筋类似，是肝阴不能濡养造成的；从症状来看，心中烧灼感代表心包之血不足，而心包和肝同属于厥阴，因此滋养厥阴之阴血应该是治疗本病的特殊治法。

《伤寒论》中芍药甘草汤可以治疗脚挛急，因此解除脉管的痉挛，无疑要用大量白芍以滋肝舒筋；生地黄大补肾阴，肾阴是肝阴的大本营，补充了肾阴等于间接也补充了肝阴，同时，由于水火相射，上焦的心阴也要借助下焦的肾阴资助，所以生地黄也是必不可少；乌梅丸是治疗厥阴病的第一方，方子以乌梅作为君药，治疗厥阴方面的病自然少不了它，乌梅味酸配合白芍解除痉挛，而且乌梅可以阴中透阳，用它能帮助凌晨时阳气的透出；当归可以养血，并且也是归厥阴的重要药物（如当归四逆汤），这几味药应该作为方子的基础。此外，补阴血不能忘补气，党参、黄芪也应适当配伍。用药初期为了治标可短时间用些清热药，考虑应用栀子、黄芩、黄连之类。因本病和吸烟关系密切，吸烟较多的患者应先治一下肺，有咳嗽的先宣肺止咳，没有咳嗽的可在方中用些杏仁、川椒、细辛之类的辛味苦味药以清除肺部的污垢。综合一下上述药物：乌梅、川椒、细辛、黄连、当归、党参合起来有点接近乌梅丸的意思了，因为本病和厥阴病的关系很密切。但并不是用乌梅丸照搬，因为乌梅丸显得过于刚燥，需要减少其中辛温苦燥之药，加入白芍、生地黄等酸甘滋润之药。

因为少阳与厥阴相为表里，而且少阳病也往往发作有时，和变异型心绞痛的定时发作有些类似，所以有时要考虑是否合并少阳病的因素，配合柴胡剂使用一下。至于如何区分到底是少阳病还是厥阴病，只能是治疗过程中分辨，三阳病总是比三阴病表浅，如果是少阳病的话，见效较快，3～5天就可能不发作了，当然完全控制还需要较长一段时间；厥阴病就不太容易见效，总是反反复复，这是因为补足心包之阴需要一定时日。要守方几十天，可能病人突然就不发作了，变异型心绞痛与普通的心绞痛不同，冠状动脉狭窄不明显，治疗见效以后可以在很长时间内不发作，也不用天天吃药维持，一般认为本病的预后良好。

总之，本病如果用深入体内的局部辨证方法来辨证是冠状动脉痉挛，想办法用解痉的中药解除痉挛就能治疗它，用白芍、木瓜、乌梅、生地黄之类治疗是符合的；整体辨证是厥阴阴血不足，需要养厥阴之血，用上述药物也是符合的。这些是局部辨证与整体辨证都支持的药物，一般能够起到预期的效果。这里我们并不主张用解痉作用比较强的全蝎、蜈蚣，因为那是抛弃整体辨证，完全用局部辨证，把眼光只盯在了冠状动脉痉挛，和整体辨证得出的厥阴病并不吻合，这样即使有一个较好的近期疗效，由于厥阴之血没有补足，病的根本原因没有去除，在短期内恐怕还会复发。说的再极端一点，全蝎还不如硝酸甘油的作用强，含完硝酸甘油马上就起效果，不过第二天还是照犯不误。这就看出了宏观辨证的重要性。单纯用微观辨证去和西医比疗效简直就是以卵击石，有谁会放着几分钱一片的硝酸甘油不用，去喝你那两块钱一克的全蝎呢。并且全蝎的效果不如硝酸甘油，服用也没有西药方便。并不是说全蝎、蜈蚣没有什么优势了，治疗癫痫、风痉、头痛之类的疾病，二者又有非常卓越的疗效，关键是不能局限于微观辨证。西医认为冠心病是冠状动脉狭窄造成的，中医也把目光盯在了这条血管上，近些年有用活血化瘀通治冠心病的趋势，不能说没效果，没有效果的话，活血化瘀也不可能这么流行，但有时思路也要跳出这条血管，总体上分析一下气血阴阳虚实的情况，

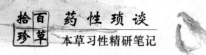

才能更有把握一些，而且不容易犯虚虚之戒，一些高龄的病人用活血力度过大是非常有害的，很快就乏力了。因此中医必须坚持自己的特色才能生存。

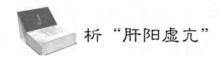 析"肝阳虚亢"

《素问·脏气法时论》提到："肝欲散，急食辛以散之，用辛补之，酸泻之。"这里我们有一个疑问，既然肝欲散了，用辛味帮助它散就行了，为什么还要用酸味阻止它散呢？肝主生发，生发的状态可分为太过和不足两种情况。升的太过时，气往上顶，会引起眩晕，可用平肝潜阳之类的方法解决；升力不足时，上气不足也会眩晕，可用补中益气的方法解决。这样分析只注重了两个极端，忽视了中间的情况，即肝阳会虚性地亢奋，肝的阳气上升有些力不从心时，它会代偿性地亢奋工作。好比一个人能扛 50 斤的东西，现在让他扛 60 斤，他勉强也能胜任，但必须要特别兴奋，进行超负荷地工作。这就给人一种假象，以为他有使不完的力气，需要给他多派任务才能使他不兴奋。多派任务固然能把他压制下来，可是对这个人的伤害就太大了，所以妄用平肝潜阳是非常不可取的。正确的方法是什么呢，《黄帝内经》已经写得非常明白了："用辛补之，酸泻之"。肝干活力不从心了，用辛散药帮助它生发，把它的活接替过来一部分，然后用酸味药去制止它的虚性亢奋。光用辛味药，肝阳更加亢进，光用酸味药抑制它，肝气会一蹶不振，所以要这样双向的用药。哪个方子最能体现这种"辛补酸泻"的治疗原则呢，无疑是四逆散。柴胡助肝气的升散，枳实、芍药的酸苦平息肝气的虚亢。

我们往往把高血压习惯性地看成肝阳上亢，其实有不少的病人头晕，血压中度偏高，却又没有耳鸣眼干、面红、口苦脉弦劲有力等肝阳上亢的典型表现，反而觉得体力不足，这时就要考虑是否有这种肝用不足的情况，用辛补之，酸泻之；如果肝用不足更加严重，那就只能用辛补之，不用酸泻之了，用补中益气汤之类的方子。我们治疗眩晕经常是要么纯压制，要么纯扶植，都过于单一，偏于两极了，其实中间的状态应该更多，需要注意双向用药。

　　黄芪也是补肝用的药，这里就牵扯到黄芪到底是升压还是降压这个令人烦恼的话题，因为黄芪与血压的关系究竟如何，确实让人琢磨不透。目前倾向于认为黄芪小剂量升压，大剂量降压，有人用黄元御的一气周流理论来解释，认为小剂量黄芪作用是向上的，大剂量时，它能通过肺的转折转而右降（也许我理解的不准确），这种解释很有道理，确实有些病人小剂量用黄芪时不行，逐渐加大剂量，加到一定程度血压反而下降了。但也有人不是这样，用小剂量的黄芪觉得身上有劲，剂量加大到一定程度，身体觉得接受不了，可能有人说继续加大剂量，挺过去这个阶段就好了。就像有些火神派说：你用小剂量附子不舒服，是因为你用得少，或者是因为排病反应，继续加大剂量就好了。我们用黄芪也不能迷信大剂量降压的说法，没有十足把握就孤注一掷是非常不可取的。本身讨论黄芪升压还是降压这个命题就不合理，中药的具体效果都是和病机联系着的。不像西药，硝苯地平对所有的人都会降压，就是扩展到动物也是降压，绝不会升压。中药就不同了，它的效果取决于患者的状态。小剂量黄芪能够补肝，配合酸苦药后，可以解除肝的虚亢，可能起到降压的作用，大剂量黄芪补充肺气及胸中大气，肺气充足后，治节下行，也可能起到降压的作用。一般认为药物剂量越大越往下行，也不完全是这样，如果是地黄，像一块糖，自然是越大越沉；如果是黄芪，像一团气，吹的越足就越往上顶。所以黄芪的取舍及用量多少是由肝气的状态决定的，肝气本身就实性亢盛的无疑不用黄芪；肝气虚性亢奋的用小剂量帮补生发，同时用抑制药；肝气更加不足，导致胸中大气都不能充满时，用大剂量。

　　接下来的问题就是如何区别肝是实性亢奋还是虚性亢奋，除了从脉是否弦劲有力及是否有口苦耳鸣等表现来分析以外，我们认为还可以从机制来进行分析，肝实性亢奋时，肝阳气充足，气持续往上顶，患者的不适症状会保持不变，波动性小；而虚性亢奋时，由于这个亢奋是肝努力挣扎造成的，气不是持续顶上去的，会表现为症状的不稳定，患者可能血压波动大，除了表现为一天之中的波动大外，还表现为吃降压药后波动大。这种患者不能一味地潜降或柔肝（西药降压药在客观上起到柔肝的作用，因为它们能使弦劲的脉变得缓和），还要配合补肝气。高血压有的以舒张压升高为主，有的以收缩压升高为主，舒张压仅能达到 60mmHg 或更低，特别是老年人这种情况更多，我们从机制来分析，舒张压升高的患者，脉管里面的压力是持续过高的，说明肝气实力很充足，可能是肝阳上亢的表现，应该以平肝潜阳为主；仅收缩压增高的呢，它舒张的时候压力维持不住，联系到老年人多有这种现象，说明肝气已经没有充足的实力了，生发能力不行了，上部的气血供应就得不到保证，肝气要挣扎着往上顶，由于这种挣扎造成了收缩压升高，所以对这种病人不能光看到收缩压偏高没看到舒张压偏低，就给予平肝，把肝仅有的积极性也给打压下去了，这种患者适合用"辛补之，酸泻之"，西药还没有药物能够单独降低收缩压或舒张压，中药通过配伍不同，有可能在一定程度上单独降压，目前我只是从理论上推理，还没有在临床上验证，在这里提出来，希望同道们在临证中留意。还有人经常有头部搏动性胀痛的表现，这也是肝阳虚亢造成的，因为如果真是肝阳上亢，这种胀痛应该是持续性的。

我们再来分析一种常见的临床现象，有些人服完硝酸甘油后，会出现搏动性的头痛，这是什么原因呢，其实也是肝阳的虚性亢奋造成的。并不是说硝酸甘油有兴奋肝阳的作用，是因为硝酸甘油有扩张血管的作用，就好像自来水管突然变粗以后，水都留在了下部，楼上就可能上不去水，这时肝的负担就突然加重了，它需要努力工作往上提水，这种挣扎着的提水不像从下焦肾打压上来的水那么从容，所以会出现搏动性。另一方面，扩张血管的药物都能使血管的紧张度降低，本来的弦脉也能变缓，和补充肝肾之阴的作用相似，这也造成了肝阳的相对不足。肝阳因此会虚性亢奋。怎么判断是虚性亢奋而不是肝阳上亢呢，因为脉缓，肝阳上亢应该是脉弦的。所以说患者明明感觉到气往上撞，却不是真正的肝阳上亢。这也就证明了肝阳虚亢的情况是存在的。虚亢就像是一个人熬夜一个晚上，有可能被熬"惊"了，第二天应该很困的，反倒很精神，不容易睡着。

"辛补之，酸泻之"只是治疗的第一个阶段。"地气上为云"，地气的上升是肝、脾、肾三脏共同作用的结果，光补肝气无疑是没有后劲的。补充肝气的同时可以补脾，脾土的健运可以协助肝升，按照黄元御的说法，己土左旋则肝木上升。同时，肾气充足了才会升腾有力，所以进一步应该补充肾精。肾精充足了就会自然的氤氲蒸腾上升。不然的话，大本营中实力不足，光靠肝气往上抽吸，不是出于自然，肯定不是长久之计，"辛补之，酸泻之"只是调肝用，并没有补肝体，补肝体就要填肾精。并且肝阳虚亢毕竟也是上亢，用地黄等药物填补肾精，也能抑制这种亢奋，只是这种填阴以涵阳的方法与"酸泻之"的方法作用机制不一样，前者针对本，后者针对标。所以在第一个阶段是"辛补之，酸泻之"，后期阶段应该是"辛补之，甘填之"。这两个阶段还都应该照顾到脾土的健运。

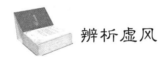

辨析虚风

风在中医里是一个分类很广的概念，首先分为外风与内风，外风是受自然界之风，内风是机体内自身阳气的变动。其中内风又可进一步分类，分为实风与虚风。实风好理解，如肝阳化风、火旺生风等，都是阳气过于升动；既然实风是阳气过于升动造成的，那么虚风就是阳气升动无力造成的，其实这里面还有进一步分析的必要。

阳气无力有两种，有从静到动的启动力不足，有动态运行中的力量不足。前者好像冰天雪地中只有一点微弱的阳气，不能把冰冻化开，多是下焦阳气不足造成的，换句话说就是严寒中得不到春风的温暖，所以叫虚风，或许叫做风虚更贴切，即由风太少太弱造成的，风充足就会转冬为春了，虽然阳气虚弱不能升发在理论上也能郁滞生风，但机体可能没有明显的风象，不会像一些阴虚阳亢患者可以出现头晕、手抖等症状，只是为了和阳气过亢的实风相对比，才把它叫做虚风（过亢就叫做实，无力就叫做虚）。后一种阳气无力是运动中的力量不足，阳气发动是在下焦，阳气的运行流畅是在中上焦，所以这种情况多是中上焦的阳气无力造成的，和实风相比，一个是阳气跑的过快，快的都出现了颤抖，一个是阳气有些跑不动了。从这个角度来讲，我们把一个叫做实风，另一个叫做虚风。

众所周知，机体中的阳气与阴气都是相伴而行的，由阳气带动阴气运行。阳气好比汽车，阴气好比货物，阳气充足的时候可以把阴气带到需要的地方，如果阳气的力量不足或是途中遇到了什么障碍，阳气可能把阴气甩下来自己先走，阳气没有负担，以后自然跑的轻快，因为跑得快而发飘后可能造成风象；另一方面，阴气被甩下以后，沉积下来就形成痰湿甚至瘀血。目前的眩晕患者群中，颈源性眩晕占了很大比例，用古时治疗眩晕常用的泽泻汤、苓桂术甘汤往往效果不佳，而且患者又不一定有肝阳上亢的表现，不能用平肝潜阳等治疗实风的方法来治疗。其实颈源性眩晕就是虚风的一种，现代人缺乏运动，坐姿不良，时间长了就会颈项部不通畅，阳气带领阴气运行到这里时，突然遇到了障碍，没有能力带过去，就把阴气放下自己上去了，上去以后如断线的风筝在头部乱跑，患者就有了头晕的感觉，同时，阴气被甩在下面就形成了痰湿瘀的沉积，患者会感觉颈项部拘紧不适，病程长的照 X 线片，还会发现骨质增生，其实就是阴气长期沉积造成的。葛根已经成了治疗颈源性眩晕的特效药（连西医都知道），就是因为葛根善于升，阳气升不动时，葛根可以带领它越过障碍。我们看，上升的药物治疗了眩晕，难道不是虚风吗。其实有时单纯葛根的升力都不够，治疗颈椎病常常会用一些风药，如羌活、防风、藁本等，这些药既能帮助阳气升发，同时又能化湿，把颈部沉积的湿浊祛除掉。当然治疗颈椎病远不止这些，还要用活血、补肾的药物等，我也不是内行，但应该说用风药是符合病机的，它是虚风不是实风，不能看到眩晕就不敢用升性药。这种虚风正好是风与湿分离，与感受外邪的风湿不一样，不过相同的是都可以用风药祛除。

颈椎病只是虚风的一种情况，如果广义来说，只要机体气机运行不畅，沉积生湿了，都可以认为是虚风，而不一定都有眩晕、汗出等风的表现，这是因为阳气虚的实在跑不动了，把阴气抛下以后自己也没有狂奔，所以没有风的表现，只产生湿的表现。现代人多坐少动，气机运行的都比较慢，很容易就因为阳气运行无力而产生湿，很多人述大便黏腻就是明证，这种湿用茯苓、薏苡仁之类淡渗；党参、白术之类健脾运化也勉强可以，不过不如用风药更能针对病因病机，让气机流畅起来，湿邪自然不能存在了。我们还要看到颈椎病沉积的痰湿和缺乏运动形成的湿情况并不完全一样，前者是被"堵住"了，被动停下来的；后者是阳气自己没劲运行了，主动停下来的。被堵住的情况，因为有障碍，需要药力强一些，用风药比较合适；无力运行的情况，本身没有什么障碍，也用风药生拉硬拽就显得不平和，用的时间长了，虽然把湿邪化掉了，但机体的阴液也伤了，所以这种情况更适合用行气药物，陈皮、枳壳、香附等比较稳妥。

由上面分析就知道，虚风有两种情况，阳气启动力不足和阳气运行力不足。阳气启动力不足的情况是下焦寒盛，需要桂枝、附子、补骨脂之类的温肾阳药，以帮助阳气的生长；阳气运行力不足的情况又可分为两种，一是阳气没有阻碍而运行缓慢，一是运行中受到了障碍，分别需要行气药和风药进行治疗。虚风还有一种情况，即小儿的慢惊风，一般认为是脾虚肝旺造成的，我没有见过，这里不做讨论。